专家推荐读本

婴幼儿护理

百科全书

东方知语早教育儿中心⊙编著

中国人口出版社
China Population Publishing House
全国百佳出版单位

记录下自己
当时的心情吧……

● 盖上宝宝的小脚印作为这本书的藏书章吧！

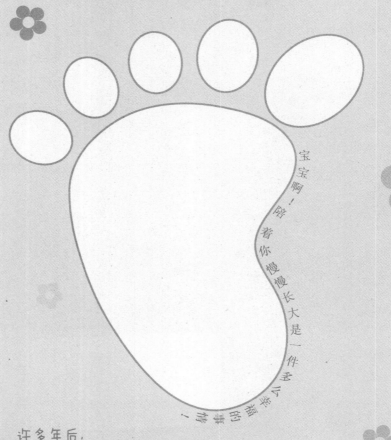

宝宝啊！陪着你慢慢长大是一件幸福的事情！

许多年后，
在宝宝的成人礼上，
这本书会是一件意义非凡的礼物呢！

● 为宝宝的未来写下寄语

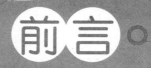

致所有年轻的父母

前言。

F o r e w o r d

对初为人父人母者来说，新生儿是人生最好的礼物。对新生宝宝来说，父母是他整个世界的中心。您通过本能的触摸、搂抱以及和宝宝的交流，能够为他健康、幸福的生活提供一个良好的开端。本书将告诉爸爸妈妈该如何抚爱、呵护宝宝，怎样与宝宝建立亲密的情感。

"育儿"不是一门精确的科学，好的护理并不存在万能的定式。东方知语早教育儿中心长期关爱着宝宝们的健康成长，我们深知，当爸爸妈妈们掌握了必要的育儿知识后，才能扮演好父母的角色。我们将本书献给普天下的爸爸妈妈们，在婴幼儿护理以及宝宝养育领域提供专业性的科学指导。

本书重点介绍了婴幼儿护理保健知识，特别是婴幼儿护理最新观念、方法和误区。目的是让宝宝的养护尽可能回归自然，例如提倡母乳喂养，尽早到户外活动，利用空气、日光和水使宝宝的身体受到锻炼。在照料的同时，培养宝宝做力所能及的自我服务，逐渐学会自理和自律，鼓励宝宝自己解决遇到的小困难，让他有成就感，有克服困难的承受力和耐力，而不是帮助太多，包办代替，让宝宝样样依赖于人。这是本书中介绍的方法与传统育儿方法的不同之处。

本书还特别讲解了不同月龄宝宝的一些常见育儿误区，提出了婴幼儿预防保健的一些独特见解。本书在每个月龄段都介绍了身体状况的基本指标、家庭护理的新观念、育儿咨询、育儿习俗误区、预防保健、适龄启智游戏和必需玩具等方面的内容。还全面地介绍了实用的育儿知识，如：通过有趣的游戏培养宝宝智能的全面发展；通过自制玩具，让宝宝知道物尽其用，学会如何选择材料、如何善用工具，发挥创造性。

当您捧起这本书的时候，要记住：您比其他人更了解自己的宝宝。通过观察、倾听以及充分相信自己的能力，您一定能够知晓如何利用自己的育儿知识，使宝宝从中获益，天天进步。

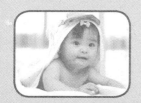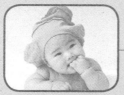

编　者

Contents 目录

1 新生儿期
—— 独立生活过渡的关键时期

2 婴儿期（1~12月龄）

—— 生长发育最迅速的时期

婴儿期的宝宝

养育知识

体能与早教

3 幼儿期（13~24月龄）
——语言能力发展的关键时期

幼儿期的宝宝

养育知识

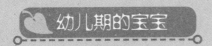
体能与早教

4 幼儿期（25~36月龄）

—— 模仿能力发展最快的时期

幼儿期的宝宝

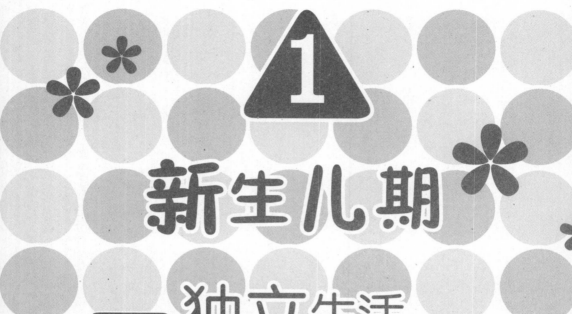

1

新生儿期

——独立生活过渡的关键时期

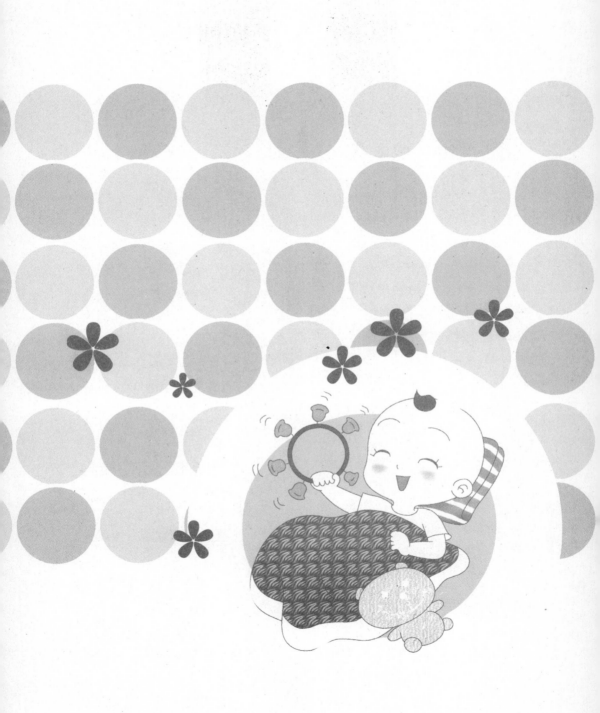

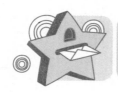

新生儿常识

 ## 新生儿概念

从出生后算起，生长到第28天的宝宝称为新生儿，俗称"月月娃"，指满月以前的宝宝。从在母体怀孕算起，胎龄怀满或超过37周、初生体重在2500克以上的新生儿均属正常。在母体中怀孕不足37周而出生的孩子，一般称为早产儿，也叫未成熟儿。

怀孕满37周，体重不足2500克的孩子，称为足月小样儿，也叫低体重儿。

新生儿的正常指标：体重为2500~4000克；身长为47~53厘米；头围为33~34厘米；坐高（颅顶至臀底）约33厘米；呼吸每分钟40次；心率每分钟120~140次。

 ## 健康参考指标

排便，头两天大便呈黑绿色黏冻状，无气味。喂奶后逐渐转为金黄色或浅黄色。

排尿，出生后24小时内开始排尿。

体温，出生体温37~37.5℃为正常。

反射能力，出生后有觅食、吸吮、伸舌、吞咽及拥抱等反射。

视觉，照射光能引起眼睛的反应。从第2个月开始视线会追随活动的玩具。

听觉，出生后3~7天听觉逐渐增强，听见响声可引起眨眼等动作。

 ## 与新生儿亲密接触

从医院产科刚刚接回家来的新生儿，应该从头到脚做一次详细的全身检查：头部有没有肿包（头颅血肿），全身是否有畸形，四肢是否能自如活动等。

新生儿皮肤柔软，如果面颊、四肢或躯干皮肤发硬，伴有全身发凉、体温不升，必须及时就医。新生儿出生后2~3天出现黄疸，约1

周退净，属于正常情况。如果出生后24小时内出现黄疸，或者黄疸持续2周还未消退，均属不正常情况，应当找医生诊治。观察黄疸时，应当用手轻轻按压孩子的皮肤，看皮肤是否发黄。

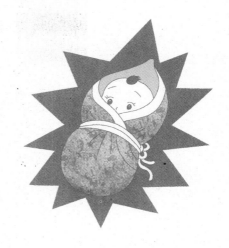

另外，还应当观察尿和眼泪是否发黄、或染黄尿布、毛巾，注意大便是否发白（呈白墙土色），有上述情况均提示新生儿已出现黄疸。

新生儿呼吸较表浅、快而稍不规则。如果宝宝的呼吸明显不规则，次数明显加快或伴有口周、鼻根部发青，鼻翼歙动等，则提示孩子可能有呼吸系统疾病。

新生儿出生后10～12小时开始排泄黑绿色胎便，3～4天以后慢慢排正常粪便。如果出生后24小时不排便或者3～4天后突然排泄黑便、鲜血便或稀水样粪便，则提示孩子可能有消化道畸形、出血或肠道感染，要及时就医。

新生儿出生后约6小时排尿，也有延迟到第二天排尿的，如果24小时内未排尿，则要引起注意。排尿次数增多、每次尿量较多、伴有吃奶不好或有水肿，也应当及时就医。

新生儿养护要点

早开奶，早吸吮，早接触母亲；
要给孩子吃初乳，母乳喂养好；
护理好新生儿脐部，预防肺炎；
与孩子多接触，多抱，多抚摸；
继续给宝宝听胎教音乐；
与宝宝多说话，要懂得孩子的哭声所表达的意思；
出生后接种卡介苗和乙肝疫苗；
满月后要做常规体检。

生理反射能力

刚刚出生的新生儿，具有一些先天性反射功能，既是宝宝成长以后形成条件反射的重要基础，又可作为新生儿神经系统发育的检查标准。

觅食反射。母亲用手指头抚弄一下宝宝的面颊，孩子会转头张嘴，开始吸吮动作，准备吸吮乳汁。这种反射出生后半小时就会出现。

抓握反射。碰到宝宝的手掌时，会握紧拳头。这种反应到1周岁后才消失，可以用来检查和判断孩子的神经系统发育是否成熟。

惊跳反射。这是一种全身动作，在新生儿躺着时最清楚。突如其来的刺激，例如较大的声音，宝宝的双臂会伸直，手指张开，背部伸展或弯曲，头朝后仰，双腿挺直。这种反射一般要到3~5个月时消失，如果不消失，则有可能神经系统发育不成熟。

强直性颈部反射。新生儿躺着时，头会转向一侧，摆出击剑者的姿势，伸出宝宝喜欢的一边手臂和腿，屈曲另一边手臂和腿。这种反射功能，在胎龄28周时就出现了。

巴宾斯基反射。碰到新生儿的小脚心，脚趾会张开成扇形，脚会朝里弯曲。6个月以后这种反射会消失。

踏步反射。托住新生儿腋下，让脚板接触平面，宝宝就会做迈步的姿势，好像要向前走。这种反射会在8周左右消失。

蜷缩反射。当新生儿缩起脚背碰到平面边缘时，会做出与小猫动作相似的蜷缩动作，这种反射在8周左右消失。

视觉、颈部反射。眼前闪过亮光时，宝宝会扭转颈部，尽力避开亮光。

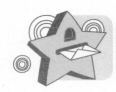

新生儿的能力

新生儿出生之后，除了拥有数十种先天性条件反射能力之外，还具有视觉、听觉、嗅觉等多种感觉能力。换句话说，造化之初，小家伙就具备了很多种与生俱来的本领。因此，充分发展和训练这些能力，就是早期教育的启动。

 ## 视觉能力

新生儿对类似人脸图形的兴趣，超过别的复杂图形。要使新生儿看清物体，则应把物体放在距眼20厘米左右处。

新生儿觉醒时，持一只红球距宝宝的脸约10厘米处轻轻晃动。在宝宝看到后，慢慢移动红球，宝宝的眼能追随红球移动的方向。

给宝宝看妈妈的脸时，可以说话或不说话。宝宝注视妈妈后，慢慢移动头宝宝会不同程度地转动眼和头部，追随妈妈脸移动的方向。90%以上新生儿都有这种能力。新生儿会追随移动东西看，是大脑功能正常的表现。

 ## 听觉能力

新生儿对声音有定向力。用一只装有豆粒的小塑料盒，在婴儿看不到的耳朵旁边轻轻地摇动，发出柔和的咯咯的声音，新生儿表情会显得警觉起来，眼转向小盒的方向，用眼睛寻找声源。在另一侧耳边摇动小盒，会转向另一侧。宝宝不爱听尖锐、过强的音响，当听到噪声时，头会向相反方向转动，或以哭表示拒绝噪声干扰。

 ## 嗅觉、味觉和触觉

在第5天时，宝宝能区别自己的乳母和别的母亲奶汁的气味。新生儿触觉很敏感，有的宝宝哭闹时，只要用手放在孩子腹部就可以让他安静下来。

和成年人交往的能力

　　新生儿与父母或看护人交往的主要方式是哭。正常新生儿的哭有很多原因，如饥饿、口渴、尿布湿了等，还有在睡前或刚醒时，不明原因的哭闹，一般在哭后都会安静入睡或进入觉醒状态。新妈妈经过2~3周的摸索，就能理解宝宝哭的原因，给予适当处理。新生儿还会用表情，如微笑或皱眉等，使成年人体会意愿。过去人们一般认为，在和新生儿交往中父母起主导作用，实际上是新生儿在支配父母的行为。

运动能力

　　胎儿在子宫内就有运动，即胎动。出生后的新生儿具有一定活动能力，会把手放到嘴边、甚至伸进口内吸吮。四肢会做伸屈运动，和宝宝说话时，宝宝会随音节有节奏地运动，表现为转头、手上举、伸腿类似舞蹈动作，还会对谈话者皱眉、凝视、微笑。这些运动的节律很协调，宝宝会试图用手去碰母亲说话的嘴，这是宝宝在用运动方式和成年人交流。新生儿还有反射性活动，扶起直立时会交替向前迈步，扶坐位时头部能竖立1~2秒以上，俯卧位时有爬的动作，嘴唇有觅食的活动，手有抓握动作，还有抓住成年人的两个手指使自己悬空的能力。

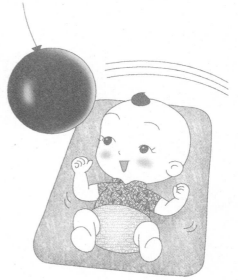

模仿能力

　　新生儿在安静的觉醒状态，不但会注视妈妈的脸，还有模仿妈妈脸部表情的奇妙能力。当面向宝宝对视时，妈妈慢慢地伸出舌头，每20秒钟一次，重复6～8次。如果宝宝在注视着妈妈，通常会学样，把小舌头伸到嘴边甚至口外。宝宝还会模仿别的脸部动作或表情，如张嘴、哭、悲哀、生气等。当然，不做模仿动作的新生儿也属正常，只是孩子不愿意玩这种游戏而已。

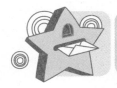

家庭呵护

宝宝出生以后，因为与在母体内的情形完全不同，需要在另外一种环境中成长。出生后第1个月的新生儿期，正是婴儿适应新环境的重要阶段，可能会遇到一些生理上的困难，需要给予特别照顾。

安静：新生儿除了哺乳时间外，大部分时间都在睡眠。因此，婴儿房间应该保持整洁和安静。但无须刻意避免所有的声音，适当的声音刺激，婴儿会适应，也是听觉发展所必需。

保温：新生儿体温调节的能力较差，应注意婴儿的保温，婴儿房间的温度宜保持25～28℃，且要留心室内空气的流通。

衣服：婴儿衣服的选择，应轻软、柔顺而不易褪色，避免使用易燃的尼龙材料。棉织内衣没有刺激性，又容易吸汗，是最适合的衣服。衣服的款式须简单，太紧和太宽，都会妨碍婴儿的活动。

换尿布：婴儿排泄大小便后，须马上换尿布，并用温水洗净屁股，再用棉巾轻轻拭干。

测体温：由于新生儿的体温调节中枢尚未稳定，体温变化易受外界环境的影响，一般可以低至36.1℃，高至37.7℃。

新生儿测量体温的部位为肛门，若有特殊情形，如腹泻时，改测量腋温。一般测体温宜在每天洗澡前测一次，平时若发现宝宝脸部发红、四肢冰冷、全身发抖时，应当随时测量。

测量体温的方法，是在测量前先检视肛表水银端的完整性，把水银甩至35℃以下，用凡士林类油剂润滑，以旋转方式插入肛门约2厘米，测量1分钟后取出肛温表，用卫生纸擦干净，与视线成水平的位置，查看水银度数，正常体温为36.5~37.5℃。

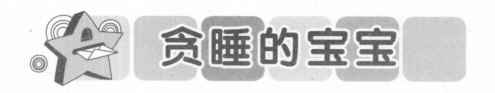

贪睡的宝宝

在刚刚出生后的一天当中，宝宝大约有20个小时都在睡觉。

新生儿的大脑还没有发育成熟，尤其是大脑皮质部分还没有起作用，需要时间来慢慢地发育。所以，要尊重孩子的发展规律和需要，不要过多地打扰，要让宝宝好好地睡。

需要做的是，当宝宝醒来后，用妈妈温柔的拥抱、充满母爱的抚摸和美味的乳汁供给孩子。在宝宝吃饱乳汁后有兴致的时候，帮助运动运动小手小脚。时间要短一些，孩子很快就会累，而且不喜欢太累。

有一些孩子特别爱睡，吃奶的时候也在睡，遇到这种情况可以轻轻地摇动乳头，抚摸孩子的小手，捏一捏小鼻子，暂时唤醒宝宝，让孩子"打起精神"来吃奶。这样，过一两周以后，孩子就能自己"觉醒"了。

 ## 睡眠特点

宝宝的大脑皮质兴奋性低，外界的声音、光线刺激，对宝宝来说都属于过强、持续和重复的刺激，会使宝宝非常易于疲劳，致使皮质兴奋性更加低下而进入睡眠状态。

在产褥期，宝宝除饿了要吃奶才醒来，哭闹一会儿之外，几乎所有的时间都在睡眠。以后随着大脑皮质的发育，孩子睡眠时间逐渐缩短。

睡眠，可以使宝宝的大脑皮质得到休息，从而恢复功能，对孩子的健康十分必要。一般婴儿一昼夜的睡眠时间为20个小时。

按照宝宝觉醒和睡眠的不同程度，可以分为6种意识状态：2种睡眠状态——安静睡眠（深睡）和活动睡眠（浅睡）；3种觉醒状态——安静觉醒、活动觉醒和哭闹；另一种是介于睡眠和醒之间的过渡形式，即瞌睡状态。

安静睡眠状态：宝宝的面部肌肉放松，双眼闭合。全身除了偶尔的惊跳和极轻微的嘴唇动作以外，没有其他的活动，呼吸很均匀，处于完全休息状态。

活动睡眠状态：眼睛通常闭合，偶然短暂地睁一下，眼睑有时会颤动，经常可见到眼球在眼睑下快速运动。呼吸不规则，比安静睡眠时稍快。手臂、腿和整个身体偶尔有一些活动。脸上常会显出可笑的表情，如做怪相、微笑和皱眉。有时会出现吸吮动作或咀嚼运动。

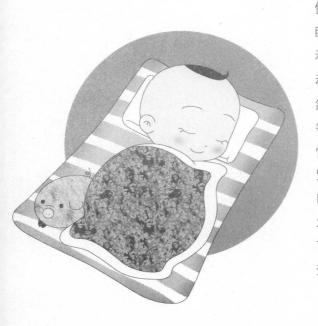

在觉醒前，婴儿通常处在这种活动睡眠状态中。

以上两种睡眠状态，大约各占宝宝睡眠时间的一半。

瞌睡状态：通常发生于在刚睡醒后或入睡前，眼睛半睁半闭，眼睑出现闪动，眼闭合前眼球可能向上滚动；目光变呆滞，反应迟钝；有时微笑、皱眉或噘起嘴唇；常会伴有轻度惊跳。当宝宝处于这种睡眠状态时，要尽量保证孩子安静地睡觉。千万不要因为孩子的一些小动作、小表情，误以为"宝宝醒了"，"需要喂奶了"而打扰孩子的睡眠。

产褥期，孩子睡眠时间较长，一昼夜里需要睡将近20多小时。这个时期由于宝宝大脑神经发育不健全，各种调节中枢自控能力差，睡眠中容易出现一些无意识的动作和表情；也会有吮乳动作、口唇抖动、拥抱反应、不自主微笑、突然哭一声或一阵，而后再平静入睡等。这些都不是病态，属正常生理性反应。遇到上述情况不要惊慌、紧张。如果孩子哭闹不止、多汗、四肢抽动、口唇发青、表情痛苦、发热或体温不升、哭声低弱等，则可能是病态，要及时找医生就诊，查找原因，及时处理。

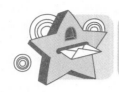

早产儿

胎儿在母体中怀孕不足37周便出生，一般称为早产儿。

出生后体重过轻、不足2500克或妊娠先天不足的新生儿，也须视同早产儿一样喂哺。

早产儿要尽早开始喂哺，生活能力强的，可以在出生后4~6小时开始喂哺。体重在2500克以下的，可以在出生后12小时开始喂养；情况较差的，可以在出生后24小时开始喂养。

先以5%~10%的葡萄糖液喂哺，每2小时1次，每次1.3~3汤匙。24小时后可以喂奶。

有吮吸能力的早产儿，尽量练习哺喂母乳。吮吸能力差的，先挤出母乳，再用滴管滴入嘴里。注意动作要轻，不要让滴管划破宝宝口腔黏膜。每隔2~3小时喂一次。

无母乳的可以先用稀释配方奶，按2：1或3：1比例添加5%糖喂哺。最初每千克体重每天喂60毫升，以后逐渐增加。

添加：维生素$K_1$1毫克肌注；维生素C每次50毫克，每天2次；维生素E25U，每周2次。

从第2周起，浓缩液鱼肝油滴剂，每天1滴，并在医生指导下逐渐增加。

出生1个月后，在医生指导下补充铁剂，包括喂养母乳情况在内的早产儿，都要按医生指导量补充钙剂。

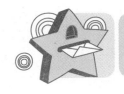

初 乳

一般刚刚分娩以后，新妈妈最初分泌的乳汁称为初乳。有些地方的旧风俗主张，要把产后头几天分泌出的少量黄灰色奶汁挤出来扔掉，这样做会扔掉对抵御疾病有益的天然免疫物质。

初乳，因为富含妈妈带给婴儿的第1次免疫物质，被现代围生医学研究誉称为免疫"黄金"。

初乳虽然分泌量不多，但浓度很高，颜色类似黄油。与成熟乳相比较，初乳中含有丰富的蛋白质、脂溶性维生素、钠和锌。还含有人体所需的各种酶类、抗氧化剂等。相对而言，初乳含乳糖、脂肪、水溶性维生素较少。初乳中分泌型免疫球蛋白(SIgA)可以覆盖在婴儿未成熟的肠道表面，阻止细菌、病毒的附着。初乳还有促脂类排泄作用，减少黄疸的发生。

所以，初乳被人们誉为"第1次免疫"，妈妈一定要抓住给孩子喂养初乳的机会，不要错过对宝宝的第1次免疫抗体输入。

据人们对产后1～16天初乳营养成分分析表明，初乳中免疫球蛋白含量很高，还含有大量新生儿体内缺少的免疫物质，如中性粒细胞、巨噬细胞和淋巴细胞，它们有直接吞噬微生物、参与免疫反应的功能，能增加宝宝的免疫力。母乳喂养，可以使新生儿在出生后一段时间内具有防感染能力。

此外，早产妈妈分泌的初乳，还具有最适合喂养自己早产儿的特点。如早产乳乳糖较少，蛋白质、IgA、乳铁蛋白较多，最适合早产儿生长发育的需要，千万不要忽视。

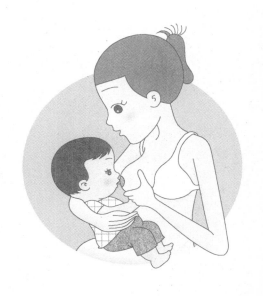

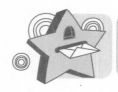

母乳喂养

母乳，是妈妈专为宝宝准备的最理想的天然食品。有一些妈妈出于保持体形或减少麻烦的理由，不愿意给宝宝喂养母乳，靠人工喂养替代乳品，这样对母子双方都不利。除得过某些疾病的母亲外，都应当让宝宝吃母乳。

具体说来，母乳有以下好处：母乳营养丰富，易消化和吸收；人体需要的三大营养物质蛋白质、脂肪和碳水化合物（糖类）的比例适当，对于消化和吸收功能弱的宝宝来说，吃母乳绝对不会出现三大营养物质失衡；母乳中三大营养的组成成分氨基酸、多糖成分也适宜于新生儿消化道功能特点，最易于消化和吸收。

母乳除营养丰富外，含钙量高，每百克可达到30毫克，用母乳喂养宝宝，可以减少婴儿佝偻病发生。母乳中钙与磷元素比例适宜，与正常人体内钙磷比例一致，宝宝易吸收，对发育极其有利。

母乳具有增进宝宝免疫力，增强宝宝体质作用。母乳中含有多种抵御病原体如细菌、病毒、有过敏原的免疫球蛋白，具有抗感染、抗过敏作用；还含有促进乳酸菌生长，抑制大肠杆菌，减少肠道感染的因素。这些因素在预防宝宝肠道或全身感染方面会有作用。母乳脂肪中含人体必需的脂肪酸比牛奶多，尤其是亚油酸更丰富。因此，母乳喂养的宝宝不容易得湿疹。母乳含糖量高，适合婴儿的需要，还能抑制宝宝肠道菌的生长，不易发生腹泻等肠道疾病。

母乳喂养大的宝宝较人工喂养的宝宝智力发育要好，比较聪明。主要是母乳营养好，吸收好，宝宝从小大脑发育得好。

母乳新鲜，温度适宜，直接喂养，有利卫生。

婴儿的吮吸刺激，可以增加母亲体内激素分泌，加快子宫收缩，促进母体尽快恢复。

母乳喂养可以增强母子之间感情联系，使宝宝感受到母爱的温馨。

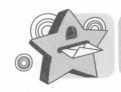

哺乳常识

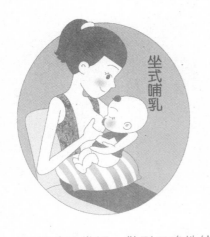

坐式哺乳

了解哺乳常识，做到正确地给宝宝喂奶，是新妈妈的基本功。正确的哺喂，不仅能让宝宝吃饱、吃好，还能让奶水源源不绝、充足供应，防止新妈妈出现乳腺壅塞和乳头皲裂，防止妈妈出现腰背痛、"妈妈手"等因为哺乳姿势不正确引起的问题。

哺乳前，妈妈要先做好准备，洗干净手，用温开水清洗乳头。

哺乳时，妈妈最好坐在椅子上，把宝宝抱在怀里。宝宝的头如果依偎在妈妈左侧臂膀，则先喂左侧乳房，吸空之后再换另一侧。使两侧乳房都有被宝宝吸吮排空的机会，以利于下一次分泌更多的乳汁。

哺乳完毕后，用软布擦洗乳头并盖上。然后把宝宝抱直，让头靠着妈妈的肩膀，用手轻轻拍打宝宝的背部，直到宝宝连打几个嗝，排出胃内空气，以防止溢奶（即宝宝吐奶现象），然后把宝宝放在床上，向右侧卧，头部略稍垫高一点。

要注意掌握正确的哺乳姿势。让宝宝把乳头上乳晕部分含在小嘴里，宝宝吸吮得当，会吃得很香甜，妈妈也会因为宝宝吸吮尽乳汁感到轻松。宝宝的吃奶姿势正确，可以达到防止妈妈乳头皲裂和不适当供乳的情况发生。

正确哺乳的要领

体位舒适。喂哺时可采取不同姿势，重要的是新妈妈应当心情愉快，体位舒适，全身肌肉松弛，有益于乳汁排出。

母子紧密相贴。无论怎么样抱宝宝，喂哺时宝宝的身体都应与妈妈身体相贴。宝宝的头与双肩朝向乳房，嘴巴处于乳头相同水平的位置。

防止宝宝鼻子受压。喂哺全过程中；应当保持宝宝的头和颈略微伸张，以免鼻部压入乳房而影响呼吸，同时还要防止宝宝头部与颈部过度伸展造成吞咽困难。

手的正确姿势。要把拇指放在乳房上方或下方，托起整个乳房喂哺。除非奶流量过急，宝宝呛奶时，不要以剪刀式手势托夹乳房。这种手势会反向推动乳腺组织，阻碍宝宝把大部分乳晕含进小嘴里，不利于充分挤压乳窦内的乳汁排出。

为方便妈妈哺喂和宝宝吸吮的需要，最常见的有3种哺乳法：

 ## 摇篮式抱法

把手肘当做婴儿的头枕，手前

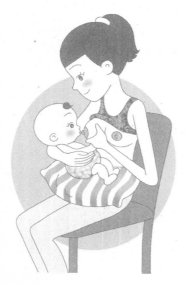

臂支撑婴儿的身体，让婴儿的肚子紧贴着妈妈的胸腹，使婴儿的身体与妈妈的乳房平行。无论在床上或椅子上，都可采用这个姿势，让妈妈随时随地喂奶。如果坐在椅子上，可在双脚下放一个小凳子踏着，减轻背部压力。

 ## 橄榄球式抱法

妈妈托住婴儿的头部，并用手臂夹住婴儿的身体，使婴儿呈现头在妈妈胸前、脚在妈妈背后的姿势，采取这个姿势时，可以在宝宝身体下方垫个枕头或是较厚的棉被，使婴儿的头部接近乳房，并协助支撑婴儿的身体，妈妈不必花力气抱起婴儿，可以减少肩膀酸痛的情形。

 ## 卧姿哺喂法

妈妈侧躺在床上，背部与头部可以垫个枕头，同一侧的手可放在头下，另一只手抱着婴儿头部及背部，使婴儿贴近乳房。如果要换喂另一侧的乳房，可先调整身体使另一侧乳房靠近婴儿，或与婴儿一同翻身后再喂。新妈妈坐月子期间，或是半夜里宝宝肚子饿时，最适合采用这个喂姿。

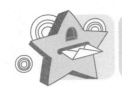

喂 奶

宝宝出生多久以后，开始给孩子喂奶好呢？

新生儿在出生后20~30分钟时，吮吸能力最强，如果未能得到吮吸刺激，会影响到以后的吮吸能力。而且出生后1小时是新生儿的敏感期，正是建立母子相互依恋感情的最佳时间。早喂奶，可以预防新生儿低血糖发生和减轻生理性体重下降程度。所以，只要产后新妈妈的恢复情况正常，分娩后即可让宝宝试着吮吸妈妈的乳头，让宝宝尽可能早地吃到初乳。

宝宝出生后1~2小时内，就要做好抱宝宝的准备。在头几个小时和头几天内，要让宝多吸吮母乳，以达到促进乳汁分泌的目的。宝宝

饥饿时或妈妈感到乳房充满时，可以随时喂，哺乳间隔时间由宝宝和妈妈的感觉决定，不要固定时间，这就是目前世界卫生组织提倡的"按需哺乳"。

宝宝出生后2~7天内，喂奶次数频繁，以后，通常每天喂8~12次。如果宝宝睡眠时间较长，而妈妈感到乳胀时，可以叫醒宝宝，随时哺乳。

纯母乳喂养的宝宝，除母乳之外，不用添加任何食品，包括不用喂水给宝宝。宝宝什么时候饿了什么时候就吃。

纯母乳喂养哺乳婴儿，最好能坚持喂满6个月时间。

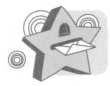

判断宝宝吃饱没有

在哺乳期间，妈妈乳汁分泌量的多少，与乳腺受到刺激的强弱

有关。对乳腺的刺激越强，乳汁分泌得就越多。因此，如果乳腺内奶

汁每一次都被宝宝全部吸出，乳管内空虚，乳腺就会受到较大刺激，下一次分泌的乳汁量就会增加。有时候，宝宝一次不能把乳汁全部吸尽，这时候如果舍不得把剩余乳汁挤掉，经常这样做，乳腺受到的刺激减少，会慢慢地使乳汁分泌减少，造成乳汁不足。

如果剩余乳汁堵塞乳腺，还会引起乳房内出现圆形或者椭圆形的硬块，造成乳房胀痛或刺痛，甚至发生乳腺炎，影响到妈妈的健康和宝宝的喂养。

所以，每次宝宝吸完乳汁后，感觉到乳房里仍有乳汁时，要把乳管里的剩余乳汁用手挤尽，或者用吸乳器吸尽排出。这样乳房会感到轻松，而且下次乳汁分泌会快而多，有利于增加宝宝的"口粮"。

判断宝宝是否吃饱，妈妈的综合感觉如下：喂奶前乳房丰满发胀，喂奶后乳房变得柔软；喂奶过程中可以听见宝宝的吞咽声，连续几次到十几次；妈妈有下奶的感觉；宝宝的尿布24小时内湿6次及6次以上；宝宝的大便软，呈金黄色糊状，每天2~4次；两次喂奶之间，宝宝很满足，安静；宝宝的体重平均每天增长18~30克，或每周增加120~210克。

吐奶、溢奶

婴儿容易吐奶（溢奶）的原因包括：食量大，但胃容量小；

孩子的胃较浅，容满食物时很容易因身体的扭动使腹压增加而溢出来；

胃与食管交界处较松弛，食管与胃交界处（贲门）有一束括约肌，功能在于防止胃内容物反向流入食管内，而婴儿的肌肉发育并不完全；

食物多为流质，流质食物在胃中较固体食物容易反流出来。

预防吐奶，喂奶要尽量做到少量多餐，每次喂奶时和喂奶后，把宝宝抱直排气。喂奶时注意别让宝宝吸食太急，中间应暂停片刻。

如用奶瓶喂奶，奶瓶嘴孔应适中，如果孔洞太小吸吮较费力，空气容易由嘴角处吸入口腔再吞入胃中；奶嘴孔洞太大，奶水会淹住咽喉，很容易呛着。

喂食以后，避免宝宝激动或任意摇动。

打嗝

每一次哺喂以后，不要让宝宝马上平躺，应抱直上半身并轻拍背部（妈妈手呈杯状），听到宝宝发出打嗝的声音以后，就不会吐奶和溢奶。若要躺下时，要将宝宝上半身放高，并采取右侧卧（因为食物流经胃部是由左向右）。

小婴儿期如果发生自发性连续打嗝，是因为横膈膜反射所造成，易发生在喝完奶、肚子尚饱的时刻，可以直抱起宝宝，拍一拍背，或喂点开水让宝宝舒服些。

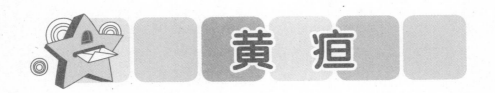

黄 疸

出生后2~3天，多数新生儿的皮肤会变得渐渐发黄，到出生第7天，发黄最明显，这就是新生儿黄疸。

新生儿变"黄"的现象，一般情况在7~10天自行消退，没有不适表现，不需治疗，喂一点糖水即可。新生儿黄疸症在早产儿身上往往表现得比较重，出现得早，消退得晚，约3周消退尽。新手父母们完全没必要发现宝宝皮肤发黄就惊慌失措，忙于求医治疗。

新生儿皮肤发黄，是因为胎儿在母体内时，靠胎盘供应血和氧气，母体内属低氧环境，必须有较多的红细胞携带氧气供给，才能满足胎儿生长需要。出生以后，孩子开始用自己的肺直接呼吸获得氧气，使体内低氧环境改变，机体不再需要那么多的红细胞。多余的红细胞被淘汰后，分解产生胆红素，因为新生儿肝脏功能不完整，酶功能系统发育不成熟，不能把过多的胆红素处理排出体外，而会积存在血液里，这种胆红素像黄色染料一样，把新生儿的皮肤、黏膜和巩膜全都染黄，就出现了全身性黄疸。这种现象不是病态，无须治疗。

但是，如果新生儿黄疸出现过早，在出生24小时内出现，发展迅速，或黄疸消退过迟，或消退后又再出现，则属于病理性变化，应找医生查诊治疗。

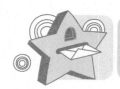

五官护理

婴幼儿护理百科全书

18

YING YOU ER HU LI BAI KE QUAN SHU

 ## 眼睛

　　胎儿在娩出过程中，要经过母亲的产道。而母体的产道中会存在着一些细菌，新生儿出生的过程中，眼睛可能会被细菌污染，引起眼角发炎。所以，孩子出生后，要注意眼睛周围皮肤的清洁。可以用药棉浸生理盐水，每天替宝宝拭洗眼角1次，由里向外，切不要用手拭抹。如果发现眼屎多或眼睛发红，待揩净后用氯霉素眼药水滴治，每天3～4次，每次1滴。

　　宝宝要有专用的洗脸毛巾，每次洗脸时，先擦洗眼睛。眼睛若有过多分泌物，可用棉球蘸温开水从内眼角向外眼角轻轻擦拭。

 ## 耳朵

　　宝宝耳朵内的分泌物不需要清理，洗脸时注意耳后及耳朵外部的清洁就可以。保持五官的清洁，有利于宝宝的健康。

　　可以用蘸湿的棉签擦洗外耳郭，但小心不要伸入耳道。注意不要把水滴入耳道内。如果宝宝的耳背有皲裂，可以涂一些熟食油或1％甲紫（龙胆紫）。

 ## 鼻腔

　　遇到孩子鼻腔内分泌物较多，清洁时要特别注意安全，千万不能用发夹、火柴棍挑挖，以免触伤鼻黏膜。如果鼻屎在鼻孔口，一般都能拉出，但动作要轻柔。如果鼻屎近于鼻腔中部，可以先用棉签沾蘸点温水湿润一下，然后用棉签轻轻地卷出来。

如果宝宝鼻孔内有分泌物并结成干痂，影响呼吸，可以用棉球或毛巾蘸干净温开水轻轻擦拭，使干痂湿润变软后即能自动排出。

 ## 口腔

用布或毛巾给婴儿揩洗口腔的做法不好，因为婴儿的口腔黏膜娇嫩，容易引起破损而造成感染。正确的做法是在两次喂奶之间，喂几口温开水即可。

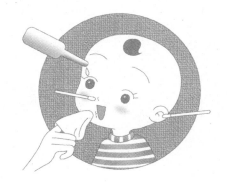

 # 囟 门

父母们可能注意到，孩子的头颅骨不是一整块，而是由几块骨组成，彼此之间不相连。前面的两块称为额骨，头顶上的两块称为顶骨，后脑勺的那块称为枕骨。相邻的骨之间的间隙称为骨缝；枕骨和顶骨边缘形成的三角形间隙称为后囟；额骨和顶骨边缘形成的菱形间隙称为前囟。

孩子头颅上的这些间隙，是留给孩子出生以后大脑生长发育用，各自有一定的闭合时间。闭合得过早和过晚都属于异常，要注意观察。

一般后囟闭合最早，出生后6～8周闭合，有的孩子出生时已闭合也属正常。骨缝一般在出生后3～4个月闭合。前囟关闭得最迟，一般在1～1岁半时闭合。在囟门闭合前的这段时间内，除了观察孩子前囟的大小和闭合时间外，还要观察孩子前囟是否平坦。如果婴儿出现前囟凹陷或者紧张隆起，都属于异常情况，要及时就诊。

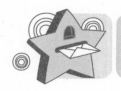

保　暖

要特别注意早、晚温差较大，新生儿一抱离被窝，必须有包被包裹。

夏天气温较高，宝宝穿一件薄棉纱衣服即可；冬天可穿3～4件，如果有包被，则不用穿着太多。

0～6个月宝宝因为不太动，所以要比大人多穿一件。

穿衣多少，应随室内或室外温度而增减。

有空调制冷的环境，最好维持长袖、半长袖或披上薄外套。

使用空调时，要将温度调到比成人适温高出2℃～4℃，冷风口要朝向天花板，不能直接吹到宝宝；使用电扇也要对着墙壁吹。

婴儿室的温度，应与室外相差5℃以内较适当。

新生儿所睡的房间，理想的相对湿度应控制在60%～65%，梅雨季节和夏天湿度比较高，可以使用空调机除湿功能。

流汗以后，应把宝宝身体擦干，换上干爽的衣服。

气候不稳定时，要随时测试婴儿的颈部、手臂和腿部是否温暖，或观察婴儿脸色及神情加以判断。

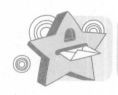

脐、臀部护理

新生儿的脐带和会阴部位，是身体最娇嫩的部位，需要特别注意护理。

 ## 脐带

脐带是胎儿在妈妈腹中时从母体吸取营养排泄代谢物的通道。宝宝出生以后，脐带失去了保留意义。因此，脐带会逐渐从根部脱落。从新生儿出生剪断脐带，到脐带从根部脱落，大约需1周时间，脱落后几天能完全长合。

新生儿的脐带在长出痂、从根部脱落之前，一定要保持清洁。给宝宝裹尿布时，注意不要包住断脐处；要经常检查包敷脐带处的纱布，如发现被大小便污染，则随时更换。另外，脐带一定要保持清洁干燥，大部分1周后会自行脱落，有些可能略迟些，不要用手去剥它。如果时间太长脐带不脱落，或断脐处有红肿、渗液、臭味等异常情况，应找医护人员处理。

宝宝出生后24小时，即可以打开脐上的消毒纱布，如果无感染，以后可不用纱布覆盖，以促使脐带更快干燥脱落。

纱布打开后，可用75%的乙醇（酒精）棉球轻轻擦洗脐根部及周围皮肤，以后每次洗完澡，均应擦洗一次，以利脐结端干燥。

勤换内衣，尿布不要盖在脐部，防止粪尿污染。

脐带脱落后，仍然要尽量保持脐部干燥和清洁。

如果发现脐部湿润并有分泌物，脐周皮肤变红，则可能是感染，需找医生诊治。

保护宝宝的臀部

由于排便次数增多，肛门周围的皮肤和黏膜会容易损伤，在护理中要特别注意肛门部位。宝宝排便后，应当用细软的卫生纸轻擦，或用细软的纱布蘸水轻洗，洗完以后可以涂些油脂类的药膏，以防发生"红臀"现象。

要及时更换尿布，避免粪便、尿液浸渍的尿布与皮肤摩擦而发生破溃。对用过的便具、尿布以及被污染过的衣物、床单，要及时洗涤并进行日照消毒处理。

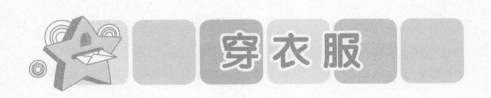

穿衣服

给小宝宝穿衣服，是一件很费神的事，因为初生的宝宝习惯于保持在母体中的姿势，大多成天蜷缩着手脚，要穿上衣服，又怕拉坏了孩子。小家伙受到惊扰发出一阵阵的哭闹声，往往会令父母手足无措。

给孩子正确穿衣服的方法：

先把包被和衣服平整有序地铺在床上，让宝宝平躺在衣物上，把宝宝的一只胳膊轻轻抬起来，顺着胳膊的弯曲处，先向上然后向外侧伸进袖子，用同样方法再穿好另一只袖子，把后背衣服拉平，合好衣襟，兜上尿布。如果宝宝的小手和腿蜷缩着，可以轻轻地在膝窝和肘窝处捏一捏、揉一揉，宝宝的手和腿自然会伸开，方便穿衣。

夏天，给宝宝穿一件单衣，包上尿布即可。

新生儿皮肤呈玫瑰色，毛细血管丰富，表层细嫩，衣物以质地柔软、吸水透气性强、舒适的纯棉布为宜，衣服要宽大，能使四肢活动不受限制，不要用纽扣，穿脱方便，以系带子的无领无扣的样式为佳。衣服颜色宜浅不宜深，避免深色染料褪色刺激皮肤。衣服的接缝处及下摆宜用毛边，衣缝朝外，防止硌伤宝宝娇嫩的皮肤。

内衣至少要准备3件以上，以便换洗。夏季穿一件内衣即可，天凉时逐渐添加外衣，外衣可选用加厚棉毛衫或棉绒衫，尽量不要穿毛线衫，以防毛线毛绒刺激皮肤。新生儿不用穿裤子，因为经常尿湿，可以直接使用尿布裤。

要防止"婴儿闷热综合征"，给新生儿穿戴过多，盖被子过厚，可能造成这种症状。一方面，可能造成宝宝机体不同程度缺氧；另一方面，可能使体内水分大量丧失，出现不同程度的脱水症状。

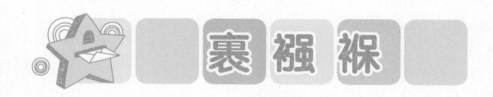

裹襁褓

夏天以外的3个季节，新生儿宝宝需要裹襁褓，但用传统式打"蜡烛包"的方法，把孩子四肢绑直捆紧，不利于宝宝的生长发育。

正确裹襁褓的方法，是用包被从宝宝腋下松松地裹住下半身，以成年人的手指能自由伸入为宜，让宝宝的双腿呈自然屈曲状态，能自由活动。然后再用被子盖好，以宝宝手不发凉、也不出汗，腋下体温在36.5～37.3℃为宜。

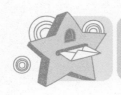

换尿布

新生儿的皮肤细嫩，最易受损伤。因此，新生儿的尿布应当选用柔软、清洁、吸水性强的白色或浅色棉质旧布。

选好的尿布截成方形，约50厘米见方，大约需要准备30块左右，供一昼夜间轮换使用。

 换尿布

尿布湿了或脏了，要及时更换，以免宝宝发生尿布性皮炎。

更换尿布时，把宝宝放在毛巾上，取掉脏尿布，用温水轻轻地由前向后，清洗生殖器部分，然后用毛巾轻轻拍干。如果大便污染了尿布，把沾有粪便的部分折到尿布里面并去掉，用棉布或卫生纸擦净臀部，再用温热的肥皂水冲洗并拍干。然后，把方形尿布叠成3~4层（宽度为12～15厘米），一头平展地放置在宝宝的臀部至腰下，另一头由两腿之间拉上至下腹部。男婴

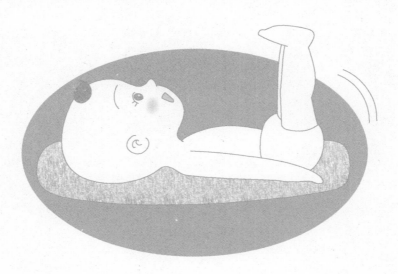

应当把阴茎向下压，防止小便渗入脐带部。再把方形的尿布叠成三角形，放在长条形尿布下，三角形的两端覆盖在长方形尿布上，尖端由两腿之间拉上固定。

换尿布时，动作要轻，要快，防止宝宝着凉。包扎尿布不要过紧或过松。过紧宝宝活动受限，妨碍发育；过松则粪便容易外溢，污染皮肤。

尿布不宜垫得太厚，否则会使宝宝两侧大腿外旋变成"O"型腿，长大后走路有可能呈现"鸭步"状态；尿布也不宜过宽过长，以免擦伤皮肤，而且长期夹在两腿之间会引起下肢变形。

包尿布时，男女有别：女婴的尿液容易向后流，尿布后面要垫得厚一些。男婴的尿液容易向前流，前面要折得厚一些。

 ## 洗尿布

洗涤尿布时，不宜用洗衣粉，防止洗衣粉中的化合物残留，刺激宝宝细嫩的皮肤。尿布要用温热的肥皂水浸洗，去除污渍后，洗干净的尿布要用开水烫过，以防尿液浸过发硬，硌伤宝宝皮肤。洗净后开水烫过的尿布，宜挂在阳光下晒干。

建议不宜用纸尿裤替代传统的布尿裤，如果实在觉得需要，最好和布尿布一起交替混合使用为佳。

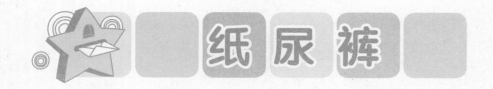

纸尿裤是一种一次性使用的尿裤，一般以无纺布、纸、棉等材料制成。纸尿裤有婴幼儿专用与成人专用两类。随着生产工艺的不断改进，纸尿裤已从最初防漏、吸收尿液的单一功能，改进为既防漏透气、又吸尿抗菌，且增加了伸缩弹性腰围、立体防漏隔边等多种功能。

市场上卖的纸尿裤种类很多，为婴儿具体选择可以参考下面一些要点：

选择轻薄透气的纸尿裤

在宝宝排泄后要及时地更换纸尿裤，不让黏附有排泄物的纸尿裤长时间附着在孩子皮肤上。但是，由于宝宝排泄不规律，并不能做到随湿随换，所以在挑选纸尿裤的时候，就不能够只注重厚度和吸水强度，而要针对宝宝皮肤和四季气候的特点，为宝宝选择轻薄透气的纸尿裤。

有很多品牌的纸尿裤都宣扬自己的产品不仅能锁住大量的水分，同时还能保持持久的干爽，但相信每一位妈妈都有用卫生巾的经历和体验：没有哪一种产品既能保证充分的透气而又能保证很大的吸水量，可以把自己常用卫生巾的经验作一个参照。

选择有滋润保护层的纸尿裤

给宝宝用过纸尿裤的妈妈肯定都注意到，纸尿裤内侧一般都会有一层非常薄的无纺布，用以隔离宝宝的皮肤和吸收的尿液。但一般情况下，妈妈最关心的就是这层薄膜状的无纺布，是否能够很好地阻隔吸收了的尿液对宝宝屁股的刺激，有一点值得注意，优质的纸尿裤一般都会在这层无纺布中添加天然的护肤成分，形成一层含有润肤成分的柔软的保护层。

使用质量可靠的纸尿裤

要到正规的商场及超市等信誉好的零售场所选购，选择那些质量可靠的产品。购买前仔细阅读说明，看看是否符合以上介绍的两方面，夏季不要购买适合秋冬季节使用的加厚型的。

质量好的纸尿裤，一般采用先进的超薄透气设计，能够更快、更好地向外疏导热气和湿气，即使没有能及时更换，也能在很大程度上减少排泄物对宝宝臀部的刺激，更好地保证宝宝臀部的透气和干爽。

更换纸尿裤要及时

婴儿的尿中常溶解着一些身体内代谢产物的废物，如尿酸、尿素等。尿液一般呈弱酸性，会形成刺激性很强的化合物。吃母乳的孩子大便呈弱酸性，吃牛奶的孩子大便呈弱碱性；吃母奶的孩子大便会稍微稀一点，吃牛奶的孩子大便会稍干一些。无论是干便、稀便，或是酸性、碱性物质，对宝宝的皮肤都具有刺激性，如果不及时更换纸尿裤，娇嫩的皮肤就会充血，轻者皮肤发红或出现尿布疹，严重还可能腐烂、溃疡、脱皮。

纸尿裤接头要粘牢

当为宝宝更换纸尿裤时，一定要使接头黏住纸尿裤，这很重要。如果使用了婴儿护理产品，如油、粉或沐浴露等，则更要特别注意。这些东西可能会接触到接头，使黏接点的附着力降低。在固定纸尿裤时，还要保证手指干燥和清洁。

所选择的纸尿裤，会对孩子皮肤有直接的影响。应当仔细选择，含有高分子吸水层的一次性纸尿裤，比起尿布更能够保持婴儿皮肤的干燥。

选择纸尿裤大小

以腰部松紧程度为准，可以竖着放进两个手指头为宜；在腹股沟处，以能平放入一根示指为好。一般认为，纸制的尿裤带有空隙，透气性好。另外，随着婴儿尿量的增大，一定要挑选吸收较快的纸尿裤。

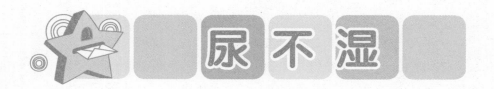

尿不湿

尿不湿，采用高吸水性树脂制作，是制造婴儿尿布的绝好材料，因此俗称"尿不湿"。

 ## 尿不湿的特点

尿不湿通常是由淀粉和丙烯酸盐做主要原料制成的。最突出的特点是吸水和蓄水量大得惊人，通常能达到自身重量的500～1000倍。所以孩子排尿后，不必担心尿湿裤子，流出的尿液会被它全部渗吸进去。尿不湿的缺点，在于透气性能较差，散热性能也不够理想。

男婴使用偏小、偏紧的尿不湿，不利于睾丸发育。偏紧、偏小的尿不湿，紧紧兜在男婴的胯下，大腿根部因缺乏足够的空隙，空气难以流通，裆部热量难以散去，久而久之易使男婴睾丸正常生长受影响，日后极易罹患不育症。

女婴使用尿不湿偏小、偏紧，由于裆部温度高、不透气，细菌易大量繁殖，会影响到女婴的外阴、尿道口等部位。

因此，为婴儿选购尿不湿应掌握这样一个原则：宁松勿紧、宁稍大勿偏小。

已经用过一次、有点儿脏的尿不湿，切忌再次乃至多次使用，否则会因小失大、贻误孩子的健康。

新生儿不宜

新生儿皮肤最为娇嫩，又没有与成年人沟通和表达的能力，最好不要给新生儿用尿不湿。婴儿在1~4个月大的时候使用尿不湿，而且最好白天不使用尿不湿，如果一直使用尿不湿，会让孩子养成习惯性随意小便。

一晚最好换2次

晚上给孩子用尿不湿，支持的时间长、更方便。6个月以前的婴儿，一晚上至少要尿2次，如果用尿不湿，家长不仅不用担心浸湿孩子衣裤、弄湿床褥，而且换起来也比尿布更方便。

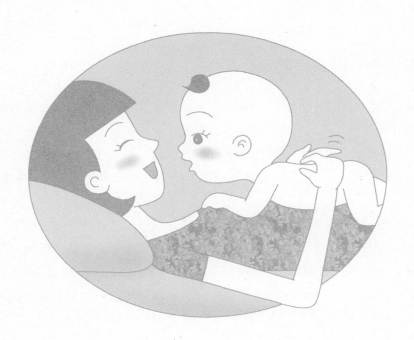

但是，尿不湿质量再好，透气性还是比布尿布差，如果长时间用尿不湿，臀红、尿布湿疹也会是常出现的症状。因此，晚上用尿不湿的时候也要勤换，尿满了就及时换，换以前别忘记用温热湿巾给宝宝清洗屁股。尿不湿要选择柔软、吸水、透气强的，一晚上至少换2次，即4小时更换一次。

有的父母担心夜里给宝宝换尿不湿会影响到睡眠，此时的宝宝属于浅睡眠期，不论换尿不湿还是把尿，都不会影响孩子的睡眠。

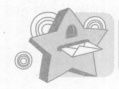

布尿布、纸尿裤、尿不湿的比较

布尿布、纸尿裤、尿不湿都是婴儿防护用品，有各自的优点和缺点，了解纸尿裤和布尿布的优缺点，如果要图方便，应该使用纸尿裤，但为了孩子健康，则以使用布尿布更好。

选尿布

婴儿的尿布应选择棉织品，以浅色半旧被单或白色旧布为宜。因为质地柔软，吸水力强，易于洗涤及晒干。为使孩子的尿布固定好，可在宝宝的下腹部放一条较松的松紧带，把尿布放在松紧带下，松紧带要随着孩子的生长发育常换，不宜有引发过敏因素。否则，潮湿后易损伤婴儿皮肤，引起感染。

有的婴儿在垫尿布的区域经常发生糜烂，这样更应该频繁地换尿布，一湿即换。在洗尿布时如果不把肥皂漂洗净，也会刺激皮肤。要给宝宝用干燥的尿布，当出现皮肤糜烂时，尿布要注意消毒，如日光暴晒、火烤等。塑料、橡皮尿布不吸水，影响通风，易引起尿布疹（即红臀），不要与皮肤直接接触。

纸尿裤和尿不湿

纸尿裤像内裤，扣在胯骨两端；尿不湿则像是女性用的卫生巾，垫在婴儿的会阴部位。按照功能来说差不了都少，但从舒适的角度看，纸尿裤比尿不湿好，但没有尿不湿的透气好。

 ## 纸尿裤与布尿布

纸尿裤吸水量大，透气外层并能防回渗，厚薄适宜，能让宝宝觉得舒服；布尿布纯棉质地，能吸湿、透气。纸尿裤的吸水量比布尿布大，但透气比布尿布差，所以，有很多人选择给宝宝白天用布尿布，晚上用纸尿裤。

 ## 尿不湿与布尿布

尿不湿吸水量比布尿布大，而且比布尿布省事，用完以后再换新的，不必再清洗；布尿布可以重复清洗使用，但清洗比较麻烦。

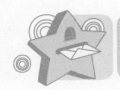 # 给宝宝洗澡

经常给宝宝洗澡，不仅能保持新生儿皮肤清洁，还能促进全身血液循环，增进食欲，有益睡眠，促进新生儿生长发育。洗澡是母乳喂养之外，另一种增强母子、父子亲情交流的好机会，更重要的是，洗澡时可以全面观察宝宝全身情况，有利于及早发现问题并及时处理。

一般新生儿出生后1~2天就可以洗澡。给宝宝洗澡最好安排在吃奶前，因为吃完奶后宝宝容易睡觉，即使不睡，也会因喂奶后婴儿肠胃活动增加而吐奶，让宝宝感到不适。

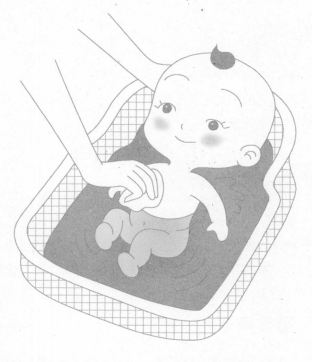

给新生儿洗澡要事先做好充分准备。室温要保持在23～26℃，水温一般在37℃~38℃为宜，宝宝皮肤娇嫩且敏感，最好备有一只温度计测温，没有温度计的条件下，以成年人的手背或内腕皮肤感受到不烫不凉为宜。兑好水后，把干净的包布、衣服、尿布依次摆放停当，再准备一条柔软宽大的浴布以便于包裹洗完澡后的宝宝，防止受凉。

洗澡时，用左手托住宝宝的头，以拇指和示指（或无名指）把宝宝的双耳向前按住，使耳轮向前，紧贴腮部，堵住耳孔（也可用棉球塞住耳孔），防止洗澡水流入耳道引起中耳炎。成人用左臂膀挟住宝宝身体，使宝宝脸朝上。然后用小毛巾依次洗头部、颈部、腋窝、胸部、两臂和手，洗完后再把宝宝翻过来，让孩子俯卧在成人左臂上，头顶贴在成人左胸前，用左手托住宝宝的右大腿，开始洗身体下部，从会阴向后洗腹股沟和臀部，最后洗下肢和脚。也可以把婴儿专用洗浴垫放在盆内，把宝宝放在垫子上，按上述顺序洗澡。可以隔天给宝宝使用婴儿皂，但要严防皂水流入眼、鼻、口、耳中。然后，用事先准备好的浴巾逐一拭干全身。脐带未脱落前，要注意尽量避免浸湿脐部，洗完后，用75%的乙醇（酒精）棉球擦拭脐部消毒。

洗澡后最好不要扑粉，以免堵塞毛孔，影响到新陈代谢。处理完毕后，给宝宝换上干净尿布和衣服。

给新生儿洗澡动作要快，整个过程必须在5~10分钟内完成，以防宝宝暴露时间过长引起受凉。

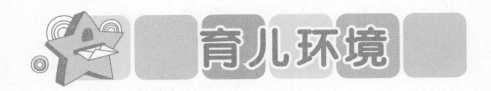

育儿环境

一旦从医院产房回到家，宝宝就要生活在成年人已习惯了的环境中。平时，成年人感觉不到异常的家庭环境，对于宝宝来说，可能会不适宜。因此，家庭居住环境当中，要注意下面这些环境：

新生儿的体温调节能力不够成熟，必须借助室温和衣物来保暖。育儿室内环境温度在20℃，相对湿度在50%~60%最为适宜，等到宝宝逐渐长大，新陈代谢能力增加，体温调节能力越来越强后，再和成年人一样适应季节性室温变化。

新生儿在室内，要比成人多穿一件衣服；2~3个月大时，可以和成人穿一样多；4~5个月的宝宝，在寒冬或酷暑时，最好要少去室外，因为孩子还没有这么强的调节温度能力。

平时，要了解宝宝体温是否适宜，一般可以摸宝宝露出的部位，如面额、小手，以不凉而无汗为合适。如果四肢发凉，说明温度不

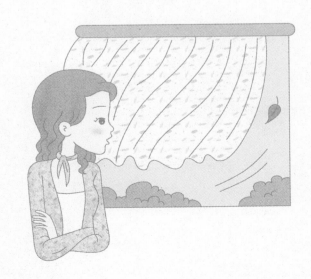

够，要想办法加热水袋保暖，热水袋温度应在50℃左右，要把热水袋放在宝宝棉被下，不要直接接触皮肤，以免引起烫伤。

一般说来，育儿房间就是宝宝的生活环境，要特别注意：

忌嘈杂

宝宝的健康成长，需要安静舒适的生活环境。嘈杂的环境和噪声，对新生儿的正常生长发育极为有害。按国际标准规定，一般居处白天的噪声不能超过45分贝，夜间不能超过35分贝。因为50分贝的噪声会缩短健康者熟睡时间，80分贝以上噪声能损伤人的听力，120分贝噪声容易使人精神错乱。噪声对婴儿影响更大，因为婴幼儿中枢神经系统尚未发育健全，长期受到噪声刺激，会使脑细胞受到损害和大脑发育不良，使宝宝的智能、语言、识别、判断和反应能力的发育受到阻碍成为低能儿。噪声影响宝宝的睡眠，造成生长激素和其他有助生长的内分泌激素分泌减少，影响宝宝正常发育，个子长不高；噪声会使宝宝食欲下降，消化功能降低，出现营养不良；噪声刺激交感神经，使之紧张并损害听力，形成"噪声性耳聋"。因此，育儿环境最好远离马路；家人也不要在室内高声喧哗吵闹，不要在家里跳舞、打牌，收音机和电视机音量不宜太大，门窗开关动作要轻，不要买高音量的电动玩具和质量低劣、未经正规校音环节的乐器给宝宝玩，也不要抱宝宝去马路边、剧院等人多嘈杂的地方去玩。

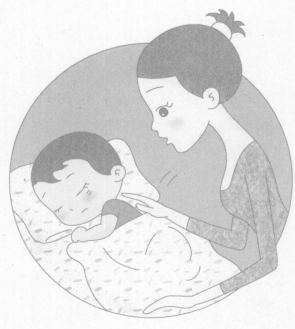

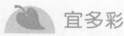

宜多彩

宝宝即不能在嘈杂环境中生活，也不能在完全无声无响的环境中，否则同样不利生长。适量的环境刺激会有利提高新生儿的视觉、触觉和听觉的灵敏性，有利于巩固和发展生理反射，促进智力发育，从而使大脑更为发达。房间里可以张贴一些色彩绚丽的图画，悬挂各种颜色鲜艳的气球、彩带，伴以柔和、轻快的抒情音乐（音量不宜太大），和一些带响的玩具，积极创造丰富多彩的视、听、触觉环境，使宝宝健康成长。

 ## 保衡温

宝宝出生前在母腹中被温暖的羊水包围，过着"四季如春"的舒适安宁生活。初到人世间，首先会感到寒冷。宝宝体温调节中枢发育不完全，体温调节能力差，过冷或过热都不宜。育儿房间温度不能高，也不能低，要保持温度恒定，才能保证体温稳定。育儿房间温度夏季以23~25℃，冬季要达到20℃以上，相对湿度保持在50%~60%为宜。

 ## 忌夜灯

父母们为了夜里方便喂奶、换尿布，喜欢在卧室通宵开着长明灯，这样做对宝宝健康成长不利。昼夜不分地经常处在明亮光照环境中的新生儿，往往会出现睡眠和喂养方面问题。新生儿体内自发的内源性昼夜变化节律会受光照、噪声等外界物理因素影响，对宝宝来说，昼夜有别，有利于生长发育。

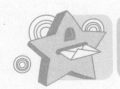 # 预防意外

新生儿宝宝，作为一个新生命，基本上没有任何自我防护能力。因此，对于新任的父母来说，最重要的事情，除了让宝宝睡好、吃饱之外，头等大

事应当是预防意外事故：

防窒息：不要睡太软的床，不要用大而软的枕头。最好给宝宝备一张小床，以免与大人同床同被睡眠，被堵住口鼻。小床上也不要堆叠衣物、玩具，挂玩具的绳索和窗帘绳也不能靠近小床，以免套住宝宝的颈部。

防烫伤：喂牛奶时要先试温度；用热水袋保暖，水温宜在50℃左右，要拧紧塞子用毛巾包好放在垫被下面，距宝宝皮肤10厘米左右。

防线丝缠绕指端：每天都要检查宝宝的手指、脚趾是否被袜子、手套或被子上的线丝缠绕，以免血流不通、组织坏死而致残。

防宠物咬伤：养有猫、狗等小动物做宠物的家庭，应当将宠物转移到别处。平时要关紧门窗，以防宠物钻进室内，伤害到宝宝。

防溺水：给宝宝洗澡时，不能暂时丢下宝宝去接电话、开门等，如果必须去，一定要把宝宝用浴巾包好抱在手里，以防意外。

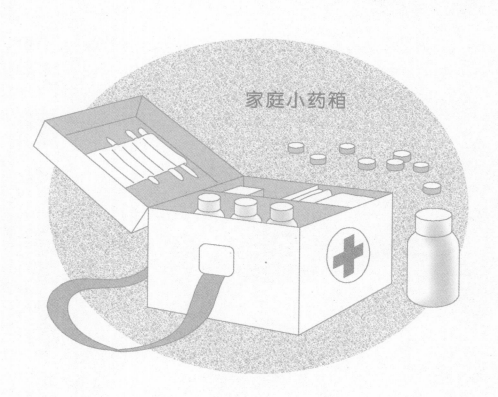

家庭小药箱

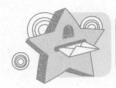

新生女婴的卫生

有一些女婴在出生后5~7天，阴道会有白带分泌，或者出现阴道出血现象，出现这种症状不必惊慌失措。

新生儿女婴出现这种现象，是因为在妈妈体内的胎儿期，受到母体雌性激素的影响而发生了阴道上皮增生现象。出生后这种影响突然中断，婴儿本体离周期性分泌作用还早得很，增生的阴道上皮就会脱落，随着分泌物排出，形成所谓的"白带"。同样，子宫内膜脱落排出，就会有阴道流血现象发生。这种现象一般发生在出生1周内，属正常的生理现象，不必治疗。只需要勤换尿布，不要让孩子坐在澡盆中洗浴，保持外阴部清洁，2~3天后就会自然消失。如果刻意治疗，反倒可能产生不良后果。

新生儿宝宝不论男女，在出生后的3~5天内，都可能出现乳房胀大，并可能有黄色乳汁流出，这是正常的生理现象，是由于胎儿通过胎盘接受两种分泌激素的影响突然中断造成的。一种是母亲卵巢分泌的孕酮，与乳房的胀大有关；另一种为垂体催乳素，与分泌乳汁有关。一般情况下，分泌的乳量会有数滴到20毫升不等，乳房增大在出生后8~10天最明显，一般2~3周后自然消失，个别时间长一点的可达3个月。

民间有一种传统说法：新生儿要挤压乳房，尤其是女婴更要挤压，挤出了奶水将来宝宝长大后生的孩子才会有奶

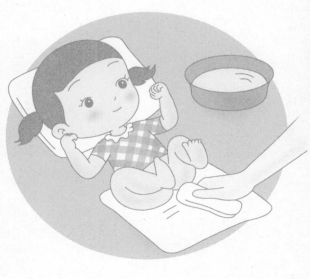

吃，这种说法既没有科学根据，还非常有害。千万不能挤压婴儿宝宝的乳房，因为挤压后，会引起皮肤破损，皮肤上的细菌会乘机入侵乳腺，引起乳腺发炎化脓，严重时可能导致败血症，后果极为严重。即使不发生细菌感染，用力挤压，也有可能损害乳房生理结构，贻误孩子的一生。

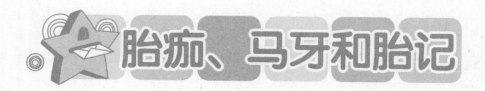

胎痂、马牙和胎记

新生儿期的宝宝会有一些很特殊的现象，除了黄疸之外，胎痂和马牙，以及伴随孩子度过婴儿期的胎记最为常见。

 ## 马牙

有极少数新生儿出生时就有牙齿，一般一颗到两颗，上颌多见。有的牙齿为肉质状，有的也为骨质，医学上叫早出牙或诞生牙，俗称"马牙"。这种牙齿没有咀嚼功能，一般会自行脱落。

 ## 胎痂

有些婴儿的头顶囟门部位，有一层厚厚的褐色硬痂，俗称"胎痂"。这是由于出生时头皮上过厚的胎脂未洗净，加上出生后头皮每天分泌的皮脂，以及泥土、灰尘等混在一起，一天一天堆积加厚，颜色逐渐加深而成。这层厚痂紧贴在头皮上，会影响到局部头皮的正常功能，不利于头发生长，既不卫生也不美观。

处理这层厚痂时，不可硬剥，以免弄伤宝宝皮肤引起感染。只能用花生油或麻油、甘油、石蜡油等油脂类浸泡，等到干痂皮松软后，再用肥皂、温水洗净，一次洗不干净时，可反复多次到洗净为止。

胎记

胎记是新生儿常见的斑疹之一，多发生在腰部、臀部、胸背部和四肢，多为青色或灰青色斑块，也叫"胎生青记"，医学上称为"色素痣"。胎记的形状不一，多为圆形或不规则形，边缘清晰，用手压不褪色，这是由于出生时皮肤色素沉着或改变引起的，一般在出生后5～6年内自行消失，不需治疗。

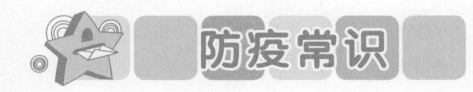

防疫常识

新生儿防疫，主要是接种卡介苗和乙肝疫苗。

宝宝出生第2天即可接种卡介苗。接种后，可获得抗结核菌的一定免疫能力。卡介苗接种一般在左上臂三角肌处皮内注射，也有在皮肤上进行划痕接种，做"艹"字或"#"字形，长约1厘米。划痕接种法虽然方便，但接种量不准，有效免疫力不如皮内注射法。因此现在一般不采用划痕法。

新生儿接种卡介苗后，无特殊情况一般不会引起发热等全身性反应。接种后2～8周，局部出现红肿硬结，逐渐形成小脓疱，以后自行消退。有的脓疱穿破，形成浅表溃疡，直径不超过0.5厘米，然后结痂，痂皮脱落后，局部可留下永久性瘢痕，俗称卡疤。为了判断卡介苗接种是否成功，一般在接种后8~14周，应到所属地区结核病防治机构再作结核菌素（OT）试验，局部出现红肿0.5～1.0厘米为正常，如果超过1.5厘米，需排除结核菌自然感染。一般新生儿接种卡介苗后，2～3个月就可以产生有效免疫力，3～5年后，或在小学一年级时，再做OT试验，如呈阴性，可以再种一次卡介苗。早产儿、难产儿及有明显先天畸形、皮肤病等病症的新生儿，禁忌接种。

乙型肝炎在世界各地发病率之高令人咋舌。我国研制出乙肝疫苗，没有传染性，对乙肝病毒具有很好的免疫性能，免疫接种已在新生儿中广泛应用。

对乙型肝炎的整个免疫注射，需要打3针。第1针由产科婴儿室医护人员注射，宝宝出生后24小时内，在上臂三角肌处注射，剂量10微克。第2针在出生后1个月注射，剂量15微克。第3针在出生后6个月注射，剂量为5微克。全部免疫疗程后，有效率可达90%～95%。婴幼儿接种疫苗后，可获得免疫力达3～5年之久。

免疫疫苗接种过程简单，一般不会有什么反应。个别宝宝可能出现低热，有的在接种部位出现小块的红晕和硬结，一般不用处理，1～2天会自行消失。

了解新生儿的免疫知识，对于宝宝应当在什么时候再打防疫针，做父母的可以做到心中有数，一般说来，医院给宝宝的健康卡上会介绍相关知识，如果没有健康卡的，一定要到当地儿童防疫部门多问一问，了解相关知识，为宝宝做好各种健康防疫接种，防患于未然。

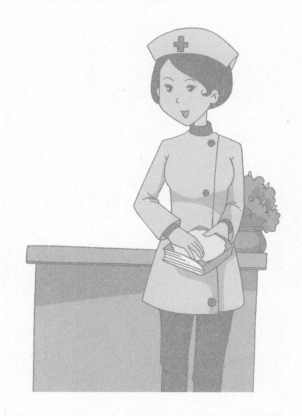

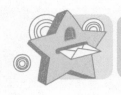

新生儿早教

人们都知道，从新生儿期开始的早期教育，能促进孩子智力发育。而寓早教在日常生活当中，其实很简单，就是要利用一切机会和宝宝交流，能使孩子在和父母的交流中辨别不同人声、语意，辨认不同人脸、不同表情，保持愉快的情绪。

在宝宝觉醒时，可以和孩子面对面地说话，当宝宝注视妈妈的脸后，不妨慢慢移动自己头的位置，设法吸引宝宝的视线追随妈妈面部移动的方向。

在宝宝耳边(距离约10厘米)轻轻地呼唤婴儿，使宝宝听到声音后转过头来看，还可以利用一些能发出柔和声音的小塑料玩具或颜色鲜艳的小球等，吸引宝宝听和看的兴趣。

在宝宝床头上方挂一些能晃动的小玩具、小花布等，品种多样，经常更换，能锻炼宝宝看的能力。

平时，无论喂奶或护理新生儿时，要随时随地和宝宝多说话，使孩子既能看到妈妈，又能听到妈妈的声音，也可以播放一些优美的音乐给宝宝听。

经常爱抚宝宝，使宝宝情绪愉快，四肢舞动。俯卧时，可以锻炼宝宝抬头和颈部肌力。但新生儿很容易疲劳，每次训练时间仅数分钟。新生儿的疲劳表现为打哈欠，喷嚏，眼不再注视，瞌睡或哭等，则应暂停片刻再进行。

细心理解宝宝哭的原因，给予适当处理，并可以用说话声和抚摩宝宝腹部，利用声音和触觉刺激给予安慰。

对于在出生前后由于窒息、早产、颅内出血或持续低血糖等原因，可能影响智力发育的高危儿，则更应当从新生儿期开始早期教育，因为大脑越不成熟，可塑性越强，代偿能力越好，早期教育可以收到事半功倍的效果。研究证明，早期教育可有效预防高危儿智力低下发生，赶上正常儿水平的孩子。

妈妈是宝宝第一个和接触时间最多的交往对象，母子间目光相互注视就是交往的开端。母亲还可利用一切机会与宝宝交流，如喂奶、换尿布或抱宝宝等时候都要经常说话，展示出微笑的面容，说一些诸如"看看妈妈"、"宝宝真乖"等亲热话语。如果宝宝在吃奶时，听到妈妈的话，会停止吸吮或改变吸吮的速度，证明宝宝在倾听妈妈说话。

交流的方式可以是多样化的，除了和宝宝"交谈"，还可以和宝宝逗乐，比如摸一摸宝宝的头、轻轻挠宝宝的小肚皮，以引起宝宝注意，逗引微笑。婴儿微笑时，要给予夸奖，妈妈更别忘记了，要常用轻轻一吻给宝宝奖励。

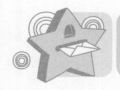

觉醒40分钟

过去，人们曾经认为新生儿没有视力，只会睡觉、啼哭、吃奶。现在已经认识到，婴儿从一出生起，已经具备了一定的认识世界的能力，宝宝在觉醒时，不仅会看东西，还会用眼和成年人交流感情。

婴儿有令人惊奇的行为能力，有神秘多变的心灵世界。从新生儿时起通过视、听、触觉给宝宝以亲情的爱抚，有培养孩子良好情绪的作用，能促进心理健康发育。

婴儿刚生下来，每天会有一段安静的觉醒时间，平均约40分钟。这时，宝宝会注视父母的脸，专心地听人说话。如果父母仔细观察宝宝，会注意到，在这种状态下的小宝宝会很少活动，好像把全部注意力贯注到看和听上面。

这种安静觉醒状态时间很短，出生后第1周内，约占全天时间的1/10。常会在宝宝吃奶后1小时左右容易看到。小宝宝会把眼睛睁得很大，明亮发光，很少活动，很安静。宝宝很机敏，喜欢看东西，特别是圆形、有鲜艳颜色的东西。例如，红球或有鲜明对比条纹的图片，还喜欢看人脸。父母的眼睛，是特别能吸引婴儿注视的目标。当婴儿在注视妈妈时，如果把头向一侧慢慢移动，但仍然面对着宝宝的脸，这时孩子会慢慢移动眼，随后转动头部追随妈妈运动的方向。除水平方向外，宝宝还能从垂直方向追随看妈妈的脸。

过去人们认为婴儿不会看的原因之一，是不了解婴儿近视的特点。宝宝看东西的最佳距离约20厘米，相当于抱宝宝喂奶时，妈妈的脸和宝宝脸之间的距离。

如果在床头挂一件玩具，宝宝开始时看的时间长，以后看的时间逐渐缩短。如果给孩子换一样新东西，宝宝又会重新表现出兴趣，重新注视新物品。

更有趣的是，婴儿还能认出妈妈脸上的变化。如果妈妈戴上口罩，宝宝就会频繁地看妈妈的脸，吃奶也会减少，还会表现出不安定、心神不宁。

现代医学证明，婴儿有令人惊奇的行为能力，有神秘多变的心灵世界。从新生儿时起就通过视、听、触觉给宝宝以亲情的爱抚，有培养孩子良好情绪的作用，能促进心理健康发育。

哺乳妈妈应该这样做：

 ## 多和宝宝对视

眼睛是心灵的窗户，宝宝的大脑有上千亿个神经细胞，渴望从"窗户"进入信息。宝宝最喜欢看妈妈的脸，被母亲多加关注的孩子安静、爱笑，能为形成好的性格打下基础。

 ## 多和宝宝说话

宝宝的耳朵，是第2个心灵的窗户。宝宝醒来时，妈妈可以在宝宝的耳边轻轻呼唤宝宝的名字，温柔地说话，如"宝宝饿了吗？妈妈给宝宝喂奶"；"宝宝尿了，妈妈给宝宝换尿布"等。听到妈妈柔和的声音，宝宝会把头转向妈妈，脸上露出舒畅和安详的神态，是对妈妈声音的回报。经常听到妈妈亲切的声音，会使宝宝感到安全、宁静，为日后良好的心境打下基础。

 ## 多温柔抚摩

皮肤是最大的体表感觉器官，是大脑的外感受器。给孩子温柔的抚摸，会使关爱感通过爸爸妈妈的手传递到孩子的身体、大脑。这种抚摸能滋养宝宝的皮肤，在大脑中产生安全、甜蜜的信息刺激，对宝宝智力及健康的心理发育起催化作用。常常被妈妈抚摸及拥抱的孩子，一般会性格温和安静。

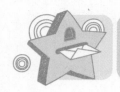

亲子交流

宝宝一出生后，就有与人交往的能力，而且很愿意与人交流，亲子交流能使孩子聪明。

婴儿出生后，主要时间跟母亲在一起，早教的任务因此责无旁贷地落在母亲身上。

分娩前，母子一体，出生后，新生儿和母亲生活在一起会非常亲切。母亲的轻声呼唤，能激发新生儿合拍的动作反应，因此，现代育婴观念主张母婴同室，以利于培养母子间感情。同时，因为刚当了妈妈的女性对于婴儿的生理变化并不了解，采取母婴同室，能使妈妈密切观察婴儿的各种情况，积累一定的经验后，能对婴儿的各种表现做出准确积极反应。母婴交流能通过触觉、视觉、嗅觉和听觉交流的方式进行。

亲子交流能使孩子聪明，宝宝出生就有与人交往的能力，而且愿意与人交流。

母子交流和亲密接触很重要，婴儿需要母亲带着自己一起认识全新的世界，如果出生后失去母子交流，婴儿在成长过程中会表现出表情淡漠、发育迟缓、性格孤僻及成长后难与人和睦相处等情绪障碍。

宝宝平安降临人间后，身体和妈妈身体虽然分离，亲子之间的心与心却是连在一起的。这种心与心的相连，直接影响着亲子关系的质量，与宝宝今后的身心健康发展有着密切关联。所以，成为母亲之后的第一件事，就是如何与宝宝之间产生亲密联系。

 ## 拥抱宝宝

宝宝对最初抱自己的人，会毕生难忘。所以，在出生后2小时以内，拥抱宝宝十分重要。

 ## 肌肤接触

和宝宝在一起时，最好让宝宝不着衣物，躺在妈妈的胸前，让孩子能听到在母腹内听习惯了的妈妈心脏跳动的声音。这样做能缓和宝宝的不安情绪。

 ## 吮吸乳头

虽然还没有开始母乳，却要让宝宝来吮吸乳头，以此让宝宝记住妈妈的体味。

注视宝宝：宝宝对妈妈会很感兴趣，可能会久久地注视妈妈的脸。要抱在15厘米的距离之内，以使孩子能看清妈妈。同时，要充满爱意地注视孩子的眼睛，对宝宝来说很重要，能感受到妈妈的爱意。

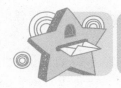

新生儿抚触

人的皮肤，如同肠胃一样也会有需求，如果经常得不到爱抚，对健康的损害比起肠胃缺乏食物更甚。

新生儿如果能经常得到父母的爱抚，全部感官就能受到良性刺激，感官功能会被唤起，从而心情愉快，精神振奋。如果长期得不到爱抚，则会闷闷不乐，感到孤独，天长日久后会形成孤僻的性格，养成不易和人交流、人际关系障碍等不良症状。——别小看了这一点，从新生儿阶段开始，宝宝的性格、情绪都由这一点一滴的良性刺激开始建立起来！

每天，都要定时解开新生儿宝宝的包被，把宝宝放在床上，让孩子自由自在地挥动小拳头，自由地蹬一蹬小脚丫和腿，让孩子自由地看手、玩手甚至吸吮小手。

轻轻抚摸和按摩宝宝的双手，舒展和轻捏手指，不断地反复引起孩子的抓握反射，向宝宝输入刺激信息。妈妈还可以用手指或小棍轻轻接触宝宝的小手，引逗孩子做抓握动作。

皮肤是最大的体表感觉器官，是大脑的外感受器。给孩子温柔的抚摸，会使关爱感通过爸爸妈妈的手传递到孩子的身体、大脑。这种

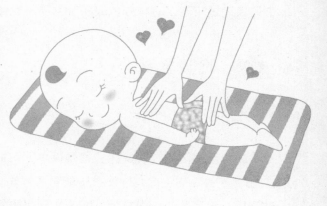

抚摸能滋养宝宝的皮肤，在大脑中产生安全、甜蜜的信息刺激，对宝宝智力及健康的心理发育起催化作用。常常被妈妈抚摸及拥抱的孩子，一般会性格温和安静。

对孩子进行四肢的抚触，有助于新生儿的血液循环，促进皮肤的新陈代谢，增强宝宝皮肤抵抗疾病的能力，从而促进新生儿皮肤健康。

四肢抚触的方法，是母亲用双手抓住新生儿胳膊，交替从上臂向手腕方向轻轻捏动，好像挤牛奶一样，从上到下搓滚。对腿部的抚触方法与胳膊相同。

脚和手的抚触，同时也是对于功能的唤醒，有利于宝宝精细动作的发展。抚触的方法，是用两个拇指的指肚从婴儿脚跟向脚趾方向推进，推完后再逐个捏拉宝宝小脚趾的各个关节。

对宝宝小手的抚触方法与脚相同。

在给孩子洗澡前，松开包被做几分钟轻柔的体操，包括做左右、上下动一动头，伸手指到宝宝的掌心让孩子抓握，然后弯一弯肘部，握住脚踝把腿向上拉、向外拉、向下拉、向内合，再向膝部弯曲。最后，让宝宝趴在床上，帮助宝宝用胳膊支撑，用玩具逗引宝宝抬头。要注意的是，要在孩子吃饱、觉醒、精神状态饱满的情况下进行，每次时间不宜太长，开始要控制在2~5分钟以内，逐渐加长时间，以免引起宝宝疲劳。

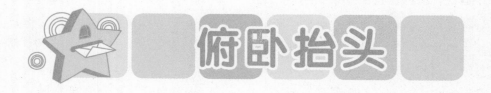

俯卧抬头

婴儿出生几天后就可以俯卧，但1个月的婴儿俯卧时，还不能自己主动抬起头，只能本能的挣扎，使面部转向一侧，到2个月时，能稍稍抬起头和前胸部，3个月时头能抬得很稳。

俯卧抬头练习，不仅锻炼婴儿颈部、背部的肌肉力量，增加肺活量，同时婴儿能较早地正面面对世界，接受较多的外部刺激。

锻炼要在婴儿清醒、空腹情况下，即喂奶前1小时进行。床面平坦、舒适，把婴儿两臂屈曲到胸前方，俯卧在床上，家长把婴儿的头转至正中，手拿色彩鲜艳有响声的玩具在前面逗引，使宝宝努力抬头，抬头的动作从抬起头与床面成45°到90°，并逐步稳定。除了训练婴儿俯卧抬头之外，平时每次喂完奶后，妈妈应扶着婴儿头部靠在自己肩上，轻拍背部几下，然后用手轻扶头部，让宝宝的头自然竖直片刻，以锻炼头颈部力量。

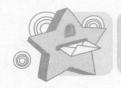

新生儿被动操

给新生儿做婴儿被动操，完全不同于婴儿抚触。婴儿抚触，是对宝宝做局部的皮肤抚摸、按摩，需要手有一定的力度，进行全身皮肤的抚摸。而新生儿被动操，则是全身运动，包括骨骼和肌肉。

婴儿抚触在孩子刚生出来就可以做，而婴儿被动操则要在10天左右才开始做。室内温度最好在21~22℃之间。

新生儿操每节做6~8次。一天一次，甚至两天一次也可以。

上肢运动：把孩子平放在床上，妈妈用两手握着宝宝的两只小手，伸展孩子的上肢，上、下、左、右活动。

下肢运动：妈妈两手握着宝宝的两只小腿，往上弯，使孩子膝关节弯曲，然后拉着小脚往上提一提，伸直。

胸部运动：妈妈右手放在宝宝的腰下边，把腰部托起来，手向上轻轻抬一下，宝宝的胸部就会跟着动一下。

腰部运动：把宝宝的左腿抬起来，放在右腿上，让宝宝扭一扭，腰部就会跟着运动。然后再把右腿放在左腿上，做同样的运动。

颈部运动：让宝宝正趴下，孩子就会抬起头来，颈部可以得到锻炼。

臀部运动：让宝宝趴下，妈妈

用手抬孩子的小脚丫，小屁股会随着一动一动。

给宝宝做操时不要有大幅度的动作，一定要轻柔。

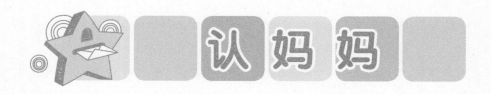

认妈妈

母子之间形成和保持快乐的气氛，妈妈时时与宝宝用充满爱抚的语调呢喃着说话，能给婴儿宝宝以甜蜜的感觉，有利于情绪教育和情商的培养。

日常生活中，爱说话的妈妈、情绪总是保持愉快的妈妈，又能每天不断地与婴儿交流，就能培育出快乐的宝宝。

给宝宝喂奶时，可以把音响或者录音机的音量调到较小，播放一段旋律优美、节奏徐缓舒展的乐曲，作为室内伴音。母亲带着愉悦的情绪，轻声和宝宝说话，也能够影响到孩子的情绪。这种做法，在出生后几天内就可以进行。

新生儿非常喜欢柔和、轻松的声音，不喜欢高分贝的噪声。尽管婴儿习惯于听母亲的声音，也应当以轻柔、温和的声音对孩子说话和唱歌。一般说来，婴儿对于高音调的女声要比低频率的男声反应更强一些。对宝宝来说，母亲的声音本身就是一种安慰。因此，母亲和婴儿单独待在一起时，应当尽量多和孩子小声谈话、唱歌和低声吟唱，有一定音韵旋律和节奏的声音，对孩子的声音与语言表现敏感程度的刺激和发育有益。换句话说，新生儿期母亲多跟孩子做声音方面的交流和刺激，对于孩子早发音、早一些牙牙学语以及未来的语言能力都有帮助。

由于新生儿的嗅觉相当敏感，对于母亲身体的气味，能作出天然的生物性反应，这也是母子最初的一种良性联系。如果婴儿睡着了，母亲只要走进宝宝的房间，孩子就会醒来，而父亲或者其他人走进来，宝宝会照睡不误。这是因为宝宝有十分敏锐的嗅觉，能闻到母亲身上独特的化学物质，宝宝醒来是因为立即辨别出母亲，认出能使自己舒适、喜悦的食物来源，这是新生儿的一种独特潜意识反应。

 认识妈妈

出生一两周后，就可以在宝宝醒着的时候抱起来，让孩子脸对着妈妈的脸，距离20～30厘米。母子眼睛对视，轻轻地跟宝宝说话，同时轻抚小脸蛋，或者让宝宝握住妈妈的手指，慢慢地摆动。

妈妈也可以轻轻哼着儿歌，或说一些亲昵的话，每天抱着宝宝玩一会儿。

在简单的交流过程中，可以促进母子间感情交流，宝宝感受到母亲怀抱中的安全、温馨和母爱，会令宝宝重温在母亲子宫内包裹时的安详与温暖，打消宝宝初到人世间对陌生环境中的孤独、恐惧感，有益于宝宝大脑部情绪中心发育，既可以促进宝宝感知能力发育，又熟悉妈妈的声音，认识妈妈。

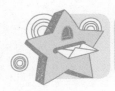 和新生儿交流

宝宝的啼哭和妈妈的呢喃声，是人之初最基本的交流方式——别看孩子小，却已经具备了与成人世界的交流能力，因势利导地与新生儿交流，不仅益智，而且其乐无穷。

 解读啼哭声

前面提到过，新生儿呱呱坠地后的第一声啼哭，被人们赞颂为"生命之歌"。初生的宝宝，已经具备了与成人世界进行交流的能力，采用的最基本方式就是哭声。

新生儿一出生，就具备了相当的运动和判断能力。父母亲温柔地和宝宝说话时，孩子会随着声音有节律地运动。一开始，会转动头，上举手，伸直腿。继续谈话时，宝宝可能表演一些舞蹈样的动作，还可能会扬眉、伸足、举臂，有时候面部会有凝视或微笑的表情。

新生儿一开始是用哭声和成人交流，宝宝的哭，是生命的呼唤，

是提醒不要忽视自己的存在。如果仔细观察新生儿的哭声，会发现其中有很多学问。

正常的新生儿哭声响亮、婉转，听起来很悦耳。正常情况下，宝宝的哭声有很多种原因，会用不同的哭声表达不同的需要。可能是诉说感觉到饥饿、口渴或是尿布湿了不舒服等。在入睡以前或刚醒时，可能会出现不同原因的哭闹，但一般哭过后，宝宝都能安静入睡或进入觉醒状况。有病的新生儿哭声往往高尖、短促、沙哑或微弱，遇上类似情况应尽快找医生。

在新生儿哭的时候，抱起来竖靠在肩上，孩子不仅会停止哭闹，而且会睁开眼睛。这时候父母亲在前面逗嬉，宝宝会注视并用眼神与父母交流。一般情况下，通过和宝宝面对面的说话，或者把手放在宝宝腹部，或按握住孩子的小臂膊，大多数哭闹的宝宝会接受这种触觉安慰，停止哭闹。

和宝宝多说话，建立亲子交流

新生儿在听成年人说话时，尽管听不懂语言本身，但能凭着感觉领会语言中的含义，这种奇妙的感觉又称作语感，建立在互相交流的

基础上。母亲向宝宝微笑，婴儿也回报以微笑，这种交流是非言语信息交流，可以帮助新生儿理解外部的语言世界。

新生儿的身心发育速度极快，但孩子的大脑的发育却会因为环境不同，存在很大的差异，如果能经常和宝宝聊一聊天，刺激新生儿的语言接受能力，就能更好地促进宝宝在周围环境中的事物接受信息，使宝宝的接受能力不断地发达起来。

为此，在宝宝清醒状态下，妈妈可以用缓慢、柔和的语调对孩子说话，可以说"宝宝，我是妈妈，妈妈爱你"等。也可以轻声为孩子吟唱旋律优美的乐曲，诵读简短的儿歌等。这样做，可以给新生儿以听觉刺激，有助于宝宝接受语言信息，加强母子间感情交流，也有利于孩子语感形成，对孩子早日牙牙学语有益。

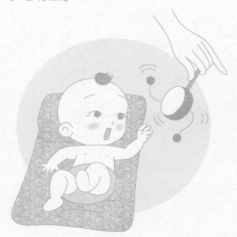

视听训练

　　婴儿出生1周后，就能分辨出人和物的声音，很快就能通过声音辨别是不是自己的母亲。对于人脸，特别是人眼已经具有识别能力。

　　听觉训练，婴儿出生1周后，就能分辨出人和物的声音。从出生起，婴儿就有了对于声音需求，从中产生"诱发效应"，很快能以声音辨别是不是自己的母亲。不要小看与婴儿之间被误认做"毫无意义的"的"对话"，只要细心观察就会发现，在对婴儿说话时，孩子会手脚齐动、一副心满意足的样子。这种对话，能使大脑在急速发育中的婴儿很快达到牙牙学语的程度，为日后的语言发展奠定良好的基础。

　　视觉训练，婴儿出生1个月左右，视网膜已经形成，视中心凹尚未发育成熟，可见距离不会超过40厘米，能见区域局限在45°，几乎只能看见眼睛正前方。但是对于人脸，特别是人眼已经具有识别能力。母亲在授乳时，会发现孩子总是边吃边用眼睛直视着母亲的眼睛，这是婴儿情感发育过程中的视觉需要。有了这种交流，婴儿能在吃奶的速度和量上达到标准，如果失去这种交流，婴儿吃奶将会频繁转身、摇头，甚至烦躁不安。平时，母亲多和婴儿做对视交流，多数能得到婴儿甜蜜的微笑回报，也有益于婴儿心理健康发育。

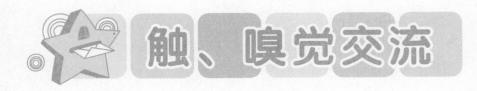

触、嗅觉交流

　　与生俱来的触觉和嗅觉，能使宝宝与妈妈交流，产生甜蜜信息刺激，有利智力发展。

触觉，最常见的是母亲为婴儿授乳的直接触觉交流。授乳不单为婴儿提供生长发育的营养，也为婴儿的触觉产生和发展提供条件。婴儿依偎着母亲温暖的乳房，能够在大脑中产生安全、甜蜜的信息刺激，对智力发育进到催化作用。母亲经常抚摸、拥抱婴儿所产生的肌肤接触，也能获得同样效果。如果出生后就失去这

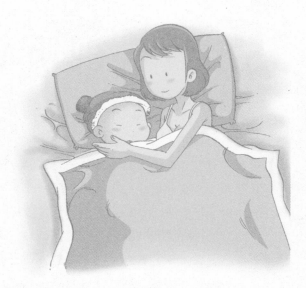

种交流的婴儿，生长过程中会表现得表情淡漠、发育迟缓、性格孤僻，与同龄孩子难以和睦相处。

嗅觉，研究证实，人类在视觉相当发达以后，嗅觉便开始退化。但是婴儿的嗅觉却相当灵敏，刚刚出生几天的新生儿，能闻出气味的好坏。有人试验，把浸过母乳的布片靠近婴儿，婴儿立即会止住哭声寻乳。由于婴儿的嗅觉能闻得出身边是不是母亲，有学者认为，婴儿期由母亲陪伴睡，能产生良性刺激，有利于智力发育。反之，如果不停地更换婴儿的陪睡者，婴儿的心理经常处在紧张状态，睡眠时间和质量都会大幅度下降，对身心发育不利。严重的，可能导致婴儿发育迟缓和幼儿期心理障碍。

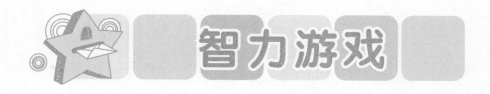

智力游戏

人的智能培养，应当从出生之后就开始。世界上的一切，对于新生儿全都很新鲜，孩子的大脑接受众多复杂事物的刺激，形成条件反射。在原来空白的大脑中，逐渐增添了各种各样的声音、图像等感觉信息和知识。新生

儿接触到的感觉种类越多，对大脑的刺激相对也要多，大脑积累的信息量越多，则大脑皮质的沟回越多，智力会越好。

新生儿的条件反射功能有主动、被动之分，主动的条件反射是通过耳、眼、鼻、口和皮肤等器官感觉而形成。被动的生理条件反射则是一种纯本能。如果用手指触碰孩子的口角、面颊，新生儿会顺着被触摸的方向张开小嘴，做吸吮动作。这是一种寻找食物、维持生命的本能反应。如果拿孩子小手能握住的玩具去触动新生儿小手，孩子如果拿住了，就会牢牢地抓住，如果用力拉，会连同孩子的身体一起拉动。孩子的这两种条件反射，会随着孩子的神经系统发育，到3个月龄时消失。

新生儿可以随着一个熟悉的面孔，例如跟着母亲，一起做张口、咂嘴、吐舌头等各种表情动作。对于自己听熟悉了的声音，可以有节奏地按节拍来屈伸四肢。如果用手指反复接近孩子的小手，能做出紧握住这个手指的反应和动作。

小宝宝，坐轮船，
左颠颠，右颠颠，

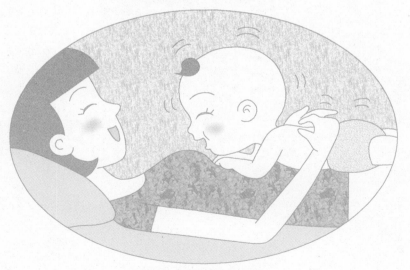

晃晃悠悠真舒坦，
宝宝玩起没个完。

2

婴儿期

（1～12月龄）

——生长发育
最迅速的时期

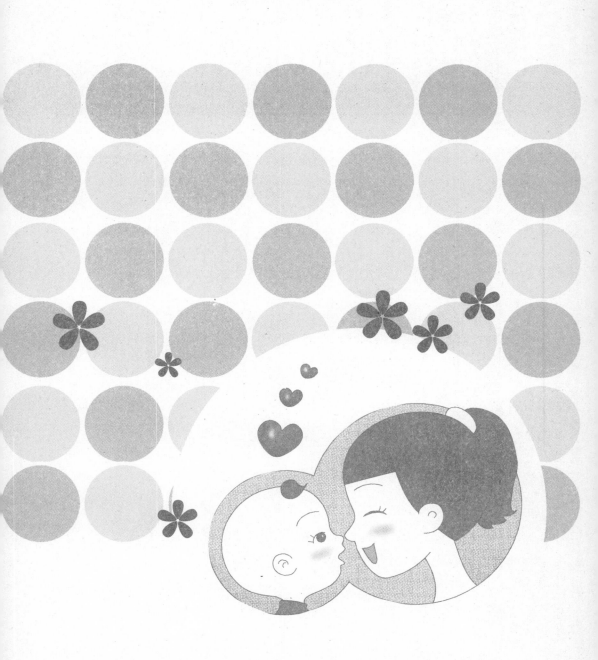

婴儿期的宝宝

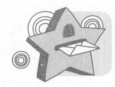

混沌初开
——1~2月龄

按照习俗，孩子满月了，可以抱出来见一见天，见一见人，见一见世面。在宝宝吃饱和觉醒的状态下，见到人或者被逗笑的时候，已经会甜甜地莞尔一笑，特别招人喜爱。

满月以后的这个月，或者说1~2个月龄中，是整个婴儿时期宝宝发育最快的1个月。

 ## 身体发育

这个月龄的婴儿，一般面部长得扁平、鼻阔，双颊丰满，肩和臀部显得较狭小，脖子短，胸部、肚子呈现圆鼓形状，小胳臂、小腿也总是喜欢呈屈曲状态，两只小手握着拳。

 ## 动作发育

满一个月以后的婴儿，动作发育处于活跃阶段，会做出许多不同的动作，特别精彩的是面部表情逐渐丰富。在睡眠中有时会做出哭相，撇着小嘴好像很委屈的样子，有时又会出现无意识的笑。其实这些动作，都是吃饱后安详愉快的正常表现。

 ## 感觉发育

经过1个月的哺育，孩子对妈妈的声音会很熟悉，满月后的宝宝最喜欢听母亲的声音，轻轻呼唤到名字时，宝宝会转过脸来看妈妈，因为宝宝在母腹内就听惯了妈妈的声音。如果突然听到陌生的声音，宝宝会吃惊，如果声音很大时，会感到害怕而哭起来。因此，要常给宝宝听一些轻柔的音乐和歌曲，对宝宝说话、唱歌的声音都要柔和悦耳。宝宝这时很喜欢周围的人和自己说话，没人理睬的时候会感到寂寞而哭闹。

1个月的婴儿，皮肤感觉能力比成人敏感得多，有时家长不留神，把一丝头发或其他东西弄到孩子的身上，刺激到娇嫩的皮肤，宝宝就会全身左右乱动或者哭闹表示很不舒服。这个阶段的婴儿对冷、热都比较敏感，会以哭闹来表示自己的不满。宝宝的两只眼睛运动还不够协调，对亮光与黑暗环境都有反应。1个月的婴儿很不喜欢苦味与酸味的食品，如果喂给吃，宝宝会表示拒绝。

睡眠

这个月的宝宝，一天的绝大部分时间在睡眠中度过。每天能睡18～20个小时，其中约有3个小时睡得很香甜，处于深睡不醒状态。

逗笑

把宝宝抱在怀里，抚摸并轻声呼唤时，孩子会回报以微笑。宝宝越早学会"逗笑"越聪明。逗笑过程的完成，是宝宝的视、听、触觉与运动系统建立起了神经网络联系的综合过程，也是条件反射建立的标志。

 ## 宝宝的能力

进入成长第2个月的宝宝，主要的能力特征：

视觉

宝宝已经能够调节眼睛的焦距，两只眼睛能共同看一个物体。目光开始逐渐固定、集中，主要集中在活动的物体上和颜色发亮及立体的物体上，集中的时间也越来越长，满两个月时，宝宝已经能够较好地用眼睛注视周围的环境。

听觉

听觉敏感性明显增强，喜欢听悦耳的声音、说话的声音和一些响声。对人的声音很感兴趣，能分辨出声音的高低，还能听出妈妈和经常照顾自己的人的熟悉声音。

味觉

味觉会更敏感，如果给母乳喂养的宝宝喝牛奶，孩子会拒绝食用。同样，在给宝宝喂水时要注意，从宝宝出生起，就应当喂白开水，如果一开始时喂糖水，以后宝宝就会拒绝喝白开水。

情绪

在高兴时，宝宝会用一系列的反应表示自己的快乐，脸上会出现笑容，发出"哦、哦"的声音，两只小手向上举，双脚会来回蹬。

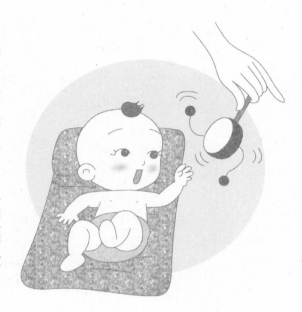

注意力

现在的宝宝已经有了短暂的注意力，能注意到人的脸、注意色彩鲜艳的东西、注意发出声响的东西，注意看自己的小手。

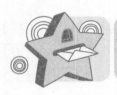

规律生活——2~3月龄

满2个月以后，妈妈养育孩子已经比较纯熟，开始积累育儿经验，和宝宝的感情联系也越来越密切，宝宝已经能听出妈妈的声音，会对妈妈的呼唤用微笑来回应。

如果母乳充足，孩子吃饱了就睡，会长得很快。妈妈也因为宝宝充足的睡眠时间，能让自己休息放松一些。

身体发育

这个月的孩子，体重增加最多，平均要增加1千克左右，身长平均要增加3.5厘米，头围平均要增加1.8厘米，而且头围会长得接近于胸围。

婴儿在8周时，可以在俯卧位，下巴离开床的角度可以达到45°，但不能持久。要到3个月时，下巴和肩部才能都离开床面抬起来，胸部也能部分地离开床面，上肢只能支撑部分体重。因此，宝宝在俯卧时，要注重看护，防止因呼吸不畅而引起窒息。

 动作发育

出生时总是蜷曲的姿势会有所放松，与孩子的大脑发育有关。两只手的手指也能松开，适合进一步进行抓握训练。上一个月如果经过俯卧、抬头训练，坚持下去，到这个月底，宝宝俯卧时已经能抬起胸部。

 感觉发育

如果妈妈注视宝宝的脸，孩子也会注视妈妈的脸，这个月龄的孩子，很喜欢看人的脸，因为宝宝已经能够分辨出脸庞和其他物体的区别。对于父母招呼自己的亲昵称呼，也能有所反应，用动作或注意力的改变来回应和表示。

现在，孩子已经能用眼睛追踪移动的物体。与新生儿期视距较近的情况相比，从10周以后，宝宝开始能区分和辨别相同光线条件下的不同色彩，到3个月以后，就能和成人一样，能辨别不同的颜色。

睡眠

2月龄以后的宝宝，平均每天要睡16～18个小时。从这个月

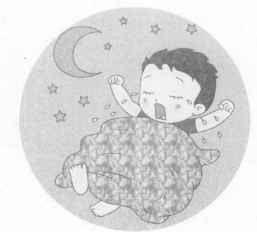

婴儿期（1～12月龄）——生长发育最迅速的时期

龄开始，日夜颠倒的现象会出现，即俗话说的"睡颠倒了觉"，白天睡觉，晚上觉醒，生物钟与父母不同步，会令父母们很为之头痛。这种睡眠日夜颠倒的现象，会持续一段时间。一般要到第20周左右，宝宝的生物节律才能基本上做到与妈妈相近，渐渐适应日醒夜眠。

宝宝不好好睡觉，会把父母累得精疲力竭。如果这种日夜颠倒现象比较严重，则需要更辛苦一些，用外界干扰的方法，如吃完奶以后做一做按摩、做一做被动操、洗一洗澡等方法，减少宝宝白天的睡眠时间，控制白天孩子睡眠时间的总量。实在不得已的情况下，可以找医生，在医嘱指导下，适度采取药物控制和调整睡眠。

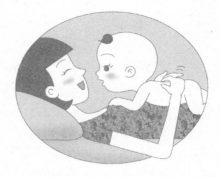

要让孩子吃饱吃好，取得充足营养，还需要给予视觉、听觉、触觉等神经系统的训练。从情绪教育的角度看，这个时期的孩子最需要人陪伴，孩子睡醒以后，喜欢有人在身边，喜受到照料、逗玩、爱抚和谈话，这样做能使孩子感到安全舒适，身心愉快。

 ## 心理发育

2月龄以后的宝宝，喜欢听柔和的声音，会看自己的小手，并且明显地能抓握妈妈的手指。进入这个月龄，孩子的脑细胞处在突发生长的第2个高峰前期，因此，不但需

 ## 语言发育

8～10周以后的孩子，已经辨别声音的方向，在觉醒状态下，能安静地听音乐，对于环境中的噪声会表示不满。吃饱、睡足、排便后的觉醒状态下，如果有人逗着玩，能回应以微笑、出声的笑，并且能发出"啊——呀——"的声音来回应。

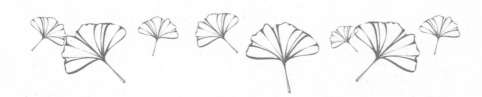

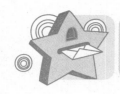

抬头翻身
——3~4月龄

 动作发育

3个月的宝宝，头能随着自己的意愿转来转去，眼睛随着头的转动而左顾右盼。家人扶着宝宝的腋下和髋部时，孩子能坐着。让宝宝趴在床上时，孩子的头已经能稳稳当当地抬起，下颌和肩部可以离开桌面，前半身可以由两臂支撑起。当独自躺在床上时，会把双手放在眼前观看、玩耍。扶着腋下把孩子立起来，就会举起一条腿迈出一步，再举另一条腿迈一步，这是一种原始反射。到6个月时，扶宝宝直立，孩子的下肢就能支撑全身。

 语言发育

3个月的宝宝在语言上有了一定的发展，逗宝宝时，会非常高兴地发出欢快的笑声，当看到妈妈时，脸上会露出甜蜜的微笑，嘴里还会不断地发出咿呀的学语声，似乎在对妈妈说话交流感情。

 感觉发育

3个月的宝宝视觉有了发展，开始对颜色产生了分辨能力，对黄色最为敏感，其次是红色，见到这两种颜色的玩具很快能产生反应，对其他颜色的反应要慢一些。这么大的宝宝已经认识奶瓶了，一看到家人拿着它，就知道要给自己吃饭或喝水，会非常安静地等待着。在听觉上发展也较快，已具有一定的辨别方向的能力，听到声音后，头能顺着响声转动180°。

心理发育

　　3个月的孩子喜欢从不同角度玩自己的小手，喜欢用手触摸玩具，并且喜欢把玩具放在口里试探性的咬嚼。能够用叽叽咕咕的语言与父母交谈，有声有色地说得还挺热闹；会听自己的声音。对妈妈显出格外的依赖，离不开。

睡眠

　　3个月的孩子每日睡眠时间是17~18个小时，白天睡3次，每次2~2.5个小时。夜里能睡10个小时左右。

　　这个阶段，要多多进行亲子交谈，和宝宝说说笑笑或给孩子唱歌，或用玩具逗引，让宝宝主动发音，要轻柔地抚摸和鼓励孩子。

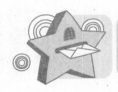 **学会寻找——4~5月龄**

　　出生4~5个月龄的宝宝，对周围的各种物品都会非常感兴趣，会主动用手拍打和够取眼前的玩具。总是在"咿咿呀呀"地自言自语，高兴时能笑出声来，尤其喜欢爸爸、妈妈挠痒痒玩，现在，有的孩子已经会向妈妈伸手要求抱。

 ## 动作发育

　　这个月龄的婴儿显得要懂事得多了，孩子的体重已经是出生时的两倍。口水会流得更多，微笑的时候会垂涎不断。如果仰卧在床上，已经能自如地变为俯卧位。坐位时，背会挺得很直。当家人扶宝宝站立时能够直立。在床上翻身变俯卧位后，很想往前爬，但由于腹部还不能抬高，所以爬行受到一定限制。

　　这个月龄的婴儿会用一只手去够自己想要的玩具，并能抓住玩具，但准确度还不够，往往一个动作需要反复好几次。洗澡时，会很听话，还会打水玩儿。

孩子还有一个特点，就是会不厌其烦地重复某一个动作，经常故意把手中的东西扔到地上，拣起来又扔，可以反复到20多次。也常常会把一件物体拉到身边，推开，再拉回，反复动作，这是孩子在显示自己的能力。

感觉发育

会用表情表达自己的想法，能区别亲人的声音，能识别熟人和陌生人，会对陌生人做出躲避的姿势。

> **睡眠**
>
> 每昼夜要睡15~16个小时，夜间睡10个小时，白天睡2~3觉，每次睡2~2.5个小时。白天活动持续时间延长到2~2.5个小时。

4~5个月龄的婴儿睡眠明显减少，玩的时候多了。如果家人用手扶着宝宝的腋下，孩子就能站直。孩子可以用手去抓悬吊着的玩具，会用双手各握一个玩具。如果叫到宝宝的名字，孩子会对着叫自己的人笑。在仰卧的时候，双脚会不停地踢蹬。这时的宝宝喜欢和人玩捉迷藏、摇铃铛，还喜欢看电视、照镜子，对着镜子里的人笑。不会用东西对敲。宝宝的生活丰富了许多。

日常教养

需要仔细观察婴儿，理解孩子，对孩子的表情和动作准确解读，让孩子知道妈妈能明白，让孩子不会感到焦虑。

父母要多给予孩子爱抚，孩子从黑暗的母体子宫来到世界上，不亚于我们去了另外一个星球一样陌生，父母的爱抚可以减少孩子的紧张感。

每天陪着宝宝看一看周围世界丰富多彩的事物，可以随机应变地看到什么就对孩子指认什么，做什么就讲什么。如电灯会发光、照明，音响会唱歌、讲故事等。各种玩具的名称都可以告诉宝宝，让孩子看一看、摸一摸。这样坚持下去，每天5~6次。开始孩子学习认一样东西需要15~20天，学认第3样东西需要12~16天，以后就越来越快了。注意不要性急，要一样一样地教，还要根据宝宝的兴趣去教。这样，5个半月时就能认识一样物品，6个半月时就会认识2~3件物品。

防疫提示

这个月要第3次服用小儿麻痹糖丸，注射第2针百白破混合制剂。

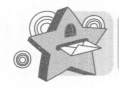

可爱的"小白牙"
——5~6月龄

出生5个月的婴儿喜欢玩"藏猫猫"游戏，能被妈妈、爸爸逗藏的游戏逗得很开心、"咯咯"地笑出声来。宝宝常常会把玩具拿在手上摇着玩，还喜欢摸东西、敲打东西。宝宝会望着镜中的自己微笑，还会看电视。

婴儿的乳牙，在出生后4~7个月开始萌出。一般在6个月左右萌出第一颗乳牙。最先萌出的乳牙，是下面正中的一对门齿，然后是上面中间的一对门齿，随后再按照由中间到两边的顺序逐步萌出。

视觉 5个月的宝宝视觉又有了进一步的发展，眼睛能随着活动的玩具移动，玩具掉到地上，宝宝会用目光追随掉落的玩具。这时的宝宝看见东西后，就会想去抓，眼手动作变得比较协调。还能注意到远距离的物体，如街上的汽车和行人等。

听觉 5个月的宝宝听觉更加灵敏，对许多声音都能做出反应。宝宝能很熟练地分辨出亲人的声音，根据声音，能很快地找到爸爸妈妈。孩子喜欢听节奏性强的歌，虽然听不懂歌词的意思，但喜欢听音乐和节奏。

情绪 5个月的宝宝已经有情绪，能够因为需要是否得到满足而表现出喜、怒、哀、乐等各种情绪。例如，当宝宝正在喝奶的时候，突然拿走，孩子就会用哭闹来表达生气和不满情绪。

记忆力 5个月的宝宝记忆力逐渐增强，懂得用视力去寻找掉到地上的玩具，不过，当新的玩具出现眼前时，就会很快忘掉刚才正在玩的玩具。

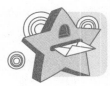

独坐换手
——6～7月龄

半岁以后的孩子，开始容易闹病，因为宝宝体内来自母体的抗体水平开始逐渐降低，从这个阶段起，孩子的身体免疫系统将开始完全独立应对各种致病因素的侵袭。

因此，会让人觉得宝宝变得小病、小灾不断，还特别容易患上各种传染性疾病和各类营养不良症。

 动作发育

会翻身。如果扶着孩子，宝宝能够站立，扶立时喜欢跳跃。把玩具等物品放在面前，宝宝会伸手去拿，并塞入自己口中。6个月的宝宝开始会坐了，但坐的姿势还不太好。

 语言发育

6个月的孩子的听力比以前更加灵敏，能分辨不同的声音，并能模仿着发声。

 感觉发育

半岁以后的婴儿已经能够区别亲人和陌生人，看见看护自己的亲人会高兴，从镜子里看见自己会微笑。如果和孩子玩藏猫猫的游戏，宝宝会很感兴趣。这时的宝宝会用不同的方式表达自己的情绪，比如用笑、哭来表示喜欢和不喜欢。

> **睡眠**
>
> 宝宝一昼夜需要睡15～16个小时，白天一般要睡3次，每次1.5～2个小时，夜间睡10个小时左右。

 心理发育

半岁以上的孩子，从运动量、运动方式、心理活动都有明显的发展。宝宝可以自由自在地翻滚运动；如果碰见了熟人，会有礼貌地逗人开心；向熟人表示微笑，这是很友好的表示。不高兴时会用撅

婴儿期（1～12月龄）——生长发育最迅速的时期

嘴、扔摔东西来表达内心的不满。照镜子时，会用小手拍打镜中的自己。经常会用小手指向室外，表示自己很向往户外活动，示意父母带自己到室外活动。

宝宝的心理活动已经比较复杂，面部表情就像一幅多彩的图画，会表现出内心的活动。高兴时，会眉开眼笑、手舞足蹈、咿呀作语，不高兴时会怒气冲冲，又哭又叫。能听懂严厉或柔和的声音。当家人暂时离开孩子时，会表现出害怕的情绪。

情绪，是宝宝需求是否得到满足的一种心理表现。宝宝从出生到两岁，是情绪的萌发时期，也是情绪、性格健康发展的敏感期。父母对宝宝的爱、对孩子生长的各种需求的满足，以及温暖的怀抱、香甜的乳汁、富有魅力的眼光、甜蜜的微笑、快乐的游戏过程等，都会为宝宝的心理健康发展奠定良好的基础，为智力发展提供广阔的课堂。

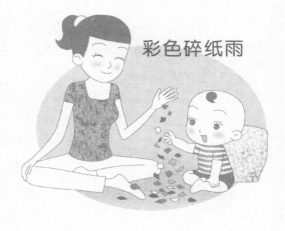

彩色碎纸雨

手势表达 7~8月龄

想要让孩子长高，应当从营养、锻炼、睡眠、情绪等诸方面努力，长期坚持不懈。过胖、过瘦都会损害孩子的健康，应当给孩子养成良好的习惯，控制体重。

这个月，要对孩子进行第3次乙肝疫苗免疫接种。

动作发育

7个月的孩子各种动作开始有了意向性，会用一只手去拿东西。会把玩具拿起来，在手中来回转动。还会把玩具从一只手递到另一手，或用玩具在桌子上敲着玩儿。仰卧时，会把自己的脚放在嘴里啃。7个月的宝宝不用人扶，能独立坐几分钟。

 ## 语言发育

以发出各种单音节的音，会对玩具说话。

睡眠

和6个月的宝宝差不多，孩子每天需要睡上15～16个小时，白天睡2～3次。如果孩子睡得不好，家长要找一找原因，要想到宝宝是否病了，量一量体温，仔细观察一下面色和精神状态。

 ## 心理发育

7个月的宝宝已经习惯于坐着玩了。尤其是在浴盆里洗澡时，总是喜欢玩水，用小手拍打水面，溅出许多水花。如果扶持孩子站立，会不停地蹦。嘴里咿咿呀呀地像叫爸爸、妈妈，脸上经常会露出幸福的微笑。如果当着孩子的面把玩具藏起来，能很快找出来。喜欢模仿大人动作，也喜欢让大人陪他看书、看画、听"哗哗"的翻书声。

年轻的父母第1次听到宝宝叫爸爸、妈妈，是一个激动人心的时刻。7个月的宝宝不仅常常模仿父母教孩子时发出的双连复音，而且有50%～70%的孩子会自动发出"爸爸"、"妈妈"等音节。开始，宝宝并不知道是什么意思，但见到家长听到叫爸爸、妈妈就会很高兴；叫爸爸时爸爸会亲一亲，叫妈妈时，妈妈会亲一亲，孩子就会渐渐地从无意识发音，发展到有意

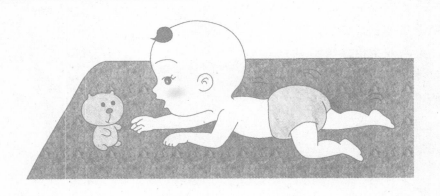

识地叫爸爸、妈妈，这标志着宝宝已经步入了学习语言的敏感期。父母亲要敏锐地捕捉住这个教育契机，每天利用宝宝愉快的时候，给宝宝输入语言信息，包括朗读图书、念儿歌、说说绕口令等。

指认身体——8～9月龄

牙齿

大部分婴儿已经开始出牙，有些孩子已经出了2～4颗牙齿，即上门齿和下门齿。

 ## 动作发育

8～9个月龄的宝宝不仅会独坐，而且能从坐姿变成躺下，扶着床栏杆站立，并能由立位坐下，俯卧时，用手和膝趴着能挺起身来；会拍手，会用手挑选自己喜欢的玩具玩，但经常咬玩具，会独自吃饼干。8～9个月的宝宝一般都能爬行，爬行过程中能自如变换方向。坐着玩时，会用双手传递玩具。如果玩具掉到桌子下面，知道寻找掉的玩具。知道观察大人的行为，有时会对着镜子亲吻自己的笑脸。

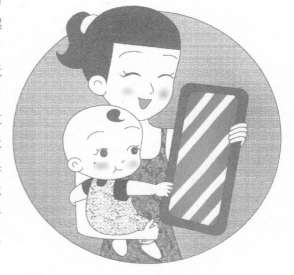

语言发育

能模仿大人发出的单音节词，有的宝宝已经会发出双音节的词"妈妈"了。

> **睡眠**
>
> 8个月的宝宝大约每天需睡14～16个小时，白天可以深睡两次，每次2小时左右，夜间如果尿布湿了，只要孩子睡得很香，可以不马上更换。但有尿布湿疹或屁股已经腌红了的宝宝，要及时更换尿布。如果孩子大便了，也要立即更换尿布。

情绪

宝宝见到熟人，会用微笑来表示认识他们，看见亲人或者看护自己的人会要求抱，如果把喜欢的玩具拿走，孩子会哭闹。新鲜的事情会引起宝宝惊奇和兴奋，从镜子里看见自己，会到镜子后边去寻找。

这个月龄的宝宝会有怯生感，怕与父母尤其是妈妈分开，这是孩子正常心理的表现，说明宝宝对亲人、熟人与生人能准确、敏锐地分辨清楚。因而，怯生标志着父母与孩子之间的依恋的开始，也说明孩子需要在依恋的基础上，建立起复杂的情感、性格和能力。

孩子如果见到生人，往往用眼睛盯着他，怕抱走自己，感到不安和恐惧。对8～9个月的孩子来说，这是一种正常的心理应激反应。关心孩子的心理健康发展，请不要让陌生人突然靠近孩子，抱走孩子。也不要在生人面前随便离开孩子，以免使孩子感到不安。

怯生，是儿童心理发展的自然阶段，一般在短时间内可自然消失。对宝宝的怯生，可以在教育方式上加以注意，如经常带宝宝逛逛大街、上上公园，还可以听听收音机、看看电视等，这样可以使宝宝怯生的程度减轻。总之，扩大宝宝的接触面，尊重他的个性，不要过度呵护。这样可以培养宝宝勇敢、自信、开朗、友善、富有同情心等良好心理素质。

 宝宝的能力

这个月龄的孩子，已能依靠物体而站立起来，能试着捏起较小的东西。

孩子会表现出明显地依恋父母，一旦看不到家长，立刻表现出惊恐不安，心理学上称为"分离忧虑"。过去不认生的孩子，突然会变得害怕邻居或保姆，这些现象属于孩子正常发育的一个必经阶段，不用为此而担忧。

记忆

记忆力有明显的进步，能记住父母经常反复说的话或做的动作。

注意力

宝宝的注意力比前几个月能够持续的时间更长，尤其是对自己感兴趣的东西，注意力会更集中。给一个新鲜的玩具，宝宝会拿着这个玩具很专注地自己玩，时间比原先长多了，而且会越来越长地具备专注能力。

观察力

有了初步的观察力，孩子会观察家里人在干什么；也会对一些细小的东西发生兴趣，如掉在桌上的面包渣，家人掉在床上的头发丝等，都会去观察。

思维

孩子的思维能力有进一步提高，会通过一些小的探索和尝试来发现一些问题。例如，给一个带盖子的小瓶子，把盖子取下来，宝宝会尝试着再盖上。开始会把盖子拿反，或是把盖子放到瓶身或瓶底位置。但经过一段时间的尝试，孩子能发现盖子与瓶子的关系，知道该把盖子放在什么位置上。而且，孩子会用很长时间，来反复做盖上—拿下—再盖上—再拿下的动作，不厌其烦，专心致志，这是孩子开始有了空间意识和逻辑思维能力的表现。可以在孩子认识到瓶子和盖子关系以后，以此类推，给孩子一些大小不等的容器，让孩子多玩一玩放进去、拿出来、盖上、再打开的游戏和动作，激发思维能力。

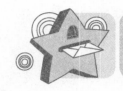

"爬"向新世界
——9~10月龄

7~12个月的婴儿，身高平均每月能增长12厘米左右。

牙齿

孩子的乳牙开始萌出时间，大部分在6~8个月时，最早可在4个月，晚的可能在12个月时。婴儿乳牙萌出的数目可用公式计算：月龄减去4~6。例如，9个月的宝宝，9－（4~6）=5~3，应该出牙3~5颗。

 ## 动作发育

9个月的宝宝能够坐得很稳，能由卧位坐起而后再躺下，能够灵活地前、后爬，能扶着床栏杆行走。

会抱娃娃、拍娃娃

能模仿成年人的动作，双手会灵活地敲积木，会把一块积木搭在另一块上，或者用瓶盖去盖瓶子口。

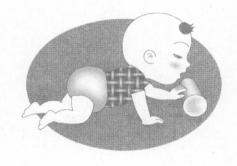

 ## 语言发育

能模仿发出双音节词语，如"爸爸"、"妈妈"等。

睡眠

9个月的宝宝睡眠与8个月差不多，每天需睡14~16个小时，白天睡两次。正常健康的孩子在睡着之后，应该嘴和眼睛都闭好，睡得很甜。若不是这样，就该找一找原因。

心理发育

9个月的宝宝在心理要求上丰富了许多，喜欢翻转起身，能爬行移动，扶着床边栏杆站得很稳。喜欢和小朋友或成人做一些合作性的游戏，喜欢照镜子观察自己，喜欢观察物体的不同形态和构造。喜欢家长对自己的语言及动作技能给予表扬和称赞。喜欢用拍手欢迎、招手再见的方式与周围的人交往。

9个月的孩子喜欢听别人夸奖，这是因为语言行为和情绪都有进展，能听懂父母经常说的夸奖和鼓励一类词句，因而能做出相应的反应。

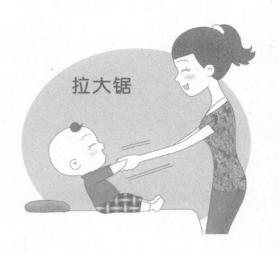

拉大锯

孩子的能力

9个月的宝宝知道自己的名字，叫到名字时会应答，能懂得简单的语意。比如，孩子想要拿某种东西，妈妈严厉地说一声"不能动！"，婴儿会立即缩回手来，停止行动。玩得高兴时，宝宝会咯咯地笑，并且手舞足蹈，表现得非常欢快活泼。10个月的婴儿能模仿大人的声音说话，说一些简单的词，能理解一些简单的常用词语，并会一些表示词义的动作。这个月的孩子喜欢和成人交往，并能模仿成人

的举动。

9～10个月的宝宝能稳坐较长时间，能自由地爬到想去的地方，能扶着东西站得很稳。拇指和食指能协调地拿起小的东西。会招手、摆手等动作。出生9个月的宝宝，喜欢和家人一起玩游戏，喜欢听家人对自己的言语行动的称赞和夸奖。这个月龄的宝宝已经会挥手表示"再见"，拍手表示"欢迎"。有时会对物体的不同形状构造发生兴趣，能对物体仔细地观察。

有不少9个月大的孩子已能到处爬，还能独自站立一小会儿。能用一只手抓住玩具，还能用拇指和食指捏住小物件。

9个月的孩子的记忆力进一步发展，不断寻求新的刺激，过去几个

月里感兴趣的玩具、游戏突然变得枯燥无味了，对家人纠缠到足以令人厌烦的程度。在这个年龄的宝宝还会有不安全感，这种害怕心理，再过一个月左右会自然克服。

9个月的宝宝尽管感觉能力有进一步发展，由于言语和思维发展还处于较低的水平，主要还是依靠感知觉来认识事物。

注意力有所提高，可以集中注意力15～20秒。

记忆力也有所发展，能记住自己的名字，听到有人叫自己的名字时，会回转头。

宝宝在经历了一段时间的视觉、听觉、触觉等感知觉以及注意、观察、记忆、思维、情绪等的发展后，获得初步的对事物的一般感性认识，为此后的智力发展奠定基础。

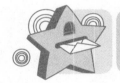

扶持迈步——10～11月龄

10～11个月，要抓住孩子模仿能力增强的特点，做好语言训练；对孩子说话、说话、再说话，不怕重复，不怕没有内容，多说话，用普通话教孩子。

牙齿

10个月的婴儿一般萌出了4～6颗牙齿，上边4颗和下边2颗切牙。但也有些正常孩子从10个月才开始出牙。

 ## 动作发育

10个月的婴儿能稳坐较长的时间，能自由地爬到想去的地方，能扶着东西站得很稳。拇指和食指能协调地拿起小的东西。会做招手、摆手等动作。

语言发育

能模仿成人的声音说话，说一些简单的词。10个月的宝宝已经能够理解常用词语的意思。并会一些表示词义的动作。10个月的孩子喜欢和成人交往，并模仿成人的举动。当不愉快时，会做出很不满意的表情来表示。

> **睡眠**
>
> 10个月的宝宝大约每天需睡眠12~16个小时。白天睡两次，夜间睡10~12个小时。家长应该了解，睡眠是有个体差异的，有的婴儿需要睡眠比较多，有的婴儿需要睡眠就少一些。所以，有的宝宝到了10个月，每天还需要睡16个小时，有的只需要睡12个小时就足够了。只要宝宝睡醒之后表现非常愉快，精神很足，就不必勉强孩子多睡。

心理发育

10个月的宝宝喜欢模仿着叫妈妈，也开始学迈步学走路了。宝宝喜欢东瞧瞧，西看看，探索周围的环境。在玩的过程中，还喜欢把小手放进带孔的玩具中，并会把一件玩具装进另一件玩具中。

10个月的宝宝在体格生长上，比以往会慢一点，因此食欲也会稍下降一些，这是正常生理过程，不必担心。吃饭时千万不要强喂硬塞，如硬逼宝宝吃会造成逆反心理，产生厌食。

这个阶段的孩子，是喜欢模仿说话的时期，家长应当抓住这一个时期多进行语言教育。父母亲此时要对宝宝多说话，内容是与生活密切相关的短语。如周围亲人、食物、玩具名称和日常生活动作等用语。注意不要教孩子儿化语，要用正规语言代替手势。在学习的过程中，要让孩子保持愉快的心情，心理上愉悦健康，孩子学东西就会快。

孩子的能力

　　10个月的宝宝喜欢探索周围的环境，喜欢把手指伸进小孔中；在玩玩具时，宝宝有时能把一件玩具放进另一件玩具中。

　　孩子还喜欢喊"妈妈"，喜欢模仿家人的动作。

　　10个月的孩子能扶着家具围绕屋子行走，会爬上椅子又爬下来，能用一只手拿2件小东西。10～12个月的孩子已经具有真正说话的声调，很喜欢重复别人的声音，有的孩子会突然冒出第一句话。理解力明显增强，能答应别人叫的名字，执行家人的简单命令。辨别情绪的能力变得更加明显。这个月龄已经会说"不"，第1次有了占有欲，自己的玩具不轻易给别人。

　　10个月的宝宝记忆力得到进一步发展，能记住自己和家庭成员的名字，还能记住一些常用物品的名称。

　　注意力也有了一定的发展，对于自己感兴趣的事物，孩子会较长时间地去注意和观察。这时的宝宝不仅能模仿动作，还会模仿听到的一些声音。

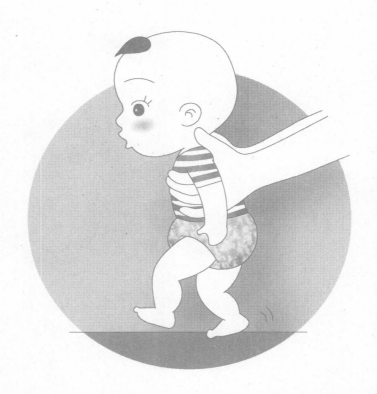

运动

能在没有扶靠时站立，但站不稳，扶靠着物体能摇摇晃晃走几步。会用食指去触摸物体。

理解力

会模仿成年人的动作，如摇头、点头、招一招手、眨一眨眼等。对一些简单的句子能有反应，问到名字，宝宝会指指自己，向宝宝要手中的东西，会递给人，玩具能玩很长时间。对周围的一切有好感，总想去试探一下。

进食能力

食物在口中能很协调地转动咀嚼，杯中液体食物能连续4~5次吸吮。

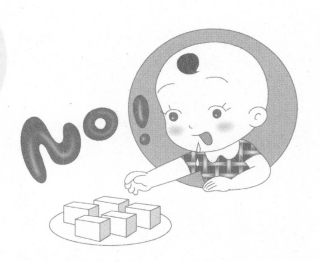

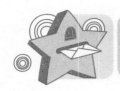

懵懂渐开
——1岁的宝宝

 动作发育

满周岁的宝宝已经能够直立行走了。这一项巨大的变化，使孩子的眼界豁然开朗。满周岁的宝宝开始厌烦妈妈喂饭了，虽然自己拿着食物能吃得很好，但还用不好勺子。这时候的宝宝，对别人的帮助很不满意，有时还会大哭大闹以示反抗。宝宝会试着自己穿衣服，拿起袜子知道往脚上套，拿起手表往自己手上戴，给一只香蕉，要拿着自己剥皮。这些都充分说明了孩子的独立意识在增强。

 语言发育

满周岁的宝宝不但会说妈妈、爸爸、奶奶、娃娃等，还会使用一些单音节动词，如拿、给、掉、打、抱等。发音还不太准确，常常说一些让人莫名其妙的语言，或打一些手势和姿态来表示自己的意思。

> 睡眠
> 每天需要睡14～15个小时，白天睡1～2次。

 心理发育

12个月的孩子，虽然刚刚能独自走几步，但是总想蹒跚地往外跑。喜欢户外活动，观察外边的世界，对人群、车辆、动物都会产生极大兴趣。喜欢模仿大人做一些家务事。如果父母让宝宝帮助拿一些东西，会很高兴地尽力拿过来，并想得到父母的夸奖。

满周岁的孩子，应当接种流行性乙型脑炎（简称乙脑）疫苗，遵医嘱接种，1周后接种第2次，并且要在2周岁和6周岁时进行加强免疫注射。1岁以后，还要考虑预防接种风疹和水痘疫苗。

 ## 孩子的能力

1岁时，婴儿的身体活动日见频繁，一般孩子在这时，可以由成年人搀着双手或拉着一只手练习走，走得早的孩子，能撒开手摇摇摆摆地走。开始走时，有可能右脚呈"罗圈腿"，左腿拖着走，常常会两条腿不一样，这种情况不必担心，经过一段时间练习，到一岁半时，双腿有劲，走路姿势就会变好。

1岁的婴儿渐渐懂得人与人的关系，能分辨家里人和外人了，也能辨认外人中的熟人和陌生人。逐渐懂得语言是人与人联络的工具，叫到名字会循声转头，说再见时会举手、摇手或点头示意。能懂得很多话，有的孩子开始叫妈妈，有时会发出意义含糊的声音，如"嘟嘟""打打"……

手的动作越来越巧，会开瓶塞。孩子有好奇心，会这个摸一摸，那个动一动，这时应当提高警惕，对孩子的危险动作要制止，妈妈应该掌握对孩子说"不行！""别动！"并且随时用柔和语气加以斥责，婴儿在这个时期，能记住受斥责的事情，而且不会认为受斥责是坏事。孩子初认识世界，什么事都不懂，进行这种斥责和制止教育，对孩子也是一种有益的训练。

这时的宝宝更喜欢看图画、学儿歌、听故事，并且能模仿大人的动作，搭1~2块积木，会盖上瓶子盖儿。有偏于使用某一只手的习惯，喜欢用摇头表达自己的意思。如果被问到喜欢某个玩具吗？会点头或摇头来回答。如果被问到几岁了，会用竖起示指表示1岁了。

对于这时的宝宝，虽然对学习很有兴趣，但教给孩子知识时，只能教一种，记住后，要巩固一段时间，再教第2种。在日常生活中，如果给苹果、香蕉、饼干，要从1开始，竖起1个手指表示1，还可能反过来问"是几个？"学习用语言表示1，并竖起示指表示1。这种方法，可以发展数字概念思维。

接近周岁的宝宝在语言上、动作上进步很大，能够表情丰富地和妈妈爸爸交谈。喜欢牵着拖拉玩具到处走，喜欢参与家庭生活小事。如果冬天到室外玩，知道把帽子放在自己的头顶上。穿衣、脱衣时，双臂能随大人指令上下运动。知道拿东西给爸爸、妈妈。喜欢自己洗脸、洗手、洗脚。要抓住这一阶段儿童的心理特点，不失时机地培养孩子的独立生活能力。

这个年龄段的宝宝，虽然会说几个常用的词汇，但是，语言能力还处在萌芽发展期，内心世界需要和愿望还不会用关键的词来表达，还会经常用哭、闹、发脾气来表达内心的挫折。这时，家长该怎么办呢？千万不要也用发脾气的方法对付孩子。应当尽量用经验和智慧来理解宝宝的愿望，猜测宝宝需要什么，尝试用不同方法来满足孩子，或者转移宝宝的注意力，让宝宝高兴起来，忘掉自己原来的要求。

让宝宝有轻松愉快的情绪，就要对宝宝不适的表示及时作出反应，让孩子感到随时处在关怀之中，这样，孩子才会对环境产生安全感，对他人产生信任感。家长不要担心这样下去会把孩子"宠坏了"。其实，宝宝在家长的亲切关心下，得到安抚和愉悦感，有利于学习和探索新的事物。

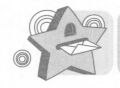

养育知识

按需哺乳

勤于喂奶、按需哺乳，是让乳汁丰沛的关键要点，再加上适当的饮食与良好心情，能保证新妈妈的乳汁既多又有营养！

那么，要供应充足的奶水给宝宝，关键到底是什么？

产科医生指出，保证充足乳汁的要点如下：

尽早开奶。妈妈应当尽量在产台上（刚生产完后）就试着喂奶，让婴儿尽早地学会吸吮和熟悉妈妈的乳房，同时也能刺激妈妈身体早一些分泌奶水。

依照宝宝的需求喂奶。宝宝饿了时就喂奶，不要限制喂奶的时间与次数；宝宝吸得乳房越空，下一次分泌的乳汁就会越多。

母婴同室。要做到按照宝宝的需求喂奶，最好能在母婴同室的医院生产，这样才能方便地按照宝宝的需求喂奶。同时，母婴同室还能帮助妈妈早些熟悉宝宝的作息、个性等，这对于顺利喂母乳也很重要。喂奶时，妈妈可使自己采取较舒服的姿势。例如，夜晚可以躺着喂母乳。

要有自信。妈妈的情绪和自信心，会影响到缩宫素的分泌，缩宫素是一种帮助乳汁从乳头中泌出来的激素，能够帮助婴儿顺利吸吮到母乳。

如果能尽量按照宝宝的需求喂奶，不要限制喂奶的次数与时间，很快，妈妈的奶水与宝宝的需求量会达到供需平衡。妈妈分泌的奶水的量恰好能符合宝宝的需求量，而且妈妈会在下一次宝宝肚子饿的时候胀奶，这就是人们通常说的"奶水建立"。

了解泌乳机制
——催乳的激素

分娩完毕以后，母体的激素能促使妈妈的乳房产生奶水，激素的两种反射作用能让妈妈提供适量的乳汁给婴儿：

泌乳激素：是脑下垂体分泌的一种激素，能刺激乳房中的乳腺细胞分泌奶水。婴儿吸吮妈妈的乳房时，刺激到乳头的神经，这些神经会传导讯息到大脑，从而制造泌乳激素，并分泌乳汁给婴儿。所以，婴儿吸吮母亲乳房的多少，直接影响到乳汁分泌的量，一旦婴儿停止吸吮母亲的乳房，或是母亲不把奶水挤出，身体就会停止泌乳。

缩宫素：这种激素的作用，在于帮助乳汁喷出乳头，称为催产反射或是喷乳反射，缩宫素能够让乳腺周围的小肌肉细胞收缩，让乳汁从乳头流出来，进而帮助婴儿得到充分的乳汁。婴儿吸吮母亲的乳房时，会产生泌乳激素，还会刺激母体脑下垂体分泌缩宫素，但是新妈妈本身的心情、想法和感觉等因素，都会影响缩宫素的分泌状况，母体有较好的情绪和自信时，会促进喷乳反射，反之，若新妈妈对喂母乳这件事有害怕、焦虑或疼痛的感觉时，则会抑制奶水顺利流出。

蛋白质、水分
让乳汁更营养

上面几个要点是成功哺喂母乳的基本要素，而摄取均衡且适当的营养，则能让妈妈提供的乳汁更有营养。

哺喂母乳的妈妈该怎么吃呢？

新妈妈每天应较怀孕前多摄取约2092千焦（500千卡）的热量，并且在饮食均衡的原则下，多加强蛋白质与水分的摄取，这样做乳汁才会有丰富的营养素。

水分是母乳的主要成分之一，若是每天补充的水分不足，也会影响到乳汁的正常分泌，妈妈们每天应摄取3000毫升到4000毫升的水分。

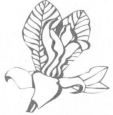

婴儿期（1～12月龄）——生长发育最迅速的时期

需要喝催乳汤吗

民间流传有许多催乳的食物，应该吃吗？这些食物是否真能增加奶水量？

营养学家分析民间的催乳的食物，几乎全都是高蛋白质与富含水分的食物，这些食物的确有助于乳汁的分泌。例如，花生炖猪蹄汤、排骨汤、鲜鱼汤、鸡汤、红糖姜汤、牛奶、酸奶、豆浆、黑麦汁等。

民间流传的催乳食物，不仅能促进奶水分泌，作用也在为产后的妈妈补充营养，毕竟分娩的过程耗费了不少精力。妈妈吃这些食物后，体力好、精神佳，能增加哺喂母乳的意愿。

既然有催乳食物，当然也有退乳食物，麦茶、麦芽水、韭菜等都具有退乳效果，哺乳期的妈妈要避免吃这些食物，以免乳量受到影响。

另外，哺乳妈妈一定要有充足的睡眠与好的心情，因为疲劳、情绪不佳、压力大等因素，都会减少奶水的分泌量。有一些药物、吸烟也会抑制奶水的分泌。

喂母乳期间，妈妈所吃的食物气味会进入乳汁当中，影响宝宝日后的饮食习惯。例如，妈妈如果吃胡萝卜，宝宝将来也会喜欢吃胡萝卜。单一食物经过消化吸收后，在母乳中的味道已经十分稀薄，不见得会有这么强的影响。但哺乳妈妈分泌的乳汁，确实会因为所吃的食物的改变而有不同的味道。

如果妈妈摄取多种食物、饮食均衡，宝宝在乳汁中尝到的是多种食物综合的味道，在以后也能接受不同食物的味道，不会有偏食现象。

奶水会不足吗
——阻碍乳汁分泌的细节

应当避免用奶瓶喂奶或让婴儿吃配方奶，以防减少乳汁的分泌，因为：

吸吮乳房与吸奶嘴的方式不同。宝宝吸吮妈妈的乳房较为费力，但能帮助口腔肌肉发展；而吸吮奶嘴通常不需要耗费力气，就会有乳汁流到宝宝的口中。一旦在哺喂母乳的早期让宝宝接受奶嘴，婴儿很可能不愿意再吸吮妈妈的乳房。如果婴儿以吸奶嘴的方式吸吮母亲的乳头，也会吸不到乳汁，还会使妈妈的乳房受伤。

哺喂配方奶，会使母乳减少。

婴儿喝了混合配方奶后，会减少吸吮母乳的次数，使乳房受到的刺激减少，因此而减少乳汁的分泌量。泌乳量减少之后，妈妈会误以为自己的乳汁不足，继续喂配方奶，甚至喂更多配方奶给宝宝，就会形成恶性循环，导致出现奶水不足的结果。

哺乳常识

哺乳前，妈妈要先做好准备，洗干净手，用温开水清洗乳头。

哺乳时，妈妈最好坐在椅子上，把宝宝抱在怀里。宝宝的头如果依偎在妈妈左侧臂膀，则先喂左侧乳房，吸空之后再换另一侧。使两侧乳房都有被宝宝吸吮排空的机

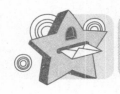

会，以利于下一次分泌更多的乳汁。

哺乳完毕后，用软布擦洗乳头并盖上。然后把宝宝抱直，让头靠着妈妈的肩膀，用手轻轻拍打宝宝的背部，直到宝宝连打几个嗝，排出胃腔内空气，以防止溢奶（即宝宝吐奶现象），然后把宝宝放在床上，向右侧卧，头部略稍垫高一点。

要注意掌握正确的哺乳姿势。让宝宝把乳头上乳晕部分含在小嘴里，宝宝吸吮得当，会吃得很香甜，妈妈也会因为宝宝吸吮尽乳汁感到轻松。宝宝的吃奶姿势正确，可以达到防止妈妈乳头皲裂和不适当供乳的情况发生。

正确哺乳应当做到的要领：

体位舒适

喂哺时可以采取不同姿势，重要的是新妈妈应当心情愉快，体位舒适，全身肌肉松弛，有益于乳汁排出。

母子须紧密相贴

无论怎么样抱宝宝，喂哺时宝宝的身体都应与妈妈身体相贴。宝宝的头与双肩朝向乳房，嘴巴处于乳头相同水平的位置。

防止宝宝鼻子受压

喂哺全过程中，应当保持宝宝的头和颈略微伸张，以免鼻部压入乳房而影响呼吸，同时还要防止宝宝头部与颈部过度伸展造成吞咽困难。

手的正确姿势

要把拇指放在乳房上方或下方，托起整个乳房喂哺。除非奶流量过急，宝宝呛奶时，不要以剪刀式手势托夹乳房。这种手势会反向推动乳腺组织，阻碍宝宝把大部分乳晕含进小嘴里，不利于充分挤压

乳窦内的乳汁排出。

为方便妈妈哺喂和宝宝吸吮的需要，最常见的有3种哺乳法：

摇篮式抱法

把手肘当做婴儿的头枕，手前臂支撑婴儿的身体，让婴儿的肚子紧贴着妈妈的胸腹，使婴儿的身体与妈妈的乳房平行。无论在床上或椅子上，都可采用这个姿势，让妈妈随时随地喂奶。如果坐在椅子上，可在双脚下放一把小凳子踏着，减轻背部压力。

橄榄球式抱法

妈妈托住婴儿的头部，并用手臂夹住婴儿的身体，使婴儿呈现头在妈妈胸前、脚在妈妈背后的姿势，采取这个姿势时，可以在宝宝身体下方垫枕头或是较厚的棉被，使婴儿的头部接近乳房，并协助支撑婴儿的身体，妈妈不必花力气抱起婴儿，可以减少肩膀酸痛的情形。

卧姿哺喂法

妈妈侧躺在床上，背部与头部可以垫上枕头，同一侧的手可放在头下，另只手抱着婴儿头部及背部，使婴儿贴近乳房。如果要换喂另一侧的乳房，可先调整身体使另一侧乳房靠近婴儿，或与婴儿一同翻身后再喂。新妈妈坐月子期间，或是半夜里宝宝肚子饿时，最适合采用这个喂姿。

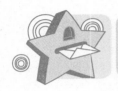

配方奶

配方奶又被称为母乳化奶粉，是为了满足婴儿的营养需要，在普通奶粉的基础上加以调配的奶制品。配方奶制作工艺中，去除了牛奶中不符合婴儿吸收利用的成分，改进母乳中铁的含量过低等一些不足，使成分更接近人乳，有利于婴儿健康成长。

 选择配方奶粉

婴幼儿配方奶粉品牌不同、成分各异，但必须符合我国制定的婴儿配方奶粉国家标准，以满足婴儿生长发育的需要。因此，为宝宝选择婴儿配方奶粉时，首先必须挑选符合国家标准的奶粉，这是婴儿生长发育的基本保证。

其次，如果经济条件允许，为宝宝选择最接近母乳的配方奶粉。

另外，有一些婴儿必须选择特殊的配方奶粉，以用于特殊膳食的需要或生理上的异常需要。例如，早产儿可选择早产儿配方奶粉，先天性代谢缺陷儿(如苯丙酮酸尿症儿)需选择专门设计的医学配方奶粉，有对牛乳过敏或不耐受婴儿，则要采用大豆分离蛋白配方奶粉等。

总之，应当首先考虑用母乳喂养宝宝，如母乳不足时，需为宝宝选择符合国家标准的配方奶粉，并尽可能选择最接近母乳的配方。

牛奶制成的婴儿配方奶粉，参照人乳成分组成，使乳清蛋白和酪蛋白的含量及比例接近母乳，采用不饱和脂肪酸和必需脂肪酸含量高的优质植物油替代牛乳中的奶油，添加有乳糖，同时脱去了牛乳中过高的钙、磷和钠盐，降低牛乳中的矿物质含量，还增加了母乳和牛乳中含量均不足的一些营养成分，是比较理想的代乳品。

配方奶调制

奶瓶中倒入适量的温开水，然后按照配方奶粉的说明，加入规定比例的配方奶粉，摇动奶瓶至奶液均匀为止。一般配方奶粉中，都有足够的糖，不需要另外再添加。调制好的配方奶液要凉到和人的体温相同时，再哺喂宝宝。

特别要注意，哺喂宝宝的配方奶，并不是越浓越好，一定要按照说明书提供的比例为宝宝冲调配方奶。擅自做主加大或减少配方奶粉的量，都不利于宝宝的健康。

注意事项

最好为宝宝选用直式奶瓶，便于洗刷。奶嘴软硬应适宜，出奶孔大小可根据宝宝的吸吮能力情况而定，一般在奶嘴头上扎两个孔，最好扎在侧面以

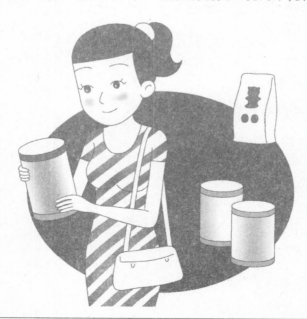

防呛奶。奶嘴孔扎好后，可以用奶瓶装水倒置试看，以能连续滴出为宜。

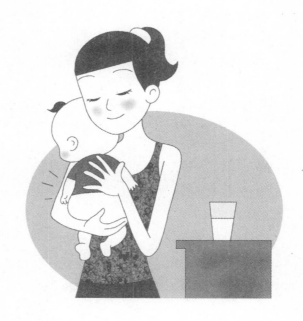

奶瓶、奶嘴、杯子、碗、匙等宝宝专用食具，每次用后都要清洗并消毒。应当给宝宝准备一个锅专供消毒用，专用餐具消毒时，每次洗净后加水，在火上煮沸20分钟即可。

每次喂哺前，要试试乳汁的温度，过热、过凉都不行。哺乳前，把奶汁滴于手腕或手背部，以不烫手为宜。

喂奶时，奶瓶宜倾斜成45°，使奶嘴中充满乳汁，既要避免冲力太大导致宝宝呛奶，又要防止奶瓶压力不足宝宝吸入空气，造成腹部不适。

注意观察宝宝的大小便情况。糖少，蛋白质多，宝宝大便干燥，尿量少而发黄；糖多则大便有泡沫或酸味。了解排便情况有利于喂养奶汁的调配。宝宝出生后第3周，即应当添加菜汤、番茄水或山楂水、鲜橙汁等富含维生素的食品。3~6个月时，宝宝的唾液腺发育完善，唾液量增加并富含淀粉酶，届时可添加蛋黄、菜泥、果泥和淀粉类食品。

 ## 这样排气

通常母乳宝宝喝完奶后不会有胀气现象，因为不会有空气进入宝宝口中。但是，喂配方奶宝宝或多或少都会吸进一些空气。因此，喂完奶后妈妈要替宝宝排气，否则宝宝容易发生腹胀或溢奶的情况。

让宝宝坐在腿上，并让宝宝的头及胸部靠在手腕上，并以另一只手扶住宝宝的背部。

用手指与手掌弯曲，对着宝宝的背部由下往上拍，帮助排气。

或者抱起宝宝，让宝宝的身体靠在肩膀上。在肩膀上铺毛巾，以毛巾遮住宝宝的嘴巴，防止溢奶。手指手掌弯曲拱起，由下往上拍打

宝宝的背部。

宝宝顺利排气后，能听到打嗝的声音，假使拍到10~15分钟还没有听到，就停止排气，让宝宝侧睡，降低溢奶的情况。

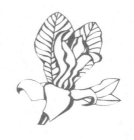

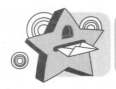

添加食物

味觉，是人对于外界事物感受的重要知觉之一。胎儿在母体内妊娠7个月时候，就具备了品尝味道的能力。

尝试食物
有利味觉感知

孩子出生以后，对于香味、酸味等味道相当敏感，而嗅觉则更是灵敏。宝宝舌面上的味蕾对于酸、甜、苦、咸、辣等各种味道，具有了精确的感知觉辨别能力。拿醋瓶子的瓶盖让婴儿闻一闻，宝宝会表示强烈的不喜欢。

出生以后，应当创造条件，继续发展婴儿的味觉辨别能力。2~3月龄大小的孩子，可以经常抱孩子到餐桌旁边，看一看家里人吃饭，让宝宝闻一闻饭菜的香味儿，还可以蘸一点菜汁，给宝宝尝一尝各种香味。要注意，不要给孩子尝味道过浓、过于刺激性强的食物。

这种让孩子闻一闻香、尝一尝味道的做法，看起来虽说简单，但是对于婴儿未来感知觉发育有着重

要作用，事关孩子成长过程中感知教育大事，于心理行为和人格健全有益。

随生长进程添加

无论是母乳喂养还是人工喂养的婴儿，随着孩子生长发育对营养的需求变化、消化功能的成熟，都应当适时地添加辅食。

给宝宝喂菜水、果汁的时候，要注意所采用的器具消毒和卫生，食物的新鲜清洁，这对孩子的健康很重要。

3个月以内的婴儿吃的食物中，不能放盐。孩子机体所需的盐分，主要来自于母乳和牛奶中含的电解质，因此，给宝宝吃的添加果菜汁水中不宜放盐。

鸡蛋黄和淀粉类食物，从4个月后开始给宝宝添加。因为到了这个月龄，宝宝的肠胃功能逐渐生长发育，已经具备逐渐接受泥、糊类食物的消化能力，也有必要进一步对孩子的消化吸收功能进行锻炼。从宝宝4个月开始，每天可以从先吃半只鸡蛋黄开始，逐渐加大泥糊、淀粉类食物的量，包括果泥、菜泥、肝泥、黏面条、黏粥等。

年龄较小的婴儿，消化功能比较脆弱，随年龄的增长而逐步完善，添加辅食要慢慢来，要按照由少到多、由稀到稠、由细到粗，由一种到多种的循序渐进原则，千万不能操之过急，否则，就会使婴儿的消化功能负担过重，发生呕吐、腹泻等消化功能的紊乱。

开始，可以先试添加一种食物，量要少一些，过3~4天或一周后，再增加辅食的量。再过一段时间，就可以加另外一种食物，不要一开始就加几种食物，这样孩子会受不了。如果添加了某种食物之后，孩子大便次数多了，性质也不好了，就得停一停，等大便恢复正常后再吃，吃的量也要从少到多，逐渐过渡到能吃和能消化多种食物。

泥糊状食物添加

从第4~5个月起，哺喂孩子可以开始添加含蛋白质的食物，如蛋黄、鱼、肉、豆腐等。但要注意不能喂蛋清，以免造成宝宝过敏。因为孩子的肠道还不能适应蛋清，要发育到半岁以后，才能具备接受、消化鸡蛋清的能力。

食物的形态可从汤汁或糊状，渐渐转变为泥状到固体。

五谷根茎类的食物种类，可以增加稀粥、面条、吐司面包、馒头等。

纤维较粗的蔬果和太油腻、辛辣刺激或筋太多的食物，不适合喂宝宝吃。

喂食前，先试一试食物的温度，不要烫着宝宝。

制作添加食物的原则

随着婴儿不断生长发育，孩子所需要的营养物质仅从奶中获取逐渐不够，辅食添加成为保证婴儿获得必需营养素的必要途径。

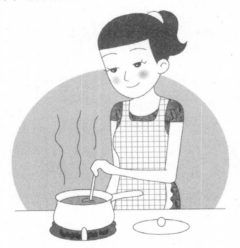

烹饪食物必须包括3大要素：

卫生要素：满足安全与健康的需要；

营养要素：满足生理、运动消耗的需要；

美感要素：满足感官、精神的需要。在制作婴儿辅食时也应参照这3项要求，而卫生上的要求在制作过程中应该特别重视。婴儿的消化系统非常娇嫩，免疫系统的发育又不完善，一旦摄入不洁的食物，会引起腹泻。这样一来，非但没有补充营养素，还会使体内的营养素丢失，得不偿失。所以，制作婴儿辅食时要把住卫生关，如制作的辅食要熟透，盛辅食的容器要严格消毒，制作者的手要清洗干净。

制作辅食时还要注意适应婴儿的消化能力。人工喂养婴儿在1个月后加的辅食是菜果汁，属于流质食物；4～5个月制作的辅食是泥状糊糊，如菜泥、蛋黄等。

给婴儿喂菜汁、菜泥

菜汁可以由新鲜的蔬菜加水煮沸后制成，其中溶解有大量的维生素C和其他水溶性维生素。维生素C具有保持人体正常生理功能、促进健康、增强机体抵抗力的作用，体内如果缺乏维生素C会引起坏血病。

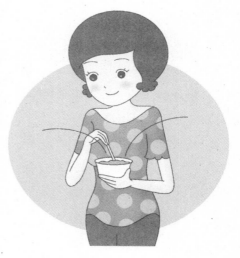

4个月以内吃母乳的婴儿，哺乳妈妈膳食中维生素C含量，直接影响到母乳中的维生素C含量，只要母亲多吃一些富含维生素C的蔬菜、水果，婴儿就无须再喂菜汁；而人工喂养的婴儿，因为牛奶中维生素C的含量极低，应该经常喂一些菜汁，以补充维生素C。

蔬菜中还含有许多与婴儿健康关系十分密切的无机盐类，如钙、磷、铁等。由于这些营养素不溶于水，在菜汁中不可能摄取到，因此有必要把蔬菜制成菜泥或碎菜来喂婴儿。吃母乳的婴儿，在4个月后母乳已不能满足生长发育需要，必须添加辅食。因此，无论是哪种方式喂养的婴儿，在4～6个月时都应该经常吃一些菜泥。

 ## 添加蛋黄

蛋黄是一种营养比较丰富的食品，含有优质蛋白质、卵磷脂、维生素，还含有无机盐如铁、钙、磷等，是补充铁的良好食物来源。在婴儿即将耗尽体内储存铁时，一般在4个月龄时，就要开始添加蛋黄。

作为一种新添加的辅食，应当从少量开始，给婴儿一个适应的过程。添加时，把一个鸡蛋煮熟，取出四分之一个蛋黄，碾成糊状，然后与奶、奶糕、健儿粉、水等混合均匀后给孩子食用。连续几天，观察孩子吃了蛋黄后的消化情况。如果大便正常，可以从四分之一加到半个，再观察1周，如果没有异常反应，可以加到1个整蛋黄。

在添加蛋黄的过程中，如果孩子出现消化不良，可以暂时停止添加蛋黄，或维持所能接受的蛋黄量，待到宝宝大便正常以后再少量增加。

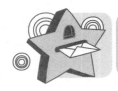

食物过渡期

半岁左右的婴儿消化功能逐渐成熟，口腔、胃肠道、胰腺、肝胆等脏器不断成熟。所有动物在幼小时期，消化功能总是成熟的比较早，这种成熟，符合自然发展规律，因为没有消化吸收，就谈不上新生命的成长发育。

5个月龄以后的孩子，有了咀嚼的欲望，不再满足于吸奶和吞咽，随着牙龈内牙胚的发育，孩子极想磨炼一下牙龈，给孩子一些稍微稠一点的食物，孩子很乐意接受。由于添加一些半流质或糊状的食物，孩子较少或不再吐奶，这与咽喉、食管肌肉的发育以及功能逐步完善有关。本月孩子的胃容量有很大增加，达到150毫升，有的婴儿一天要吃上3～4瓶牛奶，胃液、胃消化酶也会增多。肝脏功能一天天完善，胆汁分泌增加，对脂肪的消化能力增强。总的消化吸收能力大大增强。

随着婴儿的逐渐长大，单纯母乳喂养已不能满足婴儿对营养的需要，加上孩子消化功能的发展，具备了添加过渡性食品的生理条件。

过渡性食物，以往被称为"辅食"（辅助食品）。近年来，国内外育儿研究学界为表述准确起见，一般将其称为"泥糊状食物"，又叫"过渡性食品"。

在母乳喂养的第4～6个月添加过渡性食品，是指在完全母乳与普通婴幼儿食品之间要有一个过渡时期，过渡的好坏直接关系到孩子生长发育。不管是母乳喂养还是人工喂养，在这个月龄，都应该添加过渡性食品。

在刚出生的最初4～6个月内，母乳的量及所含的营养素基本能满足孩子的需要，但随着孩子的长大，体重的增加、身高的增加、脑的发育等需要更多的营养素时，母乳的量和营养素却没有同步增加，某些营养素还有下降趋势，添加过渡性食品势在必行。在婴儿4～6月龄时须添加过渡性食品，尤其是在母乳不足的情况下须添加过渡性食品，对满足婴儿生长发育的需要，防止营养性缺乏性疾病的发生具有非常重要的意义。

婴儿4～6月龄是营养性疾病如营养不良、各种微量元素缺乏的高发时期，发生这些疾病往往与过渡性食品添加不及时、不适当有关。如在这个时期发生营养不良，会对婴儿的脑发育造成严重的损害，乃至影响孩子的发育。

添加过渡性食品，可以培养良好饮食习惯。孩子的食品从流质到固体食物，从单一的食品到多种多样的食物，需要一个循序渐进的过程，也是使消化功能逐步健全的过程。人类在婴儿时期尝试过的食品，往往会终生难忘，所以说婴儿时期是培养良好饮食习惯的时期。对某一种食物的喜恶，从消化功能

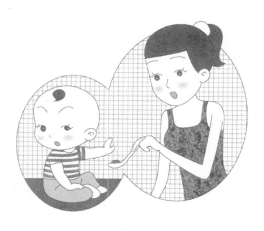

上讲是对某一种食物的生理上的适应。给婴儿喂某些食物时，这些食物能刺激婴儿舌头上的味蕾。味蕾是一种主管味觉的细胞，味蕾细胞得到食物刺激后，会把这种味道记忆起来。当然这种记忆还包括视觉感和食物气味的嗅觉在内。所以说婴儿时期所吃食物的种类，也是一个人成人以后爱吃的食物的种类。婴儿时期，尤其是在添加过渡性食品时期，按照一定的规律给婴儿尝试各种食物，可以培养孩子以后不挑食、不偏食的良好饮食习惯。

添加过渡性食品，有利于孩子的牙齿生长。6个月左右，婴儿开始长牙。在牙齿萌出的过程中，牙龈需要一定的刺激，对牙龈的刺激可以促进牙齿的健康发育，也能减轻孩子出牙的生理反应，还能锻炼牙齿功能。添加过渡性食品就是一种刺激牙龈的方法，而单单吃流质的乳类食品达不到这种作用。

除了对牙齿发育的好处外，添加过渡性食品还有促进孩子咀嚼能力发育、完善口腔功能的作用。孩子通过吃过渡性食品，学会了咀嚼，在咀嚼时刺激口腔中的各种消化酶分泌，口腔的消化功能够得以发育完善。

对母乳喂养的婴儿来讲，应当

婴儿期（1～12月龄）——生长发育最迅速的时期

给孩子尝试牛奶的滋味，为断母乳而不断牛奶作准备。

要特别注意的是，4～6月龄大的孩子，是食物过敏的高发年龄段，大豆、花生、鱼、橘子等均可引起婴儿食物过敏。而牛奶和鸡蛋是引起儿童食物过敏的最常见食物，占食物过敏患者的63.6%，其中鸡蛋引起的过敏占45.4%。

食物过敏没有特殊的治疗手段，只能避免让孩子食用这些会引起过敏的食物。因此，不要强迫孩子吃不喜欢的食物，尤其是因为天天吃而可能产生厌烦的牛奶和鸡蛋。

不吃粥的宝宝：粥是用谷类制作的糊状食品，含碳水化合物（糖类），可以用来供应能量，约占宝宝总能量需求的一半左右。粥软烂易消化，比较适合婴儿的消化特点，又可以根据需要加入不同的营养素。因此，是由哺乳过渡到普通饮食的最佳食品。

但有的宝宝不肯吃粥，即使喂入口中也不做吞咽，为什么呢？

宝宝出生后，皮肤感觉出现最早，包括温觉和触压觉，以后相继形成味觉和嗅觉，最后形成的是视觉和听觉。母乳喂养时，妈妈用手把宝宝抱起来喂奶，皮肤得以广泛接触，母子依偎，充满温情。哺乳的同时，宝宝也能感受到妈妈身体熟悉的气味和母乳散发出来的芳香，一闻到妈妈的气味就会显得十分兴奋愉悦。长期的接触，使宝宝和妈妈、母乳建立起牢固的特定关系，相应的感知觉也很快形成和发展起来。这样，一旦改为用小勺喂食粥类，会引起宝宝不满，出现哭闹，拒绝进食。

宝宝不肯吃粥的应对：不要期望立即取消已经建立的饮食习惯，尽可能满足宝宝的某些要求，保留一定的喂奶形式。喂粥时把宝宝抱在手臂上，尽可能像母乳喂养时那样，使胸部皮肤与宝宝面部接触。

可以哺乳和喂粥交替进行，使宝宝在环境变化比较小的情况下，慢慢改变单一吞咽母乳的习惯，逐渐建立与勺子和粥相关的进食习惯。

还可以把粥煮得烂一些，放进奶瓶，或在粥中加入适量的奶或奶粉，使粥有奶味。

总之，不能操之过急，环境不要突然改变，要让宝宝慢慢适应新的生活习惯。

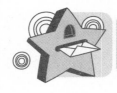
泥糊类食物制作

　　家庭制作肉、菜泥，是因为较大的孩子应该喂粥，并且在粥中要添加副食品，这一类副食品需要精细加工，否则，婴儿难于吞咽。这里介绍菜泥、猪肝泥、肉末及虾泥的制作方法，供家庭制作参考。

　　菜泥　先把菜叶（如青菜、苋菜、卷心菜等）洗干净，去茎后把叶子撕碎，在沸水中略焯一下后捞起，放在金属滤器中用勺刮或用勺子挤压捣烂，滤出菜泥。如果没有金属滤器，可以用菜刀把菜剁成细碎。随着孩子年龄的增长，菜泥可以剁得粗一些。菜叶弄碎后，用武火上油锅炒一下即成。

　　鱼泥　把鱼段（如青鱼、带鱼）洗净后，放在碗内加料酒、姜，清蒸10～15分钟，冷却后去鱼皮、去骨，把留下的鱼肉用勺压成泥状，即成为鱼泥。

　　肉末　瘦肉洗净、去筋，切成小块后用刀剁碎，或放在绞肉机中绞碎，加一点淀粉、料酒和调味品拌匀，放在锅内蒸熟。

　　肝泥　把猪肝（或牛、羊肝）洗净，用刀剖开，用刀在剖面上慢慢刮，然后把刮下的泥状物加上料酒和调味品，放在锅内蒸熟，然后研开即成肝泥。若用鸡肝或鸭肝，则要先洗净，加料酒、姜，放在锅内整只煮熟，冷却后取出用勺压成泥状。

　　虾泥　鲜虾去壳，剥出虾仁，把虾仁洗净，用刀剁散成茸，然后加料酒、淀粉和调味品，拌匀以后上锅蒸熟即可。

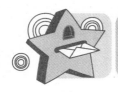

营养不良

现代人们的生活水平普遍提高，婴幼儿营养缺乏症已经减少。但因为喂养不当或膳食调配不合理，仍然会造成婴幼儿的某些营养素不足。

在日常生活中，用简单的直观目测观察，能够初步判断婴幼儿营养不良的症状，一般可遵循以下顺序：

头、面、皮肤、头发无光泽、稀疏色淡、易脱落———蛋白质不足；

面部、鼻唇沟脂溢性皮炎———维生素 B_2 不足；

皮肤干燥、毛囊角化———维生素A不足；

因阳光、压力、创伤导致对称性皮炎———烟酸不足；

牙龈海绵状出血、皮肤出血或瘀斑、骨触痛———维生素C不足；

阴囊、阴唇皮炎———维生素 B_2 不足；

全身性皮炎———锌和必需脂肪酸不足；

匙状指甲———铁不足；

皮下组织水肿———蛋白质不足；

皮下脂肪减少———食量、热量不足；

脂肪增加———热量过多。

眼、口、腺体结膜苍白———贫血、缺铁；

结膜干燥斑、角膜干燥及软化———维生素A不足；

睑角炎———维生素 B_2、维生素 B_6 不足；

口角炎、口角斑痕———维生素 B_2、铁不足；

唇干裂———B族维生素不足；

氟斑牙———氟过多；

龋齿———氟不足；

甲状腺肿大———碘不足；

肌肉、骨骼肌肉量减少———热量及蛋白质不足；

骨骼和颅骨软化、方颅，前囟闭合晚，软骨、肋骨串球，X形腿、O形腿——维生素D不足、钙不足。

当然，上述表现有营养缺乏症的可能，其他的疾病也会有相同体征，应当注意鉴别。如果能结合体格增长速度和膳食调查，会更加确切。

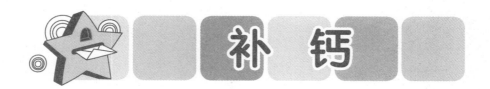

补 钙

婴幼儿缺钙，除了孩子摄入钙量不足引起的低钙之外，主要还有一些妨碍钙吸收的因素：

维生素D摄入不足，会引起钙吸收障碍；

脂肪食入过多，可形成钙元素不易溶解，随大便排出；

摄入的钙、磷比例不当，也会影响到钙的吸收。如含磷高，会形成磷酸盐排出体外；

钙在碱性环境中不容易溶解。

给宝宝补钙，并非一件说补就补、想补就补的事，婴儿生长有一定的规律性，而婴儿专用的补剂究竟应当怎么吃、吃多少，需要严格遵照医嘱办理，不宜擅自做主，给孩子乱添加钙剂。不仅钙剂，从新生儿期开始，为孩子添加的维生素D制剂、鱼肝油口服剂，也都要请教医生，严格按照孩子生长的进程

服用，防止出现滥用的问题。

当孩子体内缺乏维生素D时，会产生钙、磷代谢失常、骨样组织钙化障碍，引起一系列症状，会让孩子患上佝偻病。

患佝偻病的孩子夜间睡眠不稳，容易惊醒，并且多汗，由于酸性汗液刺激皮肤，造成孩子头部来回摆动摩擦枕部，使头后形成一圈脱发，医学上称为枕秃，俗称"缺钙圈"。较为严重的佝偻病，颅骨出现软化，用手按上去，像乒乓球一样；逐渐出现方颅、胸廓下部肋骨呈现外翻。当孩子学走路时，由于骨骼软而吃力，致使腿部弯曲，形成"O"型或"X"形腿。有的还会出现脊柱弯曲等症状。患有佝偻病的孩子，走路、说话、长牙齿都比正常孩子要晚。

预防佝偻病的方法，首先是给

孩子多晒太阳，6个月以外的孩子每天户外活动时间应当越来越长，即使在冬天，也要注意户外锻炼，让孩子接触阳光，同时还应坚持继续服用钙片和鱼肝油。已经患有佝偻病的孩子，要根据医嘱，使用维生素D制剂。

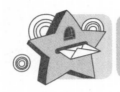

补充维生素C

维生素C主要来源于新鲜蔬菜和水果，因为婴儿不能独立进食，所以容易造成维生素缺乏症。一般说来，每100克母乳含有维生素C 2～6克，母乳喂养的宝宝基本上不存在维生素C缺乏问题。

但人工喂养的宝宝就不同了，牛奶中维生素C含量本来就少，经过加热，又会被破坏掉一部分，就所剩无几了。所以，要给人工喂养和综合喂养的孩子增加一些绿叶蔬菜汁、番茄汁、橘子汁和鲜水果的果泥等。这些食品中均含有较丰富的维生素C。

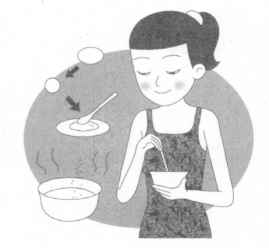

维生素C接触到氧、高温、碱或铜器时，容易被破坏掉。因而，给宝宝制作这些食品时，要用新鲜水果和蔬菜，现做现吃，既要注意卫生，防止病从口入，又要避免过多地破坏维生素C的有效成分。

对混合喂养和人工喂养的婴儿，每天都要适量添加蔬菜汁和新鲜果汁，用以补充维生素C，一般每天2次，在喂奶的间隙哺喂。

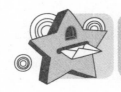

人工喂养

从满月以后到半岁前的月龄，人工奶喂养的宝宝食欲会很旺盛，如果按照宝宝的食欲量不断增加牛奶，就有可能吃过量；如果继续添加下去，孩子就会过分肥胖，在体内积存不必要的脂肪，加重心、肾和肝脏负担。

虽然吃母乳的宝宝也有肥胖的，但母乳容易消化，不会加重肝肾负担。

为了不让宝宝长得过胖，小月龄牛奶的日哺喂量，应当限制在900毫升以下，计算900毫升产生的热量约为2475.7千焦(592千卡)，足够宝宝的需要。如果一天喂6次，每次不要超过150毫升；一天喂5次的，每次不超过180毫升。

孩子满月以后，就可以开始给宝宝添加果汁、蔬菜汁，以补充维生素。

满月以后婴儿每天要喝多少奶呢？

人工喂养的孩子，满月后要重新计算每日奶摄入量，满月后的孩子要用全牛奶喂养，牛奶量的计算方法如下：

按婴儿的能量需要量计算

婴儿每日每千克体重约需460千焦(110千卡)热量。首先要称量一下孩子的体重，按体重计算出婴儿一天能量的需要量。例如，一个婴儿体重5千克，一天就需要能量2300千焦(550千卡)（110千卡/千克体重×5千克体重）。

每100毫升加5%～10%糖的牛奶，可以提供418千焦(100千卡)热量。一个体重5千克的婴儿，一天的牛奶量就是550毫升，相当于市售鲜牛奶2瓶。注意牛奶中一定要加糖，否则提供的热量不足。（注意：配方奶粉调制的计

量参考方式，一般也是以鲜牛奶作为比照标准的）

 ## 以婴儿的体重计算

这是一种简单的计算方法。婴儿体重每2千克体重，一天1瓶牛奶（市售鲜牛奶）。如婴儿体重6千克，每日的牛奶量为3瓶。

 ## 水量的计算

用牛奶喂养婴儿，应当另外加一些水，是由于牛奶中矿物质含量多、水分不能满足婴儿的需要。水的需要量可以简单计算：给婴儿喂1瓶鲜牛奶，应另外加水80毫升。如6千克体重的婴儿，一日应当另外加水240毫升，相当于1牛奶瓶水。

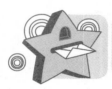 # 哺乳期营养

对于混合喂养和完全人工喂养的婴儿，在这个月龄就应当适量添加蔬菜汁和新鲜果汁，以补充牛奶加工过程中损失的维生素C。一般说来，每天添加量不少于2次，最好在喂奶的间隙给宝宝哺喂。

母亲的乳汁含有丰富的营养成分，如脂肪、乳糖、矿物质、微量元素等。哺乳期的母亲一时的营养供给不足，不会影响到乳汁成分。

如果母亲长期营养摄入不足，可能影响到乳汁营养素的含量，尤其是维生素B_6、维生素B_{12}、维生素A和维生素D，出现婴儿营养不良。

为给宝宝补充多种营养成分，哺乳期的母亲必须注意膳食结构的平衡，尽可能多摄入富含多种营养成分的食物。例如，鱼以外的各类海产品，富含磷、钾、锌等微量元素，对宝宝的正常生长发育有利。

尤其是锌，出生至半岁的宝宝，每天需要锌1.25毫克，如果缺锌，会引起宝宝厌食、异食癖和生长停滞，乳儿期如果缺锌，还会造成智力发育障碍。给非母乳喂养的宝宝补充含锌较多的食品，可以添加含锌较多的食品，如肝泥、肉泥或强化锌的婴儿营养乳制品。

都市上班族妈妈，宝宝出生后不久就面临恢复工作，不便按时哺乳，需要混合喂养。一般是在两次母乳之间加喂1次牛奶或者其他代乳品。最好在上班时仍按哺乳时间把乳汁挤出，或用吸乳器把乳汁吸空，以保持下次乳汁充分分泌。吸出或挤出的母乳可放置冰箱里，注意保持清洁存放，用温水热过后仍可喂哺。每天用母乳喂宝宝最好不要少于3次，否则，每天只喂1次或2次，乳腺受不到充分刺激，乳汁分泌量就会越来越少，对宝宝成长不利。

当然，母乳喂养固然优点很多，但也有少数母亲因为健康原因不宜哺乳，如生育时流血过多或患上疾病及身体过度虚弱者。哺乳期乳头皲裂或乳腺炎也应当暂停哺乳，暂停哺乳期间，要用吸奶器把乳汁吸出，一方面消除乳房肿胀，另一方面可以在病愈后恢复哺乳。

暂停哺乳期间，可用牛奶哺养宝宝。

有些药物会妨碍母乳分泌和影响到婴儿健康，包括生物碱类代谢药、止痛药、镇静药、含乙醇（酒精）和咖啡因的药、抗癌药等。

哺乳期的妈妈，要讲究食谱的科学性，不可单一只是吃素，因为宝宝发育时所必需的优质蛋白、不饱和脂酸、微量元素以及维生素A、维生素D、维生素E、维生素K等脂溶性维生素，皆以动物性食物中含量较多，如果单一吃素，势必导致乳汁的营养质量降低。

哺乳期的妈妈也不宜大量摄入味精。味精对成年人是安全的，但其主要成分谷氨酸钠可渗入乳汁而进入宝宝体内，导致孩子锌元素缺乏，妨碍体格和智能发育。

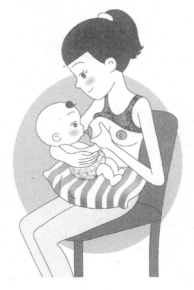

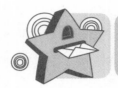

哺乳细节

给宝宝哺乳，并不是喂饱孩子就了事这么简单的事。妈妈给孩子喂奶，应当注意一些特别容易被忽视的细节，有利于母子健康。

 ## 穿工作服哺乳

在医护、实验室工作的妈妈，如果穿着工作服喂奶，会给宝宝招来麻烦，因为工作服上往往沾有很多肉眼难以看见的病毒、细菌和有害物质。所以，哺乳妈妈无论怎么忙，也要先脱下工作服，最好也脱掉外套，洗净双手再给宝宝哺乳。

 ## 生气时哺乳

人在生气时体内会产生毒素，这类毒素能使水变色且沉淀。因此哺乳妈妈切不要在生气时或刚生完气就喂奶，以免宝宝吃入带有毒素的乳汁。

 ## 浓妆哺乳

妈妈身体的气味对宝宝有着特殊的吸引力，能激发宝宝产生愉悦的"进餐"情绪，即使宝宝刚出生，也能把头转向有妈妈气味的方向寻找奶头。妈妈的体味有助于婴儿吸奶，如果浓妆艳抹，化妆品气味会掩盖熟悉的母体气味，使宝宝难以适应，情绪低落，食量下降，从而妨碍发育。

穿化纤内衣哺乳

穿化纤内衣的最大危害，在于纤维容易脱落而堵塞乳腺管，造成停止泌乳的恶果。哺乳妈妈不能穿化纤内衣，也不要佩戴化纤类乳罩，应以棉类制品为佳。

 ## 哺乳时逗笑

宝宝吃奶时若被逗笑，吸入的奶汁可能误入气管，轻者呛奶，重者会诱发吸入性肺炎。

 ## 哺乳时睡着

忙碌一天到夜间，特别是后半夜宝宝要吃奶时，蒙眬中给孩子喂奶，很容易发生危险。哺乳妈妈无论有多累，都应该像白天一样坐起来喂奶，喂奶时光线不要太暗，要能够清晰地看到孩子的皮肤颜色。喂奶以后要竖抱并轻轻拍背，待宝宝打了"奶嗝"后再放下。稍观察一会儿，如果安稳入睡再关掉亮灯。

夜间室内要保留一点光线，以便孩子溢乳时可以及时发现，杜绝发生窒息的危险。

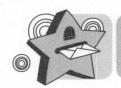 # 给宝宝喝水

水，是生命之源。宝宝要长得健康，皮肤是否显得"水嫩"，也是一个外观指标。每天要给婴儿喝多少水，看似事小，却与健康息息相通。

多给宝宝喝水，是保证孩子健康成长发育，免遭疾病侵害的最主要哺养手段之一，也是育儿的关键要素。

水是人类机体赖以维持最基本生命活动的物质，在机体内的含量最多，占成年人体重的50%~65%，占婴儿体重的75%，是生命必需营养素中最重要的一种。

人体是由细胞组成的，水是机体细胞和细胞外液的重要组成成分。作为细胞内的水分，已成为细胞的重要构成材料；作为细胞外液，要从血管中输送营养和代谢产物到细胞中。还有约10%的水循环在人体各器官中，输送氧、营养素和代谢产物到身体的各部分，在体温调节中枢的控制下，参与人体内的体温调节。因为机体每日都要经由皮肤、呼吸、大小便中排出相当数量的水分，所以每天都必须从膳食或饮料中补充丢失的水分。

人体每日摄入的水量应与排出体外的水量保持大致相等。婴儿生长发育旺盛，对水的需求相对比成年人要高得多，每天消耗水分约占体重的10%~15%，而成年人仅为2%~4%。婴儿每日的需水量与年龄、体重、摄取的热量及尿的相对密度（比重）均有关系。

婴儿期的孩子，每天需水量为每千克体重120~160毫升。人体组织和某些食物代谢氧化过程中也会产生，称为内生水。每1克碳水化合物产生0.6克水；每1克蛋白质产生0.4克水；每1克脂肪产生1.1克水。

每天应当给婴儿喝多少水才合适呢？

1名8千克体重的婴儿，如果按每日摄入蛋白质24克、脂肪25克、碳水化合物120克计算，将产生内生水约110克，即110毫升水。如果按每千克体重供水150毫升计算，则这名婴儿每天需水1200毫升，除去内生水110毫升，还要为孩子提供1100毫升饮用水。

鲜果、菜汁家庭制作

由于宝宝身体功能的增长和新陈代谢活动旺盛，每天必须要注意补充更大量的水分，以满足于需求。一般婴幼儿每天每千克体重需要水约120~150毫升。例如，某一个月龄的孩子如果体重5千克，每天需水量在600~1100毫升，包括喂奶量在内。

适当喂哺温热的白开水之外，家庭还可以自制一些新鲜蔬菜、水果汁水来哺喂给小婴儿，以补充维生素。

水果汁

取新鲜苹果、梨等新鲜水果，去皮和核后切成小丁，加入清水煮沸，然后滤掉果渣，晾温后即可。

青菜汁

青菜或其他新鲜绿叶蔬菜叶片50~100克，洗净后切碎，加入清水煮沸，至水变为绿色后，滗出菜水或滤去菜叶，待温度适宜时喂哺。

西瓜汁

西瓜50克，去皮取西瓜肉，以榨汁机取汁即可。2~6个月大婴儿，每次喂食1~2小匙。西瓜多汁，含水量达93%，同时又是含钾量很高的水果，有利尿作用，在晚上睡前不宜给宝宝食用，免得宝宝因为尿多而干扰需要睡眠的父母。

胡萝卜汁

胡萝卜50克，清水50克。胡萝卜洗净切碎，放入锅内加水煮沸2～3分钟后，用纱布滤去渣，晾温即可，也可以加入适量白糖。

橘子汁

做法1：橘子半个，白糖、温开水若干。剥去橘皮，将其中一半用汤匙捣碎后放入纱布里，挤出汁液后，加入适量的水和白糖调匀。

做法2：取橘子一只，外皮洗净切成两半，分别以半只放上榨汁器盘上旋转压榨，果汁即流入槽中，再以纱布或滤网过滤即可。每个橘子大约可榨取果汁40毫升左右，饮用时，应当兑加1倍温开水，也可以放少量糖。

 ## 特别提示

推荐使用家用榨汁机为宝宝榨取新鲜果汁或蔬菜汁，不要给宝宝饮用市面上出售的现成蔬菜汁或果汁，因为市售的饮料或多或少都含有食品添加剂，不宜婴儿饮用。

市售饮料大多数并不是水果原汁，而是配制成的，不能为婴儿补充所需的维生素。即使有些饮料含有少量原汁，经过反复消毒加工后，维生素所剩无几。因此，给宝宝添加营养喝的鲜果汁、蔬菜汁一定要自己做。

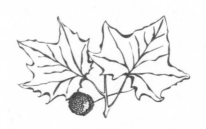

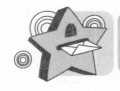

换乳期的营养

　　婴儿的换乳期，是指从出生第4个月到1岁左右。在这一时期，宝宝的主要食物开始由液体（母乳、牛奶等）过渡到固体（饭菜等），中间约有半年，要开始逐步添加糊状食物，比如多种菜泥、肉泥等。

　　一般人喜欢称这样的食物为辅食，这里有一个认识上的误区，所谓"辅"，当然不是指宝宝的主要食物，所以，有很多家长并不重视这一类食物的均衡搭配与喂养，使孩子不能全面吸收营养，影响健康生长发育。

　　其实，宝宝换乳期所添加的食物，不应当称为"辅食"，因为它对宝宝的健康生长而言是必需的。

　　一般来说，孩子从4个月开始，除了母乳或牛奶，就要开始逐步添加喂养一些蔬菜泥、苹果泥、香蕉泥等。出生4个多月后，宝宝体内储存的铁已基本耗尽，仅喂母乳或牛奶已满足不了生长发育的需要。因此需要添加一些含铁丰富的食物。

　　宝宝5个月时，属半断奶期，宜添加蛋黄、稀米粥、水果泥、青菜泥等食物。

　　宝宝6个月时，可添加鱼泥、菜泥、豆腐、动物血等食物，晚餐开始以添加食物为主。

　　从宝宝7个月到1岁左右，可以开始大量增加泥状食物，在增加食量和次数的同时，还要考虑到各种营养的平衡。为此，每餐最起码要从以下4类食品中选择1种。

　　第1类淀粉：面包粥、米粥、面、薯类、通心粉、麦片粥、热点心等。

　　第2类蛋白质：鸡蛋、鸡肉、鱼、豆腐、干酪、豆类等。

　　第3类蔬菜、水果：四季蔬菜包括萝卜、胡萝卜、南瓜、黄瓜、番茄、茄子、洋葱、青菜类等；四季水果包括苹果、蜜柑、梨、桃、柿子等。还可加海藻食物如紫菜、海带等。

第4类油脂类：黄油、人造乳酪、植物油等。

母乳至少要坚持12个月。宝宝24个月时可以完全断奶（母乳），饮食也固定为早、中、晚三餐，并由稀粥过渡到稠粥、软饭，由肉泥过渡到碎肉，由菜泥过渡到碎菜，到快1岁时可训练宝宝自己吃饭。

如果宝宝不太肯吃成年人的食品，不要勉强哺喂，有可能过上2~3天，孩子就会喜欢新的食物。

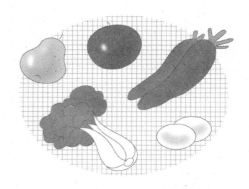

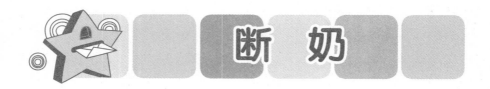

断　奶

断奶，是育儿过程中，尤其是母乳喂养的宝宝成长过程中的必经阶段。

一般母乳哺育的妈妈，需要从现在起，准备给宝宝离乳。一方面妈妈的哺育假期即将终结；另一方面，宝宝的营养需要量增加，而且消化系统也开始逐渐发展到能接受成人食物，需要建立健全消化吸收系统的功能。

给孩子断奶，是一个循序渐进的过程，要让孩子慢慢适应。

从4~6个月开始，要给婴儿添加辅食，逐步使辅食变为主食。

开始时，每天少喂1次奶，用食品补充，在后几周内慢慢减少喂奶的次数，逐渐增加辅食，最后停止夜间喂奶，以致最后完全断奶。

有的父母给孩子强行快速断奶，结果宝宝哭闹不止，易上火，吃不好，睡不好，影响健康。

也有的父母按照老辈人教给的传统做法，平时不为孩子断奶做准备，要断奶时，就往奶头上抹辣椒水或苦味的东西，以此来胁迫孩子。这种突然断奶的方法很不好，会使孩子感到不愉快，影响情绪，容易引发疾病，也会因为不适应食物造成营养不良。

自然断奶法，是不断诱导孩子吃其他食物，同时也允许孩子吃奶，逐步使宝宝自己停止吃奶。但是，断奶最晚也不要超过1岁半。

实际上，给孩子断奶，并非彻底"断"绝了奶水类食物供应，并非不让宝宝再吃母乳或喝牛奶、配方奶，而是换成以一般的固体食物为营养的主要来源。因此，称为"换乳"或者"离乳"才更加合适一些。

不论母乳哺喂还是牛奶、配方奶哺喂的婴儿，从4～6个月开始添加固体食物都是必需的过程，让孩子的肠胃、饮食习惯都得到锻炼和适时发育，开始逐渐形成食物转换的新方式。而在这个过程中，甚至在成年之前，最好每天都要继续供给一些新鲜牛奶或配方奶，继续补充营养。因为，鲜奶、配方奶和奶制品，毫无疑问是孩子生长发育过程中最好的营养补充源之一。

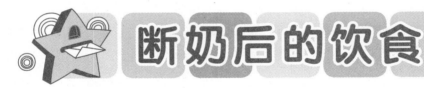

断奶后的饮食

断奶，并非停止一切乳品，而是戒断母乳喂养，以代乳品及其他食物来替代。这是一个渐进的过程，需要一定的时间让婴儿逐渐适应，是在添加辅食的基础上，逐步过渡到普通饮食，以利孩子的消化吸收、利用、代谢，保证日常生活及生长发育的营养需要。

断奶后的孩子，必须完全靠尚未发育成熟的消化器官来摄取食物的营养。由于消化功能尚未成熟，容易引起代谢功能紊乱，因此断奶后宝宝的营养与膳食，要注意适应这个时期孩子机体的特点。

断奶后，宝宝每日需要热量为4.60～5.02兆焦（1100～1200千卡），蛋白质35～40克，需求量较大。由于婴幼儿消化功能较差，不宜进食固体食品，应当在原辅食的基础上，逐渐增添新品种，逐渐由流质、半流质饮食改为固体食物，首选质地软、易消化的食物。可包括乳制品、谷类等。烹调时应当切碎、烧烂，可煮、炖、烧、蒸，不宜油炸和使用刺激性作料。

给孩子断奶后，不能全部食用谷类食品，也不能与成年人吃同样的饭菜。主食应给予稠粥、烂饭、面条、馄饨、包子等，副食可包括鱼、瘦肉、肝类、蛋类、虾皮、豆制品及各种蔬菜。主粮大米、面粉每天约需100克，随着年龄增长而逐渐增加；豆制品每天25克左右，以豆腐和豆干为主；鸡蛋每天1个，蒸、炖、煮、炒都可以；肉、鱼每天50～75克，逐渐增加到100克；豆浆或牛奶每天500毫升，1岁以后逐渐减少到250毫升；水果可根据具体情况适当供应。

断奶后孩子的进食次数，一般每天4～5餐，分早、中、晚餐及午前点、午后点。早餐要保证质量，午餐宜清淡些。例如，早餐可以供应牛乳或豆浆、蛋或肉包等；中餐可以为烂饭、鱼肉、青菜，加鸡蛋虾皮汤等；晚餐可以进食瘦肉、碎菜面等；午前点可以给一些水果，如香蕉、苹果片、鸭梨片等；午后为饼干及糖水。每天的菜谱尽

量做到多轮换、多翻新，注意荤素搭配，避免餐餐相同。此外，烹调技术及方法，也能影响孩子的饮食习惯和食欲，如果若色、香、味俱全，能促进孩子食欲，增多食物摄入，加强消化及吸收功能。

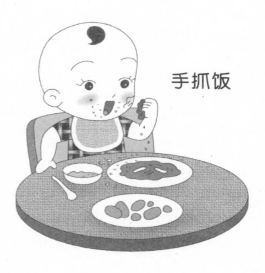

手抓饭

从婴幼儿期起就要养成良好的饮食习惯，防止挑食、偏食，要避免边走边喂、吃吃停停的坏习惯。孩子应当在安静的环境中专心进食，避免外界干扰，不打闹、不看电视，以提高进餐质量。

在三餐两点之外，尽量少给孩子零食，特别是少吃巧克力，以免影响宝宝食欲和进餐质量；如果进食量过多，也会导致营养失调或营养缺乏症。

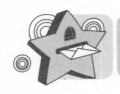

怎样抱孩子

怎样正确地抱孩子？这个问题看似简单，但正确地抱孩子，对宝宝健康成长至关重要。

 ## 不宜多抱

初为人父母，对宝宝爱不释手，会经常抱着孩子，即使睡着了也不肯放下。然而过多地抱孩子，对宝宝的正常发育有很大危害。正常情况下，新生儿1天的睡眠时间是20～22个小时，满月后的宝宝一天睡眠平均不少于18个小时，6个月的孩子一天要睡12～14个小时，1周岁时每天也要睡13个小时左右。

了解到孩子睡眠规律，就明白抱得过多会影响到孩子的睡眠质量，使孩子不能够熟睡。婴儿不会说话，遇冷、热、渴、饿、痛、不适等，都以啼哭的方式表达。如果不去细细查明缘由，一哭就喂，一哭就抱，会养成不良习惯。

宝宝消化功能弱，吃下母乳后，一般要3～4小时才能完全排空，常常抱着，喂奶次数就会增加，胃肠受压，胃肠的正常蠕动受到限制，天长日久易造成消化不良。

婴儿的啼哭是一种全身运动，可以增进心肺功能，加快全身血液循环，增加各脏器的新陈代谢活动，促进正常的发育。

如果宝宝一哭就抱，会减少孩子的肢体活动量，血液流通受阻，影响各种营养物质的输送，严重妨碍骨骼、肌肉的正常生长发育。但也必须懂得，如果哭闹时间过长，应认真找出原因再给予爱抚。过长时间的哭闹，腹压过高，易发生腹股沟斜疝。

如果多抱着孩子走动，容易使宝宝的大脑受到震动，加上强烈的光线、色彩和噪声的刺激，会使婴儿长时间处于兴奋状态，心肺负担加重，身体抵抗力下降，容易生病。

 ## 忌摇晃、忌高抛

有的父母误认为，抱着孩子摇

晃可以使宝宝不哭，或使他（她）高兴，所以把宝宝抱在怀中或在他（她）躺着时，不停地摇动。还有的喜欢把宝宝向上高抛又接住，逗宝宝玩，这是很危险和有害的动作。

婴儿头大身子小，头部体积和重量占全身的比例较成年人大得多，加上婴儿颈部肌肉娇嫩，对头部的支撑力很弱，难以承受较大幅度的摇晃和高抛的震动。强烈摇晃

和高高地抛起，很容易使脑髓与较硬的脑壳互相撞击而引起脑震荡，还可能引起视网膜毛细血管充血，甚至导致视网膜脱落等。因此，不要摇晃和高抛宝宝。

亲吻要适量

成年人亲吻宝宝，会把自己口腔里带有的病菌、病毒，尤其是经呼吸道传播的病毒、细菌传染给婴儿，使宝宝患上肺结核、脑膜炎、感冒等传染病。另外，有些人表面上是健康的，实际上却携带有乙型肝炎病毒，在亲吻宝宝的时候，会不知不觉地把乙肝病毒传给孩子。

此外，即使是父母，经常亲吻宝宝的嘴，也会使宝宝的口水增多，影响消化功能。有的男士胡须很硬，在亲吻时，可能会刺伤宝宝细嫩的皮肤，引起宝宝皮肤感染。

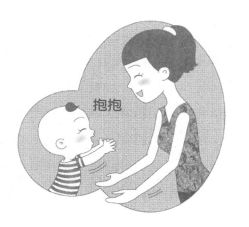

抱抱

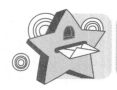

宝宝的睡眠

睡眠，是人生中最重要的大脑恢复与机体休整方式，在人一生中占有极其重要的地位。婴儿的睡眠时间一般要比成年人多1/3。睡眠质量好，是健康成长的关键，养成良好的睡眠习惯至关重要。

睡眠习惯

良好的睡眠习惯养成，首先要让宝宝按时睡觉，自然入睡。有的妈妈对宝宝爱不释手，让孩子习惯于在母亲怀抱中摇晃着、拍打着入睡，或者让孩子叼着乳头、空奶嘴睡觉，都是不良习惯。孩子从小就要注意养成睡前不哄、不拍、不抱、不摇，更不要吃东西、叼奶嘴的习惯。到该睡觉的时候，把孩子放到床上自己睡。对起初没有养成按时睡眠习惯的宝宝，可以放一些轻柔的催眠曲，帮孩子建立起睡眠条件反射。等到孩子养成按时入睡的习惯，就可以不再放音乐。

婴儿小时候可以仰卧，大一点则可以侧睡，再大一些最好能养成"卧如弓"睡眠姿势。

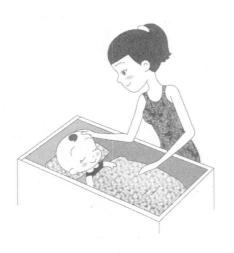

侧卧睡眠时，以右侧卧为最好，有利于胃中食物向十二指肠方向移动，同时减少对心脏的压迫。

不要让宝宝蒙头睡觉。注意不要让宝宝耳朵压住，以防习惯后变成"招风耳"。

孩子仰卧睡觉时，要注意把小手放在身体两侧，不要放在胸上。

婴儿喜欢朝光亮的方向睡觉，要注意帮助孩子转换体位睡眠，以免总是朝一个方向睡觉，影响到头型发育不端正。

 ## 晚上不睡的宝宝

夜间，婴儿入睡的方式是因人而异，多种多样的。有的孩子睡前玩个不停，想睡时，躺在妈妈怀里就睡着了。有的孩子到规定的时间睡进被窝，倒下就睡着。也有的孩子会在被窝里折腾好久才入睡。有的孩子睡前要吃奶，临睡还要叼着空奶头、用小手抚摸着妈妈的头发才入睡。

不容易入睡的宝宝，一般精神充足。必须在白天多活动，让孩子玩得很疲劳了，就能睡得快、睡得好。半夜醒来的孩子，如果吃着母乳能睡着，就可以让宝宝吃一点，或喂一点牛奶。一边吸奶一边睡觉，是婴儿的特长。只要不养成半夜起来玩儿的习惯就成。

　　睡眠起居规律，是一种生活习惯，可以通过日常生活来适度调节，要有意识地训练孩子，养成宝宝良好的睡眠习惯。白天，要尽量让孩子少睡觉，而夜间除了喂奶和换1~2次尿布之外，不要打扰孩子

的睡眠。在后半夜，如果孩子睡得很香，也没有哭闹，就可以不用喂奶。随着孩子月龄的增长，逐渐过渡到夜间也不换尿布，不喂奶。

　　如果母亲总是不分昼夜地辛劳，来呵护宝宝，反倒会让宝宝养成昼夜不分的生活习惯。

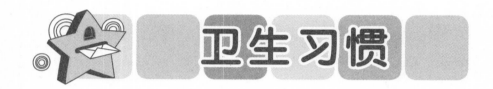

卫生习惯

　　一般来说，婴儿在这个年龄阶段都很爱洗澡，喜欢在洗澡的过程中，开心地玩水。

　　给婴儿洗澡和清洁身体，有几个细节是需要注意的。

 ## 皮肤清洁

　　婴儿的皮肤一般是干性的，干性皮肤的孩子头皮也会有干性、薄屑状的皮肤碎片。

　　宝宝不需要每天都洗澡，一般每周洗3次就足够。从头到脚的全身清洗，能保持宝宝重要器官的清洁。由于孩子免疫功能正在成长中，因此，要用温水为宝宝洗脸，使用小毛巾或者更柔软的纱布团。在能吃固体食物前，孩子

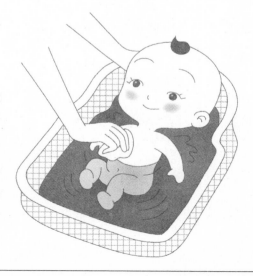

的脸是不会很脏的。有时，用奶瓶喂哺宝宝时，乳汁会从嘴里溢出，流到脖子上，要及时擦拭下巴和脖颈上的乳汁。宝宝的头部和脖子容易出汗，注意用清水清洗，避免痱子的出现。宝宝几周大的时候，鼻子和脸颊上可能会出现红色小疹子，这多为喝牛奶所致，妈妈不必担心，它对宝宝没有伤害，会在几天至几周内消退。

 ## 保护眼睛

孩子的各种器官功能都在成长中，宝宝眼睛的瞬间反射以及泪腺分泌功能也在逐步成熟，给宝宝洗澡时，要避免使用沐浴液与洗发液，用清水为宝宝洗澡最好。

清洗眼睛周围区域时，可以使用纱布团蘸温水轻轻按压。注意两只眼睛用不同的纱布团擦拭，以防眼病互相传染，例如，沙眼或结膜炎。

 ## 关注耳朵

宝宝小耳朵能自动清洁，千万不要用棉花棒清洁耳朵里面。给宝宝洗脸后，用干纱布团轻轻按压净耳朵边的水迹。

宝宝也会有耳屎，这是正常的。如果看到宝宝耳朵里有液体流出，一定要带宝宝及时去医院，这可能是感染、发炎的症状。

 ## 手指清洁

应当为宝宝修剪指甲，以免孩子抓伤自己。为宝宝修剪指甲所用的工具，最好是专用的圆头指甲钳或特制的婴儿修甲刀。如果宝宝总是不停地晃动胳膊，可以试着唱歌谣来稳定情绪，或者趁孩子睡熟时进行。洗澡后是修剪指甲的好时机，温热水会把宝宝的指甲泡软利于修剪。

牙齿与齿龈清洁

出牙期在4~6个月，这时可以每2天为宝宝清洁1次牙齿，如果宝宝不喜欢，就别强迫他。为宝宝清洁牙齿的工具可以是特制的婴儿牙刷、清洁过的成人手指以及一片细长、柔软的小纱布，也可以使用一点婴儿牙膏。注意要清洁齿龈，保证宝宝每颗长出的牙齿都是健康的。清洁牙齿时，可以让宝宝拿一个婴儿牙刷玩，从小让孩子知道刷牙的必要性。

 ## 私处清洁

男孩子在半岁以前，都不必刻意清洗包皮，因为大约4岁时，包皮和阴茎完全长在一起。过早的翻动柔嫩的包皮会伤害生殖器。也不要过早地清洗女孩子的生殖器外侧，以免弄破宝宝柔嫩的皮肤，幼小宝宝的生殖器有自动清洁的能力。

 ## 防止尿布湿疹

要注意定时察看、更换尿布，保持宝宝小屁股的干燥和清洁。如果使用棉布质地的尿布，在清洗时不要使用洗衣粉类的化学品。每次换尿布和洁净小屁股后，不要立刻换上尿布，先要等待宝宝的小屁股自动变干。为宝宝护理小屁股时，注意避免使用肥皂或者其他含有乙醇（酒精）以及香精的清洁用品。

 ## 确保洗澡时的安全

孩子进入浴盆之前，试一试水温，注意水温在30℃为宜。洗澡中要添加热水时，注意事前抱起孩子或用厚毛巾包好，避免宝宝被热水烫伤。注意在浴盆中放置防滑的垫子。半岁孩子洗澡时，浴盆中的水可以深10~13厘米，新生儿浴盆中水深5~8厘米为宜。保证洗澡时的室温在24℃左右。千万不要让宝宝有单独在浴盆中的时候，哪怕几秒钟，以防止发生意外。

现代家庭尤其要特别注意，给宝宝洗澡的时间一定要做到专一化，手机也罢、电话也罢，宝宝洗澡时间内最好一概不接不答，没有任何事情比宝宝的安全更加重要！千万不要扔下宝宝在水里面去接电话，注意力一旦转移，是最容易发生危险的。

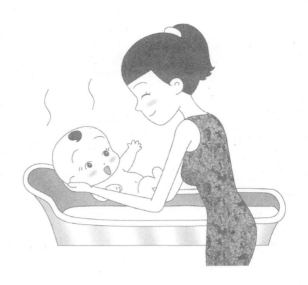

排便习惯训练

俗语说，娃娃直肠子，指的是婴儿肠胃容量小，刚刚吃就要排便。往往正在喂奶时，就能听到宝宝的小屁股发出排便的声响，会令人纳闷"怎么这么快？才吃下奶，就变成大便排出来了？是不是宝宝的肠胃不好？"

其实不然，新生儿的肠道排空时间，即食物从口腔摄入到肛门排出的时间为9～12个小时，到3个月以后，大约需要20个小时。孩子的生理特征决定，食物从胃进入贲门时，会引发"胃-大肠反射反应"，会使得肠道的蠕动增加，肠

道内的粪便随即排出体外。孩子越小，这种反射反应越强，所以会发生"刚吃就拉"甚至"边吃边拉"的现象。

一般说来，让母亲常常感到烦恼的，是孩子的排便次数。

 小婴儿排便训练

通常，在刚出生时，婴儿每天排便4～5次，满月后一天1～3次，到周岁以后，有的孩子2～3天才排一次大便。6个月以内的孩子，一昼夜要排尿20次左右，每次约30毫

升，半岁至1岁时减少到15次，每次约60毫升，到2~3岁时，每天仅10次左右。

3个月以上的宝宝，往往会在大便时，显出与平时不同的表情，小嘴用力、扭腿、憋气、眼神发直、四肢僵硬，表情异样等。这些表现，往往能被细心的妈妈发现，以免排便弄脏衣物。

大小便习惯的形成，可以通过培养和训练，使宝宝在排便过程中建立起良好的条件反射。培养排尿习惯，可以从3~4个月开始，仔细观察宝宝排尿时的表情，记下间隔时间。

把尿，可以在孩子睡醒后、喂奶后、喂水后10分钟、餐前、外出回家尿布未湿时进行。把尿时，可以发出声音信号，如"嘘嘘"声，逐渐形成孩子的听声排尿的条件反射。如果把尿一两分钟孩子不尿，可以过一会儿再把。把尿时间过长，婴儿会感到不舒服，容易造成拒把，习惯也不易养成。

排大便训练，可以选择早、晚进食后进行，用孩子憋气排便的"嗯嗯"声提示和鼓励排便，逐渐养成习惯。另外，孩子排便前，往往会有臭屁排出，也是将要排便的预示。

婴儿排尿时，如果发生遇尿则

哭，要怀疑是否有不正常情况发生。因为当肾和膀胱感染时，就会出现排尿时的啼哭现象。同时伴有食欲不振、脸色发青、时常哭闹。遇到类似情况时，要给宝宝多喝水，加快代谢，还须在医生指导下用药物治疗。

 进一步训练

孩子长到半岁，学会独坐以后，就可以培养和训练孩子坐盆大便的习惯。

坐盆大便：训练孩子坐盆大便，最好定时、定点让孩子坐盆，并教会宝宝用力。在孩子有大小便的表示，比如说，正在玩着突然坐卧不安，或者用力"吭吭"的时

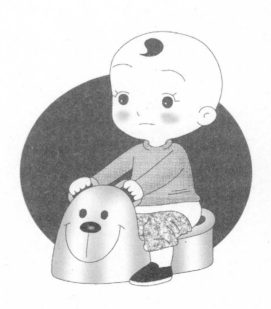

候，就要迅速让孩子坐盆，逐渐形成习惯，不要造成孩子在床上、在玩的时候随处大小便的可能。

开始孩子不一定能坐稳，一定要扶着。从培养习惯入手，如果孩子不习惯，一坐就打挺就不要太勉强，但每天都坚持让孩子坐，多训练几次就形成习惯了。

控制小便：训练孩子小便比大便要困难得多，因此需要的时间也要久得多。因为孩子小便的生理信号没有肠蠕动那么明显。训练孩子小便时，必须学会抑制小便信号，即膀胱紧张的反射性反应。训练孩子控制小便，包括清醒时和睡眠中两种状态。一般清醒时的控制较容易，刚开始时，孩子知道自己尿湿

了，继而知道正在尿湿自己，渐渐地会表达出自己尿湿了，然后，才会预知到自己要撒尿了。

在训练孩子之前，可以帮助孩子把这几层意思表达出来，教宝宝一些相关的语句如"宝宝尿尿了"，或"宝宝要小便了"等，让孩子了解表达生理功能的这些简易词汇。等到开始进行膀胱控制时，让孩子注意到自己已经可以在便盆上小便，让宝宝顺其自然地排出小便。

孩子坐便习惯培养，最好用塑料的小便盆，盆边要光滑。这样的便盆不管是夏天还是冬天都适用，如果用搪瓷便盆，到了冬天因为凉，孩子会不愿意坐盆。

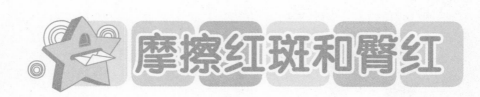

摩擦红斑和臀红

月龄较小的小婴儿宝宝，皮肤极其娇嫩，稍微不慎，极其容易伤害到小婴儿娇嫩、细腻的皮肤，甚至形成炎症。最常见的情况是摩擦红斑和臀红症。

 摩擦红斑

小婴儿的皮肤娇嫩，极其容易发生摩擦红斑，尤其是长得较胖的婴儿更常见。

摩擦红斑主要因为皮肤皱褶处的湿热刺激和互相摩擦造成，通常发生在宝宝的颈部、腋窝、腹股沟、关节屈侧、股部与阴囊的皱褶处。初发时，局部出现潮红充血性红斑，范围大小与互相摩擦的皮肤皲裂面积相吻合，表面湿软，边缘比较明显，较四周皮肤肿胀。如果继续发展，会使孩子表皮糜烂，出现浆液性或化脓性渗出物，造成皮肤浅表性溃疡。

预防婴儿摩擦红斑，主要是保持孩子的皮肤皲裂处的清洁和干燥。宝宝娇嫩的皮肤发生摩擦红斑后，要先用4%的硼酸液冲洗，然后敷上婴儿专用爽身粉，要尽量让孩子的皮肤皱褶处分开，使皮肤不再摩擦。如果因红斑发生感染，用2%

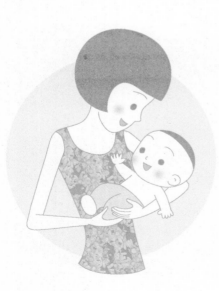

的甲紫或抗感染药膏涂治。

 ## 臀红

俗称红屁股，医学上称为尿布湿疹或尿布皮炎，是婴幼儿常见的皮肤病。这种病产生的主要原因，是尿布不够清洁，上面沾有大小便、汗水及未洗净的洗衣粉等，刺激宝宝娇嫩的皮肤引起局部皮肤发生炎症。此外，腹泻的婴儿常常会发生臀红。

发病开始，宝宝臀部红肿发炎，继而出现红色小皮疹，严重的会使皮肤破溃，呈片状，能蔓延到会阴及大腿内侧，男婴会使睾丸部受侵损。

尿布皮炎发生的原因，是由于尿布换洗不勤，或者使用了橡皮布、塑料膜、油布等不吸潮透气的材料来包裹婴儿尿布，致使婴儿臀部皮肤经常受到温热的刺激而发生皮肤炎症。另外，由于尿素被细菌分解，产生大量的氨，对婴儿娇嫩的皮肤产生刺激。

尿布皮炎的早期表现，只是在接触尿布的部位出现大片的皮肤发红、粗糙，如果及时发现，及时、得当处理，皮炎会很快消退。否则，继续发展下去，可能会出现斑丘疹、疱疹，严重的还可能导致局部皮肤糜烂，甚至出现皮肤溃疡。

尿布皮炎重在预防，应当给宝宝勤换尿布，避免让尿湿了的尿布长时间接触宝宝细嫩的皮肤。尿布应当用旧的细棉布制作，要有足够数量的尿布以供洗换，并且要保持清洁、干燥、柔软。婴儿的穿衣、盖被子均不宜过多过厚，衣服也不宜穿得太紧，室内温度也应当适宜，要注意降低湿度和温度对宝宝皮肤的刺激。

已经发生尿布皮炎的宝宝，切忌用热水和肥皂擦洗，以免刺激皮肤，加重炎症。轻度尿布皮炎无须专门治疗，只需要勤洗皮肤，保持局部皮肤干燥、清洁，一般在2～3天就能痊愈。如果发生皮肤溃烂等严重现象，则一定要及时到医院治疗。

把宝宝带到室外，每天适当晒一晒小屁股，可以防止尿布皮炎的发生。但要注意防止感冒，晒屁股的时间，每次以3～5分钟为宜。

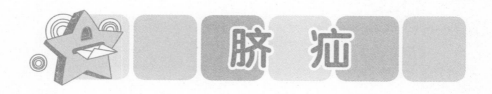

脐 疝

婴儿满月后，脐带脱落部位早已完全愈合。有些孩子的肚脐却变得越来越向外突出，局部鼓胀出一个包块，看上去皮肤无异常色泽，是发生了脐疝。

脐疝是脐带脱落后，脐带血管及和胶样物质退化消失，腹膜与瘢痕性皮肤组织相粘连，两侧腹直肌鞘纤维形成，在脐部成为一个环口，孩子用力哭闹时，腹压增高，脐部腹膜向外膨出，生成脐疝。

脐疝一般无须治疗，随着年龄的增长，孩子脐部周围肌肉逐渐发育完好，在2岁前可以自行愈合。但是如果疝环部位过大，就很难自愈，则需手术修补。

对患有脐疝的婴幼儿，要尽量避免惹得哭闹，防止便秘、咳嗽、喷嚏等情况出现，这些情况可能会使腹压增高，加重脐疝，影响到脐环的愈合过程。

如果孩子的脐疝鼓出过大，可以用纱布包裹腹部，注意不要包得过紧，以免引起不良后果。满3岁时脐疝若未完全愈合，请医生判断是否要手术修补。

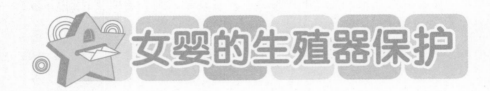

女婴的生殖器保护

家长一般很少关注到女婴生殖器官，而女婴娇嫩的生殖器官，特别容易遭受各种疾病的侵袭，给孩子带来的损害，常常会重于成人的妇科疾病。

女婴生殖器官发育未成熟，阴道黏膜较薄，阴道内酸度较成年人低，感染的机会也多。发生感染后，女婴阴道内的白带也会增多。正常女婴的阴道，也有少量的渗出物，颜色透明，没有气味。如果女孩子的白带发生异常，颜色发黄或发白，像脓液，有异味，量多，则有可能患了炎症。如果白带增多呈乳凝块状，阴部发痒，有异味，还出现尿急、尿频、尿痛等症状，看上去发红，就有可能染上了滴虫、真菌或淋病。

预防女婴生殖系统感染非常重要，要注意：

不穿开裆裤，可以减少感染机会；

教给孩子从小养成良好的卫生习惯；

女婴洗会阴的盆要单用，不能与洗手、洗脚盆合用，更不能与母亲合用；

女婴的毛巾、床单要单用，并要经常洗晒；

女婴大便后，要先拭净小阴唇，再用纸拭肛门。在清洗时，也是先洗前边，后洗肛周；

带孩子出去旅游或到公共场所，不要随便使用盆浴，不要使用不洁的毛巾、马桶、卫生纸；

如果父母患有性病，要注意隔离和消毒，不要传染给年幼的女儿。

女婴生殖器官如果发生感染，要及时检查。这些疾病都有特效药物治疗，只要坚持用药，注意外阴清洁卫生，保持局部清洁干燥，穿宽松内裤，是可以治好的。

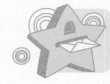

男孩的生殖器保健

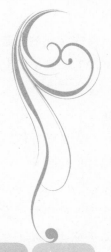

男孩的生殖器保健，很容易受到父母的疏忽。

要特别注意男孩子的生殖器健康，注意观察男孩的小阴茎、阴囊和睾丸是否正常，是不是患有隐睾、疝气。护理好男孩的包皮和阴囊，尤其是要仔细观察，及早发现问题对症治疗，以免对孩子造成终身失误。

注意观察，男孩的睾丸是否降入阴囊。一般说来，孩子还在母腹中时，睾丸位于腹腔中。随着孕期的延长，睾丸逐渐下降，孕期第9个月时会降入阴囊内，在孩子呱呱坠地后，大多数都能在阴囊内触摸到睾丸。只有约占3%的极少数婴儿的阴囊里空空如也，一般也会在出生后1～2个月摸到。假如出生后3个月阴囊仍是空的，就应诊断为隐睾症。手术治疗要赶在睾丸发生病变之前进行，即2岁以内，万万不可过晚。

注意男孩的阴茎过长的包皮是否需要切除。包皮过长，是指包皮遮盖阴茎头，但能上翻露出阴茎头。如果包皮口狭小或包皮与阴茎头粘连，不能使包皮上翻并显露阴茎头者，则称为包茎。新生儿几乎都有包茎，童年期也会有包皮过长现象，一般在3岁以后，阴茎头和包皮之间的粘连自行消失，包皮可以上翻露出阴茎头，以后阴茎头可自行逐渐露出，到青春期全部外露。

新生儿有包茎和童年包皮过长都是生理现象，不必大惊小怪，也无须治疗，但要经常为孩子清洗，因为此处极易"藏污纳垢"，不但易于细菌繁殖而诱发炎症，而且可因致癌物——包皮垢的刺激，导致癌变。清洗时动作要轻柔，小心地翻开包皮，切忌用含药物成分的液体和皂类，以免引起外伤、刺激和变态反应。清洗后用柔软毛巾轻轻擦干，再把孩子包皮翻回去。

如果触摸孩子阴囊时，发现睾丸以外有包块，应当怀疑两种可能：一种可能是"疝气"，疝是腹内的小肠或其他组织，通过腹股沟管进入阴囊所致，肉眼即可见到阴囊肿大，发现后可以做简单手术矫治；另一种可能是睾丸或附睾结核，必须及时就医。

护理男孩的阴囊十分重要。阴囊的作用是保护睾丸，如同一具"空调器"，为睾丸营造一个"四季如春"的良好环境。有经验的人会过观察男孩的阴囊判断孩子是否正常。一般外界炎热时，阴囊皮肤变得壁薄如纸，加强散热；当外界变冷时，阴囊皮肤立刻收缩呈橘皮状，起保湿作用，这种自我调节功能，使阴囊内始终保持在36℃左右的健康水平。因此，要切忌让男孩子在温度过高的热水里长时间浸泡，以免影响精原细胞的发育。

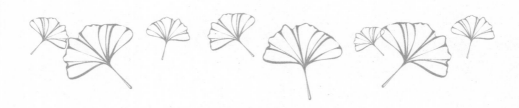

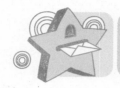

婴儿湿疹

婴儿湿疹，又称为奶癣。湿疹是儿科常见的皮肤病，可能发生在身体的任何部位。主要表现为皮肤出现多形性、弥漫性、对称的损害，即皮肤出现对称的针头大小的丘疹或疱疹，且往往弥漫成片，伴有剧烈的瘙痒感。常常能见到一些可爱的婴幼儿在脸蛋上、眉睫间长有成片的小疙瘩，有些还流水、结痂，即为婴儿湿疹。湿疹的发作时间长，且反复发作，常常引起家长和孩子严重的不安和焦虑。

中医认为，奶癣为胎中遗热遗毒，出生后饮食失调，脾失健运，内蕴湿热，外受风、湿、热、邪所致。西医则认为此症多见于肥胖渗出性体质的婴儿，尤其是人工哺育的婴儿，营养过度、消化不良、对食物过敏都会引发。

湿疹的发病原因比较复杂，较一致的看法是皮肤对外界的变态（过敏）反应。可引起皮肤过敏的因素很多，湿、热、冷、日光、微生物、毛织品、药物、尘埃、洗涤剂等。最常见的食品，牛奶、鸡蛋、鱼肉等必需营养品都可能引起过敏反应。婴幼儿的衣物和日用消费品也是引起湿疹的主要原因之一，香皂、护肤品等都可能引发，过敏原还包括哺乳期母体食物。

家庭护理婴幼儿，一旦孩子患上湿疹，除按医生要求找到过敏原外，要遵医嘱指导进行治疗，衣物应当宽松、柔软、清洁、干燥且无刺激性，以避免和减轻发病。母乳喂养的母亲要避免吃辣椒、乙醇（酒精）、茶、咖啡、可乐等刺激性食物和饮料，同时观察孩子是否对鱼、虾、羊肉、牛奶等食物敏感，避免食用引起过敏的食物。如果是牛奶引起过敏，可以把煮沸牛奶的时间延长一些，或者反复煮沸1~2次，也可以改用羊奶或豆浆及其他代乳品哺喂孩子。

不要给婴儿穿戴尼龙化纤类衣物，照料宝宝的人也尽量穿棉布衣服，不要使用化妆品，以避免不良刺激。最好给已经患上湿疹的宝宝戴上一副棉布小手套，防止孩子抓挠痒痒，挠破患处发生感染。

患湿疹期间，不能给孩子进行预防接种。

患湿疹对孩子是一件很痛苦的事，家人也很急，但不可以乱用药、乱找偏方胡治，用药一定要经医生指导。不可用热水洗烫患部，以免刺激皮肤毛细血管扩张加重红肿。可用温水洗拭，但不宜搓擦和浸泡，要避免使用肥皂刺激孩子皮肤。在湿疹刺痒难耐发生时，说服孩子不要抓挠，防止局部受刺激感染，过痒时，可外用炉甘石洗剂涂抹。

防治湿疹，养成良好生活习惯很重要。治疗过程中按医嘱服用和注射药物，也可采用中药外敷和洗剂。

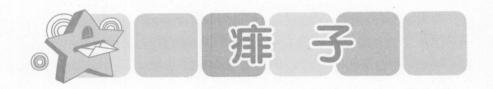

痱 子

婴幼儿皮肤处在发育之中，功能不够完善，自我调节能力较差。到炎热的夏季，尤其是赶上气温高、湿度大的"桑拿天"，往往会在头面部、前额、脖子等部位长出针头大小红色丘疹，密集排列，局部稍红，刺痒和灼热感难耐。肥胖的孩子更容易发生这类状况，这是因为周围环境温度高、气压偏低致使孩子皮肤表层汗液排泄不畅，引起的汗管周围发生炎症，这就是痱子。

痱子，是一种急性皮肤炎症，由汗孔阻塞引起。人体除手心、脚底之外都可能发生痱子，常发生在头皮、前额、颈、胸、臀部、肘弯等皱褶易出汗的摩擦部位。婴幼儿皮肤娇嫩，汗腺发育和通过汗液蒸发调解体温的功能较成年人差，更易生痱子。

从种类上说，痱子分为红痱、白痱、脓痱3种，不同的痱子有不同的表现。

红痱
（红色粟粒疹）

红痱是因汗液在表皮内稍深处溢出而成。临床最常见，任何年龄均能发生。易发于手背、肘窝、颈、胸、背、腹部，婴幼儿常发于头面部、臀部，为圆而尖形的针头大小密集的丘疹或丘疱疹，对称分布，有轻度红晕，自觉轻微烧灼及刺痒感。皮疹消退后有轻度脱屑。

白痱
（晶形粟粒疹）

白痱是汗液在角质层内或角质层下溢出而成。常于高温、暴晒后出现，多见于大量出汗、长期卧床、过度衰弱的患者。在颈、躯干部位发生针尖至针头大浅表性小水疱群，壁极薄，微亮，无红晕，轻擦后易破，多于1~2天内吸收，干后有极薄的细小鳞屑。

脓痱
（脓疱性粟粒疹）

脓痱是痱子顶端有针头大、浅表性的小脓包。临床上较少见，常发生于皱褶部位，如四肢屈侧和阴部，婴幼儿常见于头颈部。表现为孤立、表浅、与毛囊无关的粟粒样脓疱。脓疱内常无菌，或为非致病性球菌，但溃破后可继发感染。

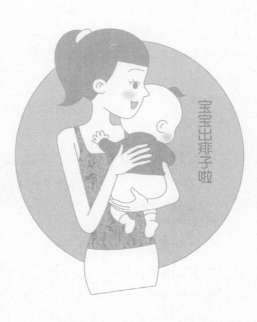

宝宝出痱子啦

出现痱子后，因为刺痒和烧灼感，孩子难免要伸手抓挠痒痒，手指甲极易抓破痱子部位，引起感染，引发汗管及汗腺发炎、化脓，形成痱疖，俗称痱毒。痱毒一般小如豆粒，大如葡萄，表面呈红紫色，疼痛、发热，局部淋巴结肿大，严重者可能诱发败血病。

痱子发生以后，第2年夏季还会在相同部位发作。因此，对于痱子"防"胜于"治"。

婴儿期（1~12月龄）——生长发育最迅速的时期

夏季家庭护理婴幼儿要预防痱子发生，关键在于保持皮肤清洁和干燥。要勤用温水给孩子洗澡降温，不要用冷水。温水洗后不会刺激汗腺，不会引起血管收缩，洗完后容易干爽。要注意在炎热季节，不要让孩子赤裸身体，使皮肤没有衣物的保护，更容易生痱子并发感染。

夏季给孩子穿的衣物要宽大、吸汗、透气性良好。室内要通风，保持凉爽。要让孩子多多喝水，特别是喝一些绿豆汤、红豆汤、菊花茶等防暑降温饮品。如果已经发生痱毒，要在医生指导下使用抗生素，并外涂鱼石脂软膏或如意金黄散等外用药。

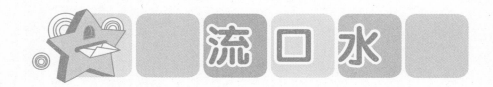

流口水

口水即唾液，是由人的口腔黏膜中的大唾液腺、腮腺、颌下腺和无数个小唾液腺分泌出来的。唾液中含有多种消化酶，能够帮助人消化食物，并能中和口腔中细菌产生的酸。如果唾液缺乏，易发生口疮、龋病等疾病。

正常成人一昼夜分泌唾液1000～1500毫升，这样大量的口水，几乎全部被不自觉地吞咽下去，所以不会有口水流出，并能够不断地保持口腔卫生。

婴儿唾液腺不太发达，口水分泌得较少。宝宝长到3～4个月的时候，中枢神经系统和涎腺（唾液腺）均趋向于发育成熟，唾液分泌量逐渐增多，有的宝宝到三四个月大时已经开始长牙，萌生的牙齿对口腔神经产生刺激，使唾液分泌增加。宝宝口腔较浅，又不会节制口腔内的口水，吞咽功能又差，所以经常会有口水流出口腔；当宝宝从卧位转换成坐位或直立位时，口水就更容易流出来。此外，一般在4～6个月以后，宝宝开始出牙时对三叉神经刺激，或者食物的刺激等，均可能使口水流出口腔，这些都是生理性的，不是病态。随着宝宝的长大，这种现象会慢慢消除，一般无须治疗，切忌乱投医。

　　如果宝宝平时很少流口水，突然口水增多，伴有不吃奶、哭闹等现象，有可能与口腔溃疡等疾患有关，这种情况下就要去医院诊治了。

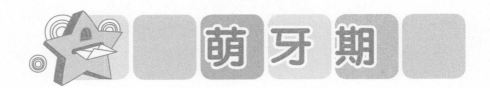

　　婴儿的乳牙，在出生后4~7个月开始萌出。一般6个月左右萌出第1颗乳牙，最先萌出的乳牙，是下面正中的一对门齿，然后是上面中间的一对门齿，随后再按照由中间到两边的顺序逐步萌出。

　　宝宝出牙的早晚，主要是由遗传因素决定的。有的孩子出生后4个月就开始出牙，也有的孩子要到10个月才萌出乳牙。假如10个月以后，乳牙仍然没有萌出，也不必紧张，只要宝宝的身体健康，没有其他问题，晚一些甚至到1周岁时，再萌出第1颗乳牙也没有关系，只要注意喂养，合理又及时地为宝宝添加过渡性食品，多晒太阳，孩子的牙齿自然会长出来的。如果过了周岁还不出牙，并且伴有其他异常情况，可以去医院检查治疗，切不可滥用鱼肝油等药物。

　　有的父母误认为，乳牙好不好问题不大，反正孩子将来还要换牙，这种看法不对。因为乳牙的好坏，会直接影响到恒牙的萌出及其功能。

　　乳牙萌出的时间有早有晚，早一些长牙的在4个月已萌出，多数宝宝在1岁时，已经有6~8颗牙，2岁时乳牙出齐，共20颗。

　　牙齿的生长要有充足的热量、蛋白质、钙、磷及维生素A、维生素D、维生素C和氟等。钙、磷是牙骨质的主要成分，如果钙、磷及维生素D摄入量不足，会影响到牙齿的正常形态和结构；如果长期缺乏维生素A、维生素C，牙齿会长得稀疏、短小，或者横七竖八，里进外出。所以，在宝宝的出牙期，要注意营养，不断补充牙齿需要的钙、磷，而且要注意添加维生素D，在4~6个月时要给宝宝加维生素D和钙片，饮食中注意加蛋黄、菜泥、果泥、鱼泥、肉泥、骨头汤、面条、饼干、馒头片等。

孩子出牙多数情况是自然萌出，没有什么感觉，也有部分宝宝会伴有局部发红、发痒、流口水、咬硬东西或手指，哺乳时咬乳头等现象。这些大都在出牙以后自然消失。有些父母在宝宝出牙前，用未经消毒的布去擦宝宝的牙床，这样做不对。孩子的牙龈比较脆薄，容易因外界刺激而引起牙龈组织发炎。为了帮助宝宝乳牙的顺利萌出，可以给孩子饼干、干馒头片之类的食物去咬或者咀嚼，但不要给孩子咀嚼太硬的东西。

宝宝初生的牙齿，釉质较薄，极易受到损伤，尽量不要给宝宝吃甜食和糖果，以防止龋齿发生。

 ## 萌牙期护理

多数宝宝出牙时没有特殊反应，少数孩子会出现低热、流涎、烦躁、睡眠不安等症状。宝宝牙齿生长得好坏，不仅关系到面部的美观，更直接影响生长发育。因此，做好宝宝出牙期前后的家庭护理极为关键。

 ## 保持口腔清洁

宝宝的牙齿快萌出时，要特别注意口腔清洁。方法很简单，即在喂奶或食用辅食后喝几口白开水，冲洗掉口腔内残留的食物残渣。切忌让宝宝含着盛有奶液或其他食物的奶瓶入睡。

 ## 锻炼牙床

快出牙时，宝宝会出现经常性流涎、牙肉痒、抓到什么咬什么的现象。这时，可以使用由硅胶制成的牙齿训练器，让宝宝放在口中咀嚼，以锻炼宝宝的颌骨和牙床，使牙齿萌出后排列整齐。也可以买磨牙饼给孩子咬，促进牙齿萌出。

加强营养

在宝宝出牙期，营养不足会导致出牙推迟或牙质差。因此，除了全面加强营养外，还要特别注意添加维生素D及钙、磷等微量元素。多抱宝宝去户外晒太阳，使皮肤中的7-脱氢胆固醇经太阳中紫外线照射转变为维生素D_3，补充所需维生素D源。

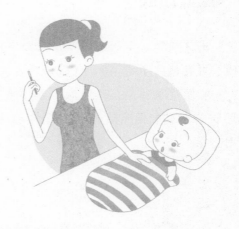

 ## 发热

有的宝宝在牙齿刚萌出时，会出现不同程度的发热。只要体温不超过38℃，精神好、食欲旺盛，就不用做特殊处理，多喝一些开水就行；如果体温超过38.5℃，伴有烦躁哭闹、拒奶现象，则应及时就诊，请医生检查。

 ## 腹泻

有的宝宝出牙时会有腹泻。当宝宝大便次数增多、但水分不多时，应暂停给宝宝添加辅食，以粥、汤面条等易消化食物为主，要注意餐具的消毒。若次数每天多于10次、且水分较多时，要及时就医。

 ## 流涎

多为出牙期的暂时性表现，可以为宝宝戴上围嘴，及时擦干流出的口水。

烦躁

出牙前的宝宝出现啼哭、烦躁不安等症状时，只要给以磨牙饼让宝宝咬、并转移孩子的注意力，通常会安静下来。

需要注意的是，佝偻病、克汀病、营养不良等都可能引起出牙延迟和牙质欠佳。如果宝宝超过12个月还未出牙，要到医院查明原因，及早诊治。

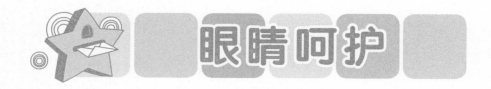
眼睛是心灵的"窗户"。让孩子有一双明亮而美丽的眼睛，是每一位父母的心愿。

孩子刚出生时，对光线会有反应，但眼睛发育不完全，视觉结构、视神经尚未成熟，视力只有成人的1/30。1个月的孩子，视力只有光感或者只感觉到眼前有物体移动，并不能看清物体。一般出生3个月后，才会注意人，能追随眼前的物体看，但视野只有45°左右，而且只能追视水平方向和眼前18～38厘米远的人或物。

在眼睛的视网膜上，有一种圆锥细胞，是颜色的感受器。红、绿、蓝，是自然界3种基本颜色，圆锥细胞中，含有对这3种颜色相适应的组织，是感色成分。每种感色成分主要被一种基本颜色引起兴奋，对其他有色光线虽然也起反应，但程度有限。因此，孩子多喜欢

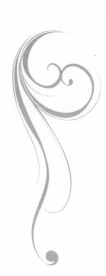

红、绿、蓝等3种颜色。

预防眼外伤

这一点需要全家人格外小心。对1岁以内的孩子，不要拿任何带有锐角的玩具玩。孩子长到1岁以后渐渐地会走、会跑了，更要小心预防眼外伤。千万不要给孩子拿刀、剪、针、锥、弓箭、铅笔、筷子等尖锐物体，以免孩子走路不稳摔倒后被锐器刺伤眼球。

另外，不能让孩子独自燃放鞭炮，因为孩子不能掌握燃放技术，爆竹爆炸时巨大外力，对眼球的猛烈冲击会产生眼损伤，如眼睑皮肤和结膜破裂、烧伤，角膜、结膜多发性异物、角膜裂伤、前房和眼内出血、眼底损害和青光眼，严重者完全失明。

洗涤剂、清洁剂误入眼睛

洗涤剂、清洁剂种类繁多，都含有不同程度碱性化学成分，如果不小心进入孩子的眼睛，对结膜、角膜上皮有损害，会使结膜充血、角膜上皮点状或片状破损，影响角膜透明度，看东西模糊。由于刺激角膜上皮丰富的感觉神经末梢，孩子会出现怕光流泪、不敢睁眼和疼痛等情况。所以，在使用洗涤剂时，千万不要溅进孩子眼里，一旦发生，要立即用清水冲洗。

异物入眼睛

异物进入眼里，会出现怕光流泪、不敢睁眼等现象。此时，千万注意不能让孩子用手揉眼睛，因为用手揉眼睛，不仅异物出不来，反而会使角膜上皮擦破，使异物深深嵌入角膜，加重疼痛，还容易引起细菌感染，发生角膜炎。

正确的做法，是帮助孩子轻轻提起眼皮，如此反复进行，使异物随着眼泪的冲洗，随眼泪自行排出。如果这一招失败，可以把孩子上下眼皮翻转过来，检查眼睑、结膜、睑穹窿部有无异物，如有，再用消毒棉签或干净的手帕把异物拭除。如果异物在角膜（俗称乌眼珠）上难拭除，必须带孩子上医院请医生清除。

 ## 眼睛发育异常早发现

正常情况下，孩子的眼睛晶莹明亮，眼球大小适中，活动自如。要观察孩子的眼睛发育有没有异常，可以从孩子双眼的大小、外形、位置、运动、色泽等几个方面，能尽早发现一些问题。

瞳孔区内有白色物，可能患了白内障；

如果总是孩子眯着眼睛看东西，要注意是否有近视眼；

眼球变大，可能患了先天性青光眼；

如果眼球向左右（或上下）来回摆动，有可能患眼球震颤；

如果眼球偏向一侧，则有可能是斜视；

如果把玩具放在孩子面前，孩子无动于衷，不去拿取，孩子可能视力很差，很可能患有视神经萎缩等眼底疾患；

如果夜间在暗处发现孩子瞳孔内有白色的反光物，形同猫眼，则应当考虑患有"视网膜细胞瘤"；

如果眼球突出，尤其是单眼眼球突出，要警惕"球后肿瘤"。

这些病症都要及早发现，找眼科医生诊治。

 ## 眼屎过多的治疗

眼屎多，是因为孩子的免疫功能不够健全，结膜上皮和淋巴组织没有发育完全，加上缺乏泪液分泌。一旦被细菌感染，极易发生结膜炎，使分泌物——眼屎增多。也有的孩子患结膜炎，是由于母亲患有子宫颈炎、阴道炎等疾病，在分娩期间因眼部感染而发生结膜炎。

治疗时，须根据具体情况选择用药。对细菌引起的结膜炎，要去有条件的医院进行眼屎涂片化验，确定细菌的种类，针对性地选用抗生素眼药水或眼膏局部治疗。最终确诊和治疗要取决于细菌的培养和药物敏感试验结果。

呵护眼睛需精心

许多家长喜欢和孩子一起阅读书籍或看图画。看书是好事，但不能让孩子用眼过度。幼儿期孩子的眼睛还处在不完善、不稳定阶段，长时间、近距离用眼，会导致孩子的视力下降和近视眼发生。一般说来，幼儿每次阅读的时间不应超过20分钟，要经常带孩子向远处眺望，引导孩子努力辨认远处的一个目标，有利于眼部肌肉的放松，预防近视。

噪声，能使人眼对光亮度的敏感性降低，还能使视力清晰度的稳定性下降。如果噪声达70分贝时，视力清晰度恢复到稳定状态时需要20分钟，而噪声达到85分贝时，至少需要1个多小时。此外，噪声还会使色觉、色视野发生异常，使眼睛对运动物体的对称性平衡反应失灵。因此，在孩子居室里要注意环境的安静，不要摆放高噪声的家用电器，看电视或听音乐时，不要把声音放得太大。

孩子盥洗用品，包括毛巾、脸盆和洗涤剂等，应单独配制，不能与家人混用。

此外，应当注意对孩子的视力进行监测，特别要分别检查两眼的视力，最好每3～6个月给孩子做一次视力检查，有条件的还可以在这一阶段进行一次散瞳验光。

营养因素对眼睛很重要

孩子的眼睛正处于发育阶段，像身体发育一样需要丰富的营养。各种维生素对孩子的视力发育影响不同。当维生素A缺乏时，会引起夜盲症，还可能导致视神经损害，严重缺乏时会引起泪腺萎缩，泪液分泌减少，发生眼睛干燥、角膜水肿、混浊（即幼儿角膜软化症），乃至角膜穿孔失明。维生素B_1在糖类代谢中起着重要作用，一切神经组织都要消耗糖，视神经组织也是一样，当体内维生素B_1缺乏或不足时，碳水化合物（糖类）类代谢中间产物丙酮酸等的氧化不能正常进行，会引起一系列功能障碍，从而发生视神经炎。维生素B_2缺乏时，会引起组织呼吸减弱及代谢强度减退，从而发生结膜炎、角膜炎，甚至还可引起白内障。维生素C缺乏也能引起白内障。

日常饮食摄取所需营养

胡萝卜素能在体内转变成维生素A，含胡萝卜素丰富的食物有胡萝卜、番茄和各种绿色蔬菜，以及动物肝脏、奶油、全脂牛奶、蛋黄等。维生素B_1可由日常所食用的糙米、面粉及各种豆类中摄取。维生素B_2、维生素B_6的天然食物来源是动物的肝脏、牛奶、蛋黄、花生、菠菜等。至于维生素C，则从各种新鲜的蔬菜、水果中获得。

近视眼的预防，需要从婴幼儿抓起。近视眼的发生，与身体里缺少铬与钙两种矿物质有关。如果孩子吃大量的糖和碳水化合物（糖类）的食物，会使身体里微量元素铬的储存量减少，吃了过多的烧煮太过的蛋白质类食物，会使身体里钙的代谢发生异常，造成缺钙。

所以，要预防近视，除了注意用眼卫生外，还要培养孩子合理的饮食习惯，讲究营养卫生，少吃糖果和含糖分高的食物，少吃精米、白面，多吃糙米粗面，限制高蛋白动物脂肪和精制糖类食品的摄入，减少身体铬的排出。同时，消除孩子偏食的不良饮食习惯，多吃动物肝、蛋类、牛奶、虾皮、豆类、瘦肉、蘑菇等。

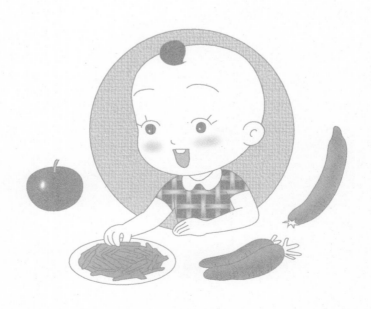

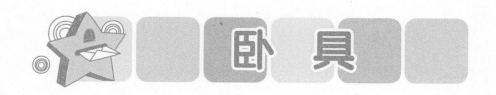

卧具

育儿用的卧具，是孩子睡眠必需的环境硬件，伴随宝宝的时间要占到每一天的大半时间，因此，事关健康成长，马虎不得。

为宝宝选择适合的卧具，不仅需要达到美观、实用、便于清洁的日常生活需要，还有一些事关健康的环节。

 婴儿床

婴儿床应当有护栏，护栏不能低于孩子身长的2/3；护栏的木栅不应太窄，以防止卡住头；最好让宝宝睡木床，木床要光滑无刺，免得扎伤皮肤。有的家庭出于心疼孩子，让孩子睡软床，铺厚垫，用软枕，其实不好，容易造成婴儿窒息，因为太软的床不利于孩子滚动，一旦被被褥等误堵住口鼻后难以挣扎；同时，床太软不利于孩子的骨骼发育，更不利于孩子练习翻身、坐起、站立、爬行和迈步。

 枕头

新生儿不必用枕头，孩子满月以后，可以用毛巾对折2次垫在头下。婴儿3个月龄时，考虑到不要把头睡"偏"、影响到未来脸型，可以选用小枕头。孩子的枕头不能太硬，过于硬的枕头会让孩子睡成偏头；枕头也不宜太软，太软会造成幼儿面部埋陷进去，容易发生窒息；一般说来，枕头的高度以 3 ~ 4 厘米为宜；枕头应当吸汗、通气，防止头部生痱子；枕芯可以选用木棉、茶叶、荞麦皮做成。

 褥子

褥子可用棉布和棉花充填做成，褥子上面不要因为防尿液浸湿而铺放不透气的塑料布，以防止婴儿会被塑料布蒙住头而发生意外，塑料布因为不透气，容易造成宝宝皮肤感染。

被子

被子也应当是全棉的，大小要依照孩子身长制作，太大、太长会很不方便，也容易让孩子睡梦蒙住头；孩子易出汗，被子不宜太厚；用薄被子更贴身，真正起到保暖作用。

床单

床单也要用全棉的，用浅色为好，尽量少用深花色，以防止颜色脱落，污染皮肤。

婴儿的卧具，最好多准备几套，尤其是床单和褥子，最易被排便弄脏，需要多备几套更换。

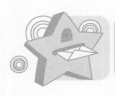

选择衣物

"人是衣冠马是鞍"，为天真活泼、可爱的宝宝选择衣着打扮，也是一个很重要的内容。

一般谈到婴儿，讲的较多在喂养、健康和生长发育方面。对宝宝的穿着却考虑得少，或许因为市场上可供选择的服饰太多，或者认为只要穿得暖穿得舒服就可以，没什么太大的讲究。

其实，为孩子添置合适的衣着，很有讲究和学问。

衣服

0～1岁以内的婴儿长得快，一定要选购宽松式样的衣物。应挑选棉布制成的衣物，既吸汗，又不会引起皮肤过敏。

更大一些的孩子在穿着方面，要求不像成年人那么多。比如睡衣，不论白天、晚上孩子都能穿，天气凉爽时，可以穿长睡衣，这样可有效防止睡着后把被子蹬掉，天热时则可以选择短睡衣。应当备上3~4件，以方便替换。

婴儿的衬衣分为3种类型：

侧开口式：适合较小婴儿用，较小的婴儿腿伸不直，用侧开口的衬衣方便穿着。有些型号的衬衫上有一块垂片，可以把尿布别在上面，能防止尿布掉下来。

单片式衬衫：优点在于可以防止婴儿的腹部受凉。

套头式：前面不开口，没有扣子，不会硌着孩子。

婴儿睡觉起来后，可以把套头衫穿在睡衣里面或外面，保护孩子不受凉。选购时，应注意领口是否宽松。如果是肩上开口的，按扣一定要结实牢固。宝宝穿衣应当简单、方便、舒适。购买时要选择适合1周岁内穿。给孩子穿衣前，别忘记把标签和说明取下来，避免擦伤孩子皮肤。

 裤子

为了护理方便，1岁以内一般都给孩子穿开裆裤。开裆裤也应选择较为宽松的，一些家庭为了防止孩子裤子掉，就用力帮宝宝系紧裤带，这种做法非常错误。孩子的裤带不宜扎紧，否则容易引起孩子肋骨外翻，裤腰上的松紧带也不宜过紧。

 袜子

穿袜子对孩子是必需的。因为婴儿身体的各项功能发育都尚未健全，体温调节能力也差，尤以神经末梢的微循环最差。如果不穿袜子，极其容易受凉。随着宝宝不断长大，活动范围扩大，两脚活动项目增多，如果不穿上袜子，容易在蹬踩过程中损伤皮肤和脚趾。穿上袜子还可以保持清洁，避免尘土、细菌等对宝宝皮肤的侵袭。

注意选择透气性能好的纯棉袜，尼龙袜不吸汗，且影响宝宝的皮肤。还应注意选择适合宝宝脚型的袜子，避免过大或过小的袜子影响宝宝脚的发育。

 鞋子

给婴儿选购鞋子应当注意：

婴儿生长发育很快，鞋子要买得稍大点，鞋尖部必须有空间，让宝宝的脚趾自由活动。

选购鞋底松软的鞋子，鞋底较硬的鞋子会使孩子脚部感觉不适。

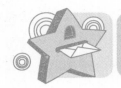

婴儿形体语言

小婴儿在学会说话以前，人虽然很小但生理需求很多，还没有足够的与成年人沟通、表达的能力，尤其是无法顺利传递信息，会让妈妈增加很多照顾不周的担忧。

然而，孩子虽小，却有着丰富的面部表情和形体变化，只要能够解读这些形体语言表达的“密码”，就能够充分了解孩子的感受和需要，给孩子最好的呵护。

表情 眼神无光。

解读 疾病先兆。

健康的宝宝眼神总是明亮有神、转动自如的。若发现孩子眼神黯然呆滞、无光少神，很可能是身体不适的征兆，也许已患病。最好带孩子去医院看看，千万不要迟疑！

表情 噘嘴、咧嘴。

解读 要排尿。

每次小便之前，宝宝通常会出现咧嘴或是上唇紧含下唇的表情。出现这种表情的时候，最好把一把小便，或检查尿布是不是应该换了。

动作 吮吸。

解读 饿了。

喂哺过一段时间以后，宝宝小脸转向妈妈，小手抓住妈妈不放。用手指一碰面颊或嘴角，便马上把头转过来，张开小嘴做出寻找食物的样子，嘴里还做着吸吮的动作，这说明孩子饿了，赶紧给宝宝喂吃的吧。

表情　懒洋洋。

解读　吃饱了！

妈妈最怕宝宝饿着，但过量喂食显然也不是好事。怎么才能判断宝宝已经吃饱了呢？其实也很简单。当宝宝把奶头或奶瓶推开，头转一边，一副浑身松弛的样子，多半已经吃饱，不要再勉强宝宝吃。

动作　喊叫。

解读　烦恼！

1岁以前的宝宝，在嘈杂的环境中很容易受到干扰，但苦于口不能言，只好用尖叫、哭闹表达自己的烦恼。家人可以带孩子去安静的地方散步，或是给点好玩的东西让孩子安静下来。同时，也要做好榜样，再怎么烦恼和生气也不要在家里高声喧哗吵闹，宝宝的学习能力可是惊人的哟。

表情　严肃。

解读　缺铁。

宝宝的笑脸，是营养均衡状态的"晴雨表"。从发育进程看，一般在出生后2～3个月便能在父母的逗引下露出微笑。有些宝宝笑得很少，小脸严肃，表情呆板，多半因体内缺铁造成。如果遇到这种情况，最好连续一个星期给孩子补铁，很快，宝宝严肃的表情会逐步消失，代之以灿烂的笑容。

表情　笑。

解读　兴奋愉快。

当孩子感觉舒适、安全的时候，就会露出笑容，同时还会双眼发光、兴奋、用力地舞动小手和小脚。这表示很开心，是妈妈最愿意看到的表情，也是最容易读懂的表情。这个时候，不要吝啬自己的笑容，充满爱心的回应，会让孩子更安心、笑得更灿烂。

表情 爱理不理。

解读 想睡觉。

玩着玩着，宝宝的眼神变得涣散，不像刚开始那么灵活而有神，对外界的反应也不太专注，还时不时打哈欠，头转向一边，不太理睬妈妈，这表示困了。这时就不要再逗孩子玩，要给宝宝安静而舒适的睡眠环境。

表情 瘪嘴。

解读 有需求。

孩子瘪起小嘴，好像受了委屈，这是要开哭的先兆。有经验的父母会知道孩子是用这种方式来表达要求，至于孩子是饿了要吃奶，或尿布湿了要人换，或寂寞了要人逗，得根据具体情况来判断。

表情 小脸通红。

解读 大便前兆。

判断孩子大便的时机，可以减少父母的日常辛苦的量。如果看到孩子先是眉筋突暴，然后脸部发红，而且目光发呆，是明显的内急反应，赶紧准备宝宝排大便。

动作 吮手指、吐气泡。

解读 别理我。

多数宝宝在吃饱、穿暖、尿布干净而没有睡意的时候，会自得其乐地玩弄自己的嘴唇、舌头，比方说吮手指、吐气泡什么的。也许这时孩子更愿意独自玩耍，不愿意别人打扰。

动作 乱咬东西。

解读 长牙难受。

宝宝到了长牙期，会把乱七八糟的东西塞进嘴巴，乱咬乱啃，不给就闹。长牙那种又痒又痛的感觉很难忍受，抓到什么咬什么，是宝宝逃避难受的方式。千万别把玻璃制品之类或锋利的器具放在宝宝的手边，避免伤害。可以给宝宝吃一些饼干，这些食品可以帮助孩子长牙，也很安全。

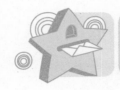

婴儿按摩

小婴儿喜欢母亲的抚摸，抚摸使孩子感到与母亲的亲密，体会到母亲的爱意。妈妈的抚摸可以让宝宝有安全感。在宝宝情绪不佳时，妈妈的温柔抚摸可以让孩子安静。抚摸能解决宝宝的皮肤饥饿问题，能使孩子运动肢体，促进血液循环。

在宝宝吃饱或睡醒以后，妈妈可以坐在婴儿床边，用手抚摸孩子的胸、背、四肢，同时与宝宝说笑。孩子哭闹时，可以抱起来，把宝宝的头贴在妈妈的左胸前，一边让孩子听到妈妈的心跳声音，一边用手抚摸，按顺序抚摸头部、小手和小脚。抚摸前，一定要洗手，不要从外边回来就抚摸孩子。母亲的指甲不要留得太长太尖，不要戴戒指和手表时抚摸孩子。平时，隔着衣服紧抱孩子时，也可以轻拍和抚摸。通过抚摸可以让父母了解孩子的身体，同时，也能使父母增强对孩子的爱意，放松父母自己。

给孩子做按摩时要注意：

室内要温暖，不要在有电话的房间里做，以免突然响起的电话铃声惊吓到孩子。室内可以放一点轻松徐缓的音乐。

把孩子放在毛巾上，妈妈先按摩孩子的头顶，然后是脸颊、额头，再按摩眼部、耳侧。顺着胸部到肋部，再到脐周做环形按摩，先由左向右，再由右向左。

用手指轻揉宝宝的脊柱两侧，从颈部到尾椎。然后向下按摩腿部，从大腿到膝，从小腿到脚踝，轻轻拿捏。然后再按摩胳膊，手法如腿部。

按摩的力度大小，要注意观察孩子的感觉程度，以宝宝显示舒服为宜。

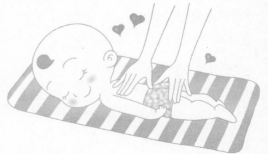

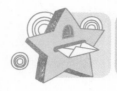

夜哭郎

有的宝宝从满月以后起，总是在白天睡觉，夜里却总是醒着要玩，否则就会哭闹不止，弄得做父母的总是休息不好。

小婴儿的这种生理现象，人称"睡颠倒了"，有这种睡眠习惯时间颠倒的孩子，俗称"夜哭郎"。20世纪前有些地方的旧风俗，会写一幅纸帖"天惶惶，地惶惶，我家有个'夜哭郎'，过路君子念3遍，一觉睡到大天亮"，在十字路口贴出去。在旧时迷信风俗中，认为婴儿魂魄不稳，容易受到各种精灵昼伏夜出的影响而被诱惑。这种用纸帖安魂的办法虽不可信，但却证明了"夜哭郎"宝宝古来有之。

婴儿一天一天地长大起来，由新生儿期每天需要睡眠20个小时，逐渐睡得越来越少，而昼夜的起居规律、生物节律，则需要有一个适应成年人作息习惯的过程。而且，这个节律调整过程，还与孩子中枢神经系统、大脑和小脑的发育进程有关。

睡眠习惯时间颠倒，造成"夜哭郎"，是婴儿神经反应系统发育尚不完善的原因，需要反复培养，才能建立起白天活动、夜里睡觉的起居规律。

白天，如果宝宝睡得太熟，要有意识地让宝宝多醒几次，少睡一会儿，多逗宝宝玩一些时间。必要时，可以看医生，遵医嘱使用适量的药物加以调整，建立起晚上睡觉的正常起居习惯。到了这个月龄，孩子是否能少量使用一些睡眠用药、有没有不良反应、会不会影响到智力发展等顾虑，往往会和睡不好觉的疲倦交替困扰着做父母的。因此，不如求助于医生，调整好孩子的睡眠，对家人和孩子都有利。

孩子的生物节律建立和调整都比较容易，只需要遵医嘱、少量使用药物调整几天，就能让小小"夜哭郎"一觉睡到天亮。

当然，要让宝宝晚上睡好觉，睡眠环境一定要安排妥当。睡前要给宝宝换好尿布，被褥要薄厚适宜，不要过暖。室内空气要新鲜，冷暖适当，不要有对流风，也不要有电扇和空调直接吹。夜间宝宝睡觉的室内不要高亮度照明，宜用可调光灯或地灯。

最好让宝宝单独睡婴儿床，不要和父母同床睡。

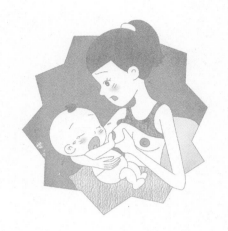

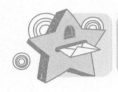

开裆裤

开裆裤，一般是指婴儿穿的、裆部开有口的裤子。开裆裤穿着比较舒服、方便，宝宝不用整天包着小屁股，不用担心尿布把屁股捂出红疹。方便是对家长而言，在照顾宝宝时不用经常换洗尿布。一般孩子长到1岁半左右，就可以把开裆裤换成闭裆裤。

婴儿期的孩子，大小便次数多，而且自己不能控制，一不小心就会弄脏裤子，所以家庭育儿通常给宝宝穿上开裆裤，以方便排便。然而，开裆裤穿到1岁半就可以不穿了，因为随着孩子逐渐长大，接触到的东西增加，穿开裆裤会带来不少问题。

首先，孩子活动范围增大后，穿开裆裤不仅有可能冻着小屁股，还会使冷风直接灌入腰腹部和大腿根部，使宝宝受凉感冒。

其次，穿开裆裤会使臀部、阴部暴露在外，极易受到感染或造成阴部外伤。孩子玩得高兴时，常常会席地而坐，这更容易引起尿道口炎、外阴炎等，特别是女孩尿道短，极易引起尿路感染。

此外，穿开裆裤还很容易使婴幼儿感染上蛲虫症。因为宝宝可能会因肛门瘙痒用手抓挠，沾染上虫卵，虫卵再经手入口，进入消化道而引起感染。

不过，穿开裆裤还是因为方便，不可能完全放弃，采取一些措施，在方便之余，做好健康防护。

注意事项

在家时可以穿开裆裤，以便于家长为宝宝更换尿布，并方便宝宝在便盆上练习排便。

外出时，穿上纸尿裤再套开裆裤，或是直接穿死裆裤，这样既有利于保护宝宝，在公共场合也显得更文明。

1岁半以后，逐步要训练宝宝自己排解大小便能力。

每天为宝宝清洗屁股，保持外阴局部清洁。

此外，有一种在裆处有扣的连体裤，可以供需要时常要换尿布的宝宝使用。

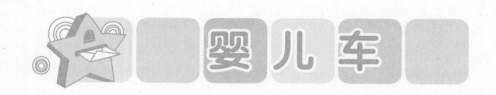

婴儿车，是最适合育儿的交通工具，更是妈妈带宝宝上街购物时的必需品。根据宝宝的成长、使用用途，婴儿车可以分成很多种类，主要以依照载重量为标准，一般测试标准为9~15千克。一般的婴儿车，大约能使用4~5年。

 选购婴儿车

应根据不同年龄阶段，为宝宝选择不同的婴儿车，一般分为两类：一类是坐、卧两用婴儿车；一类是外出时专用的便携式折叠婴儿车。

坐卧两用多功能婴儿车：用于宝宝1岁以前，非常实用，市场价格在数百元到上千元不等。

这种车虽然也可以折叠，一般来说体积还是较大，但功能较多。车厢可以按不同角度调节靠背，既可以给宝宝当床、当摇篮，也可以把靠背扶起，让学会坐的宝宝倚靠。

两用婴儿车带有较大车篷和遮阳纱罩，宝宝小的时候，可以每天将车推到屋外，让宝宝在室外小睡一会儿，享受户外新鲜空气浴和晒太阳。

有的车还可以把卧垫掀起，下面有一个小三角坐垫，宝宝学走路时可以跨坐在上面，扶着前面的护栏，成年人在后面轻推，帮助宝宝学习走路。

两用婴儿车一般还备有杂物筐，外出时可以存放一些婴儿用品。

但是，这种车不便于带宝宝远途外出，如果中途需要换乘公共汽车就更不方便。如果家住高层楼房，用这种车带宝宝出来玩也不很方便，搬上搬下较吃力。

便携式折叠婴儿手推车：更适合于带1岁以后的宝宝外出游玩，价格较便宜，轻巧、可折叠，便于携带。

用铝合金管制成的伞柄式婴儿手推车很好，打开后有帆布座椅，下面有4个车轮中有两个前轮可方向调节，自由改变方向，带有小巧的遮阳篷，避免宝宝晒伤，折叠起来后就像一把大伞，非常轻便。

带宝宝外出时，有这样的婴儿车，可以去更多的场所，也可以省不少力气。能带宝宝去逛商店、逛公园，去餐厅吃饭，也可以带宝宝方便地搭乘公共汽车和地铁。宝宝既可以下地自己走一走，累了也可以坐上婴儿车让爸爸妈妈推着，父母和宝宝都会很轻松愉快。去的地方多了，宝宝也可以见识更多的人和周围事物，有利促进智力发展。

 选购要点

在选择婴儿车时，要注意外观和质量，除了选择车的颜色图案外，更要看一看车架表面有无油漆脱落、划伤及各种瑕疵；然后要审视车身结构，检查各接合处是否牢靠，有无螺丝松脱现象；还应该把宝宝放进小车中，试着推动小车走一走，看车身有无变形，车轮旋转、转向是否轻松自如。

使用前，应仔细阅读说明书，避免操作不当造成事故，给宝宝带

婴儿期（1～12月龄）——生长发育最迅速的时期

来危险。

注意使用婴儿车的安全

选择购置安全性相对较高的手推婴儿车，规避风险。

推杆和调节杆的直径应在1～1.2厘米，防止紧急情况下折断，导致孩子跌伤；

车身及孩子接触部位，不能有锋利的尖角、突出物和容易脱落的小部件，以防孩子被划伤；

孩子手脚能够触及的夹缝，一般应大于12毫米或小于5毫米，避免宝宝手脚被卡住；

车座兜和扶手之间的深度不要过浅，以免孩子在车中翻身或扭动时重心偏移，造成翻车摔出；

车垫凹陷度应小于5厘米，因为过度凹陷会影响孩子的骨骼生长；

推车外出前，要仔细检查刹车装置是否灵敏，如果车停在斜面地形，家长无法及时拉住，车随时会产生滑动甚至翻倒；

具有折叠功能的婴儿推车，应设置有锁紧保险装置，以避免在使用中推车意外折叠，造成孩子受伤。

让孩子坐在婴儿车上时，要全程系上安全带；不要在车内和把手上挂其他重物；让孩子的脖子始终处于最舒适的状态，注意腰与座席间没有空隙，使背部尽量舒展，不压迫腹部，这样有利于婴儿的脏器正常发育。

外出须知

带宝宝外出散步时，要注意尽量不要往高低不平的地方推婴儿车，上下颠簸、左右摇摆的路上不仅推来费劲，宝宝在里面更难受。此外，还要注意，宝宝坐在车里，要比推车的人低，离地面近，容易呼吸到地面上的灰尘，于健康不利。因此，推着婴儿车带宝宝外出散步时，要到地面情况好、环境好，来往车辆行人少的地方。当然，公园和郊野的大自然是首选的理想处。

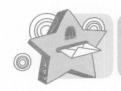

家庭安全细节

孩子会爬行以后，危险的机会也随着增多。宝宝会在小床上转来转去，会从婴儿车里爬出来翻倒在地上，摔得太重会留下后患。因此，孩子的婴儿床一定要有护栏，孩子在婴儿车里坐时，跟前不能离开人，因为事故往往发生就在一瞬间。

孩子如果和父母一起睡大床，要让孩子睡最里边。会爬行的孩子放在大床上，光用枕头和被子来隔离是挡不住的。

小粒的食物不要给孩子吃，也不要让孩子能够拿到这类食物。花生、瓜子、栗子、葡萄干、榛子仁之类的一定要防止孩子放进嘴里，误吸入气管造成事故。

能爬行的孩子，烫伤的机会也增加得多，饭桌上放一桌热菜，孩子一把抓下桌布，就有可能把饭菜全扣在身上，烫伤孩子。家庭熨烫完衣服，把熨斗放在一边，孩子有可能上去摸一下而被烫伤。家里的一只热水瓶、一杯沸水、一锅热汤、一碗热粥都有可能伤害到孩子。

家庭中的水缸、水池、鱼缸、澡盆都会对孩子造成威胁，给孩子洗澡时如果去接电话，把孩子单独留下在澡盆里，也可能发生危险。

不要给孩子吃带棍棒的雪糕和糖葫芦，也不能让孩子自己拿到筷子和勺子，以防戳伤。

最危险而最不受人注意的，是现代家庭处处都有的塑料袋，孩子如果抓到塑料袋，有可能套住头造成窒息，发生危险。因此，一定要收好塑料袋，不要让孩子拿到。

坐上学步车的孩子会很兴奋，如果地面很滑就很危险，为防止摔跤，可以在地面上铺上防滑材料。

带孩子坐婴儿车外出散步时，在半路上遇见熟人说话，千万不要光顾说话，忘记了宝宝。因为孩子可能会从婴儿车里爬出来，摔倒在地上。去公园玩时，要避开大孩子们玩较剧烈活动的场所，以防大孩子们跑动中意外冲撞到宝宝。

住在楼房里，更要防止孩子会打开通往走廊的门，爬到楼梯口从楼梯上摔掉下去。

冬天取暖和夏天降温，都要防止伤害到孩子，冬天防烫伤，夏天要防止电风扇风叶碰伤或卡住孩子小手。

家庭护理一定要处处悉心呵护好宝宝，容不得丝毫闪失。

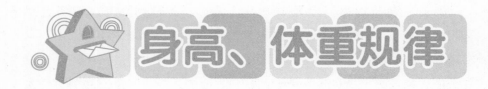

身高、体重规律

体重是验证体格发育的一项重要指标，宝宝的体重过轻、过重都不是健康状态。

 ## 体重

体重增加速度与年龄相关。出生后3个月内的孩子如果喂养合理，体重迅速增长，每周增加200～250克，3～6个月时，每周平均体重增加150～180克，此后，每周可增加60～90克体重。

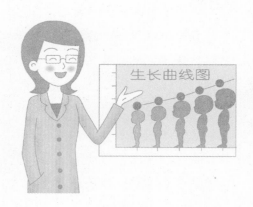

生长曲线图

婴儿体重可以分为3个时段计算。

1～6个月时孩子的体重：[出生体重（克）＋月龄×700]克；

7～12个月时孩子的体重：（6000＋月龄×250）克；

1岁以后的体重：[（年龄×2）＋7或8]千克。平均每年递增2千克，男孩与女孩相比，10岁以前男孩一般比女孩重，10～16岁时，女孩一般比男孩重。

如果体重不按常规计算方法增加或减少，除患病因素外，大都是由于护理不周或营养质量不高造成，应当及时纠正。有一些孩子发育迟缓，有可能与父母体质瘦小有关。

 ## 身高

婴儿身高增长最快的时期在出生后的1～6个月内，平均每个月长2.5厘米左右。孩子2岁时，全年约增长10厘米，以后每年递增4～7.5厘米。

如果与出生时身高相比，1岁时的身长为出生时的1.5倍，4岁时为出生时的2倍，13～14岁时为出生时的3倍。

身高增长的计算公式：

[（年龄×5）＋80]厘米（青春期例外）

影响到身高的因素很多，如生病、生活条件差、喂养不妥、体力运动不适当、精神压力、各种内分泌激素变化以及骨骼发育异常。此外，还有个体差异等因素。

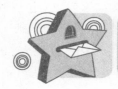 健康细节观察

孩子生病时，要观察疾病过程中的各种变化，并把发现的异常情况记录下来。一般来说，要观察孩子的一些与健康相关的细节。

细心的父母，对孩子的每一个日常生活细节都了然于胸，稍有异常，就能注意到，而且，孩子如果有健康问题，往往也表现得比较分明。

皮肤：发热还是发凉，干燥还是潮湿。是否有瘙痒。有没有皮疹，如皮肤发红、出水疱、有大片的隆起或小米粒大小的突起。如果发现有皮疹，要仔细地查明是什么时候，什么部位首先出现的，是否伴有发热。如果发热，是否与出疹同时发热，还是先发热后出疹，发热后几天出疹。

面部：发红还是苍白。嘴唇有无青紫。有没有痛苦的表现，如皱眉、焦灼不安等。

眼睛：眼皮是否发红。眼睑有没有肿胀。眼睛内有没有异物和损伤。

鼻子：呼吸是否困难，比如呼吸时鼻翼的扇动。是否流鼻涕或有出血。嗅觉灵不灵。
有没有损伤或肿胀，是否有液体或血液流出。听觉是否灵敏。

舌头和口腔：舌头潮湿、粉红还是干燥有裂纹，有没有白色或黄色的舌苔。呼吸是否困难，有没有张着嘴来喘气。口腔有没有异味。

咽喉：说话的声音是否嘶哑。吞咽食物是否费力。

咳嗽：声音重浊还是轻，有力还是费力。每天什么时候咳得最厉害。是否有痰咳出，痰中是否带有脓或血丝。

食欲：吃饭或吃奶是否正常，吃得香不香。有没有呕吐，是否连续不断，大约间隔多长时间。呕吐物是什么颜色，是水还是没消化的食物。是否有只恶心不呕吐的情况。是否像喷射一样呕吐。

发热：是否感觉到发冷。是否有控制不住的颤抖。每天要注意测体温4次。

疼痛：在什么部位，是否严重。疼痛感像什么样，如针扎、烧灼，还是迟钝不敏感。疼起来持续多久。如果服用过药物，疼痛是否减轻。

大便：是否规律，间隔多长时间。有没有不消化吸收的食物、黏液和血。大便的颜色。

排尿：小便时是否疼痛和费力。小便次数是否频繁。有没有特殊的气味。尿的颜色。

行为与神志：是否过于安静或过分哭闹。

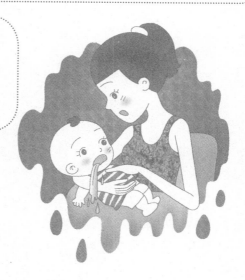

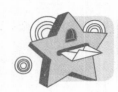

给孩子喂药

孩子从小到大，难免会有大小病灾，对于妈妈们来说，给孩子喂药是一个最普遍的难题。家庭给孩子服药，需要注意一些细节。

要严格按照医生叮咛的服药方法给宝宝喂药。服药前，要了解药物的名称、服用量、给药方式和服用次数等。一般说来，这些内容不仅医生会仔细告诉家长，还可以在药瓶签上找到。服药前须知：首先，要问一问医生或者药剂师，是在给宝宝喂奶前或喂奶时用药，还是在两次喂奶之间给药。喂药的时间选择，对药物的吸收是有影响的。不仅要知道为什么给孩子喂这种药，而且要知道这种药有什么不良反应。医生或药剂师会详细解释，如何观察孩子对药物的反应。如果宝宝服用某种药后出现了皮疹或发痒，就要找医生看看。

必须仔细把握孩子服药的数量，请按药瓶签上的说明办。普通家庭所用的茶匙大小差别很大，最好用有标准量度的匙。当然，也可以把注射器当做测量工具来使用。

给宝宝喂药时要特别耐心。先把婴儿抱在怀里，让他（她）的头略仰起，或者放在喂奶时的体位。然后，用注射器或滴管慢慢地把药滴到婴儿嘴里的后中部位，轻轻地拨动孩子的脸颊，以促使把药咽下去。也可以把药放进空橡皮奶头里，然后把橡皮奶头放进嘴里让孩子来吮吸，如果喂的量较大，婴儿可能会打嗝，就要歇一会儿，然后再喂。另外，喂药时要有恒心。即使宝宝不太喜欢药物的味道，也一定要让孩子把药吃完。孩子服完药后，应该抱着孩子睡。

如果宝宝开始作呕，就要停下来，休息一会儿，安抚之后再服药。如果在服药后呕吐，就把孩子头斜向一边，轻拍打背部。呕吐后，把嘴洗干净。看看宝宝吐出来的药物量有多少，问一下医生，是否可以继续用这样的剂量给孩子服药。切忌给吃饱肚子的孩子再喂药。

如果婴儿大一些，能吃些食物，可以把药放在少量的食物里。药片可以压碎拌在果酱里让孩子吃。但某些药物如果和奶或者食物掺杂在一起，就不会很好被吸收。

婴幼儿拒服药物令人伤脑筋，有的家长趁着孩子睡熟后，掰开嘴唇经孩子喂药，这样做非常危险。孩子的神经系统发育不全，咽喉道狭窄，若突然刺激咽喉神经，会引起喉部痉挛而导致窒息，造成危险。所以，给孩子喂药一定要在清醒时。

不要捏着鼻子给孩子喂药，拒服药的婴幼儿常常会紧闭小嘴，捏着鼻子让孩子张口后灌药，是许多家长喜欢的做法。鼻子被捏，呼吸只好以嘴巴代劳，这样容易把药液呛进气管或支气管，轻则引起呼吸道或肺部发炎（吸入性肺炎），重则会因药物堵塞呼吸道而引起窒息。

不要仰卧位服药。有些人往往让孩子仰卧着服药，有些人甚至连水也不给喝就给孩子喂药，这是不科学的。患儿仰卧位吞服片剂、胶囊剂，易合药物黏着食管，造成直接刺激，引起溃疡。因此，在咽下药物后，要保持身体直立，至少90秒钟，饮水至少100毫升。

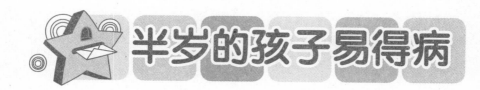

半岁的孩子易得病

孩子到了半岁左右，特别容易得病，原因主要有两方面：

 ## 内因

刚出生的宝宝免疫系统还不完善，早期体内的免疫球蛋白并非来自自身的免疫系统，而是在胎儿期经过胎盘从妈妈那儿获得的。妈妈那里储备的免疫物质随着宝宝的生长发育而逐渐消耗，一般是3～4个月，最多6个月，这些免疫物质就会用完。而这时候宝宝自身的免疫系统还不成熟，无法产生足够的免疫球蛋白，免疫力就出现了缺口，可以说是"青黄不接"，环境中的致病菌就乘虚而入，所以就特别容易生病。

 外因

　　婴儿出生之后，娇嫩的宝宝来到的不是真空，也不是无菌环境，而是一个有好多病原体存在的大环境，在这样的环境里，6个月以内的宝宝，一旦自己抵抗力差了，就容易生病。

　　6个月以前的婴儿体内仍有较多的免疫球蛋白，能抵御多种病毒和部分细菌的感染。所以，6个月以内的婴儿一般较少发生感冒，也较少发生其他感染性疾病。到了半岁以后，婴儿体内从母体获得的免疫球蛋白逐渐减少，并开始产生自己的免疫球蛋白。

　　半岁至2岁的婴幼儿，产生免疫球蛋白的能力比较低，因此抗病能力也比较差。在正常情况下，2岁以内的婴幼儿每年要患5～6次感冒，而且还容易并发肺炎。如果婴儿未注射过疫苗，还容易患麻疹、百日咳、猩红热等传染病。2岁到5岁的婴儿，抗病能力逐渐增强，但每年要患3～5次感冒。

　　5岁以后，孩子体内产生免疫球蛋白的能力明显增强，抗病力越来越强。

　　半岁到3岁以内，是儿童抗病能力最低的时期。这个年龄段的孩子，最容易患感冒、扁桃体炎、中耳炎、气管炎、肺炎、脑炎、肝炎等感染性或传染性疾病。

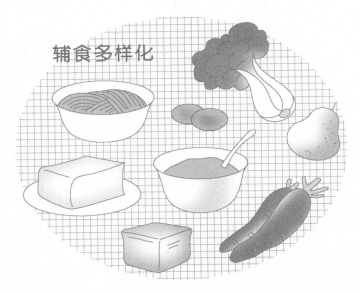

辅食多样化

要针对孩子生长时期的不同特点，适时参加计划免疫，并合理安排婴儿的饮食，多晒太阳，适当补充维生素A和维生素D，这样能够促进婴儿免疫系统成熟，减少婴儿患病机会。

婴幼儿抵抗能力弱，机体防御机制容易出现问题。预防各种传染性疾病的最主要因素，是防止病从口入。肠道传染病主要是病从口入，摄入食物中带有不洁成分或细菌性痢疾等传染源，病毒性肝炎的病毒，也主要是通过食物中带污染物质传染给患者。肠道寄生虫如蛔虫、蛲虫等寄生虫卵的传播途径也主要是通过摄取食物进入人体。因此，要注意培养孩子良好的卫生习惯，吃东西前一定要洗手，勤洗手，勤剪指甲，勤换衣服，勤洗澡，勤理发，居室勤通风换气，保持空气新鲜，养成定时大小便的良好生活习惯，都是预防传染性疾病的有效措施。

冬春季节，气候干燥，灰尘多，是各种传染病病毒活跃的季节，这种时候，要尽量少带孩子去人流稠密的公共场所，减少感染机会。还要注意随着季节变化，适时增减衣服，减少感冒，防止因感冒引起的身体抗御疾病能力弱的机会。当然，远离易感染传染病源，注意良好的卫生生活习惯，是预防各种疾病发生的关键。同时，培养孩子自身抵抗力，加强体质锻炼，正本扶固，更是强身健体之本。一旦发现孩子有异常情况，不可掉以轻心，自作主张地喂服药物，要及时发现、及早治疗各种异常状况，让医生来解决问题。

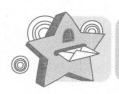

1岁前的免疫

细菌和病毒都是非常小的微粒子，可以任意飘浮在空气中，伴随着空气被吸入人体内，引发各类疾病。

用于防止婴幼儿免遭严重传染病侵害的疫苗有两种：一种是减毒活性疫苗，注射后会有非常轻度的小儿麻痹、腮腺炎、麻疹或风疹的感染。由此，人体自身免疫系统产生保护性抗体，就可以阻止自然界病毒的传染。在接种后，注射后部位可以出现轻度肿胀，大约1~2周后，可以出现低热、关节疼痛和皮肤红疹。这些症状在几天后就会自然消失。

第2种是注射白喉、百日咳、破伤风混合疫苗。这类疫苗注射之后，大约半数孩子会出现注射处疼痛和红肿反应。接种后24小时到48小时内，有25%~50%的孩子会有发热、情绪焦躁或者昏昏欲睡的症状。

疫苗的严重不良反应，虽说很少见，但也确实发生过。据现有的资料表明，有极少数孩子无法注射病毒性疫苗。注射活性疫苗时，可能出现病状，对于这些孩子来说，死疫苗比减毒疫苗要安全一些，可以单独找防疫部门咨询。

总之，与避免传染病的好处相比，疫苗引起的危害显然要小得多。

注射麻疹减毒活性疫苗

孩子满8个月以后，要进行麻疹减毒活性疫苗接种，注射后1个月左右，体内产生特异性抗体，就能预防麻疹，继而减少发病的可能性。7岁要再加强一次，以保证体内有效抗体的浓度。

麻疹是一种病毒引起的急性传染病，发病时会有高热、眼结膜充血、流泪、鼻涕、打喷嚏等症状，3~5天后，全身出现皮疹，出麻疹的孩子全身抵抗力降低。如果护理不好或环境卫生不良，很容易发生合并症。常见的有麻疹合并肺炎、喉炎、脑炎或心肌损害，严重的会造成死亡。患过麻疹的人可以终身免疫。

注射麻疹减毒活性疫苗预防针，目的是提高孩子血中抗麻疹病毒的抗体水平，让孩子具有对麻疹的免疫力，避免发病。注射后的孩子个别情况会有轻度反应，不会影响到健康。

注射乙脑疫苗

我国统一规定的免疫程序有卡介苗、脊髓灰质炎糖丸活性疫苗、百白破混合制剂和麻疹减毒活性疫苗。各地区还根据当地流行病的情况决定，是否注射乙脑疫苗。例如，北京地区规定，在婴儿12个月接种乙脑疫苗。

满12个月第一次注射乙脑疫

苗，1周后再注射1次，这2次是基础疫苗防疫。1年以后加强1次，能预防乙型脑膜炎的发生。孩子在入学以后，还要加强注射。

流行性乙型脑炎疫苗，是从白鼠组织培养出来的活性病毒疫苗，接种疫苗以后，至少要过1个月时间，抗体才能在血清中达到高峰。预防一般在春末夏初的五月份完成。

疫苗复种

人类把能引起某些疾病的细菌或病毒，制作成毒性减低的菌苗，即疫苗，再通过注射或者口服的方法，把疫苗输入人体，使人体在一定时间内产生抗体，预防疾病的发生，达到控制和消灭各种传染病的目的，这就是预防接种。

一般情况下，接种疫苗以后在体内产生抗体需要1~4周时间。这种抗体只能在人体内维持一定的时间，抗体过了有效期以后，效果就会逐渐降低，就会再有患上疾病的可能性。因此，必须按照规定的期限进行复种或加强接种，才能保持人体的抵抗力。如乙脑疫苗，有效期只有1年，麻疹的减毒活性疫苗有效期为4~6年。

婴儿体内抗体的多少，和抵抗疾病的能力有关。抗体不足的时候，就不能预防疾病的发生，达不到预防的目的。有的疫苗在注射第1次后，就属于这种情况。例如，百白破（百日咳、白喉、破伤风）三联疫苗，在基础注射时，必须连续打2次针，隔1个月注射1次，才能有效。

重视孩子的防疫，只有按时接种和按照要求复种，身体内才能产生足够的抗体，防止疾病发生。

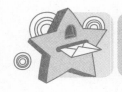

保护皮肤

皮肤是人体最重要的组织之一，皮肤在人体功能中作用极重要，因为在人体表层，受伤的机会较多。婴幼儿的皮肤娇嫩，更加容易受到伤害，家庭护理中，对孩子的皮肤保健是极重要的内容。

护理好婴幼儿皮肤，首要的是保持清洁和干燥。冬天至少每周洗1次澡，夏季应当每天洗澡。洗完后换上清洁柔软的衣物。用尿布的婴儿要经常更换尿布，保持婴儿臀部皮肤干燥，防止发生尿布性皮炎。婴幼儿皮肤娇嫩且易受损，家庭要选用刺激性较小的中性洗涤用品，最好用婴幼儿专用洗涤香皂和护肤品。夏季做好散热防痱子，冬季到户外注意防冻疮。

此外，要保持居室空气的通畅，勤晒被褥和衣物。室内物品要摆放有序，利器、电器、加热器具要放到孩子够不着的地方，防止孩子被碰伤、划伤、撞伤和烫伤。

合理的营养是保持皮肤健康的保证。要培养孩子不挑食，粗细搭配，平时的饮食中，要多让孩子吃到新鲜蔬菜和水果，特别是胡萝卜和绿叶类蔬菜，以保证皮肤上皮细胞新陈代谢所需要的维生素。

充足的阳光有增强皮肤健康、抑杀细菌的功效。阳光中的紫外线有助于孩子骨骼正常发育，还能刺激血液再生，提高血红蛋白，使皮肤红润，还能增强机体免疫力，减少疾病发生，应当多带孩子到户外活动，接受阳光的照射。

婴幼儿天生皮肤细腻娇嫩，丽质天生，有一种清纯、天真的自然美，人见人爱。因此，用不着用化妆品来给孩子"增色"，无论什么化妆品，难免含有对皮肤有害的物质，少用一点对皮肤无大碍，但时间长了，会成为损害孩子皮肤的"杀手"。所以，尽量不要使用成人化妆品给婴幼儿化妆，描眉、勾眼、画腮、抹唇，皆无必要，反倒会掩映了孩子的天真无邪之美，还会遗隐形祸患于孩子娇嫩的皮肤。

一旦孩子皮肤发生疾病，应当立即到医院诊治。

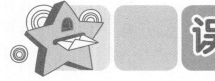

误吞异物

家庭养育过程中，这个年龄阶段的孩子，最容易出现种种意外事故，是宝宝安全隐患最高发的"多事"阶段。

孩子误把外形好看、色彩鲜艳的药片当做糖果吃下去，是常发生的事。孩子好奇心强，又不懂事，有时候会把家里到处放的清洗剂或者药水拿来喝了，也属常见。

 ## 误吃药物

发现孩子误吃了药，一定要镇定，不要因为家长的紧张情绪影响，让孩子受到惊吓。然后要耐心细致地查看和想方设法了解清楚孩子到底吃了什么药，吃了多少，是否已经发生危险……如果训斥孩子或惊慌失措，会令孩子恐惧和哭闹，影响急救。

确定孩子误服了药物后，若送医院路程较远，可以先在家中做应急处理。如果是刚刚吃下，可以用手指轻轻刺激孩子咽部，引起发呕，让孩子把误服的药物吐出来。如果误服的是药水，可先给孩子喝一点浓茶或米汤后再引吐。初步处理后，要抓紧时间送往医院观察和做进一步处理。

 ## 耳入异物

婴幼儿常常会误把小物件塞入耳内，或者有小虫子进入耳内，发生类似情况，可让孩子把头偏向一

侧，患侧耳洞朝下，让异物掉出来。小虫入耳，可以往耳朵里滴几滴温水，使虫冲出。

 ## 鼻孔异物

如果是豆粒、纸团等物尚未泡胀，可用擤鼻涕办法把它擤出来，若已经泡胀则须到医院处理。小虫子进了鼻腔，可用纸捻成细条刺激孩子鼻腔，让孩子打喷嚏喷出虫子。异物如果较大，不可以胡乱给孩子掏挖，否则易进入咽喉、气管引发窒息。

 ## 咽部异物

发生咽部异物后，可让孩子张大嘴，用匙柄压住舌头，拿镊子轻轻夹出。如果是鱼刺卡住咽喉，不要让孩子吃馒头、吞饭团，因为这样会使刺扎得更深。如果自己动手取不出来，须送往医院。

 ## 异物入气管

异物入气管首先会引起剧烈咳嗽，并有气喘、呼吸困难、呼吸音异常等表现，较大的异物堵塞气管会引发窒息。婴幼儿出自好奇，而爱含小物件在嘴里，稍有不慎便会

滑入喉部。在跑、跳、跌倒时口中含的糖块等食物也会呛入气管。边吃饭边逗孩子玩儿，容易使食物呛入。发生气管异物，属危险急症，应当立即送往医院处理，决不能耽误。医生会根据异物进入和卡住的具体部位，在直接喉镜或气管镜的检查支持下，取出异物。

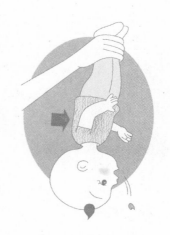

家庭护理婴幼儿发生上述情况，要迅速判断准确情况，最好在简单处理后，到医院处理。

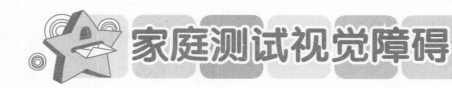

家庭测试视觉障碍

婴幼儿时期是视觉发育的关键阶段。任何不利因素，如先天性白内障、角膜白斑、眼睑下垂以及较重的近视、远视、斜视、散光、外伤等，都可能引起孩子的视觉障碍。因为视觉障碍的治疗，最好在2岁之前、幼儿的视功能尚未发育成熟时尽早矫正，所以，及时发现孩子的视觉障碍非常重要。

以下测试方法便于在家庭中操作：

单眼遮盖试验法

用于辨别单眼视力情况。如果被遮盖的眼弱视或失明时，婴儿不会出现反抗；被遮盖的眼没有问题时，患儿会躁动不安，出现反抗动作。重复测试数次，可以得出正确的判断。

光觉反应

孩子出生时就有光觉反应，见到强光会引起闭目、皱眉；2个月时对光觉反应已很强。如果孩子对强光照射无反应，说明视觉功能可能存在严重障碍。

注视反射和追随运动

婴儿出生后的第2个月，就能协调地注视物体，在一定的范围内眼球随着物体运动；3个月时能追寻活动的玩具或人的所在，头眼反射建立，即眼球在随注视目标转动时，头部也跟着活动；4~5个月开始能认识母亲，看到奶瓶等物时表现出喜悦。如果这些本能和条件反射没有出现，或表现出无目的寻找，则说明可能视力不佳或有眼球运动障碍。

瞬目反应

从出生后的第2个月起，婴儿除了能协调注视物体外，当一个物体很快地接近眼前时会出现眨眼反射，又称瞬目反应，这是保护眼角膜免受伤害的一种保护性反射。它不一定要求婴儿能看清物体，只要有光觉就可完成。如果瞬目反应消失，往往会提示孩子存在严重的视觉障碍。

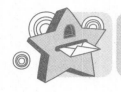

睡态辨病

睡眠，对儿童来说尤其重要。特别是婴幼儿，绝大多数时间是在睡眠中度过的。良好的睡眠，是婴幼儿的体格和神经发育的基础。因此，孩子们的健康状况也可以拿睡眠质量来衡量。

正常情况下，婴幼儿睡眠应该是安静的、舒坦的，呼吸均匀无声；有时小脸蛋会出现各种丰富的表情。但是，当孩子患病时，睡眠状态就会出现一些异常情况，家长要特别留心。

入睡后，撩衣蹬被，同时伴有两颧和口唇发红、口渴喜饮或手足心发热等症状，中医认为是阴虚肺热所致。

入睡后，脸孔朝下，屁股高抬，同时伴有口舌溃疡、烦躁、惊恐不安等症状，中医认为是"心经热则伏卧"。这常常是孩子患了各种急性热病后，余热未净导致。

入睡后，翻来覆去，反复折腾，同时伴有口臭、气促，腹部胀满、口干、口唇发红、舌苔黄厚；大便干燥等症状，中医认为这是胃有宿食的缘故，应不消食导滞。

睡眠时，哭闹不停，时常摇头，用手抓耳，有时还伴有发热，可能是患有外耳道炎或湿疹，或是患了中耳炎。

入睡后，四肢抖动，大多是白天过于疲劳或精神受了过强的刺激（如惊吓）所引起。

入睡后，用手去抓挠屁股，在孩子睡沉了之后，可以在肛门周围见到白线头样小虫爬动，这是患有蛲虫病。

熟睡时，特别是仰卧睡眠时，鼾声隆隆不止，张口呼吸，这是因为扁桃体肥大影响呼吸所致。

综上所述，细心的妈妈只要及时发现孩子的睡态异常，就可以及早发现疾病，以免病情加重。

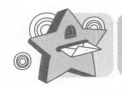

给宝宝量体温

活泼可爱的宝宝，突然变得不再活泼、不爱玩，或者吃饭不香时，别忘了给宝宝量一量体温，看孩子是不是发热。

如果只用手摸一摸孩子的前额是否发烫，这样做不准确。有时候孩子体温正常，摸着额头也许会感觉到热。有时候孩子低热，摸上去感觉却是正常的。有的时候家长的手太热或者太凉，不能正确估计出孩子是不是发热。最准确的做法是测量一下体温。

人的正常体温在37℃。但因人的体表温度可随环境的温度、湿度、风速、衣着而变化，所以人的体温不是一个具体的温度，而是一个范围，如口腔温度为36.3℃～37.2℃，腋下温度为36.5℃～37℃，直肠温度为37℃～37.5℃。

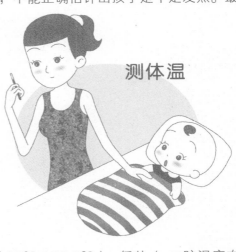

测体温

发热，可分为高热（口腔温度40℃以上）；中度热（口腔温度为38℃～38.9℃）；低热（口腔温度在37.5℃～38℃）。

婴幼儿的腋下温度在不同的季节不同，春、秋、冬季上午是36.6℃，下午为36.9℃。夏季上午为36.9℃，下午为37℃。

给宝宝测量体温不能放在口里，因为孩子也许会把体温表给弄破，割破口、舌或咽下水银，会很危险。给婴儿量体温，只能从腋下或肛门测量。

在量体温前，先把体温计中的水银柱甩到35℃以下，然后把体温表夹在孩子腋下，体温表要紧贴孩子的皮肤，不要隔着衣服。然后家长要扶着孩子手臂约3～5分钟，取出体温表后观察度数。

婴儿期（1～12月龄）——生长发育最迅速的时期

发热刚刚开始时，可以每隔4小时测1次体温。时间为早上8点，中午12点，下午4点，晚上8点，午夜12点，清晨4点。这样，可以1天测试6次，可以较细致地观察孩子的病情。在确诊以后，可以在每天上午和下午各试1次，观察降温效果。

如果孩子发热，应当卧床休息，多喝开水。体温太高时，可以物理降温。如采用乙醇（酒精）擦浴、冷毛巾湿敷、头枕冷水袋等，也要使用退烧片。如果仍不退烧，就要带孩子去医院看病。

还要注意观察孩子有没有伴随其他症状，如是否呕吐、腹泻、咳嗽、气喘等，以便去医院看病时，向医生详细介绍病情，协助医生做出准确的诊断。

看病之后，就要按医嘱服药，只要没有出现特殊情况，就用不着接连不断地去医院。

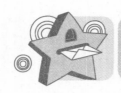

家庭护理发热

发热，是婴幼儿常见的症状。由于婴幼儿抵抗力弱，容易感染，所以比成人容易发热。

婴幼儿的胃酸浓度低，细菌进入胃后不容易被杀死，到肠壁内之后继续生长，孩子的肠壁又薄又嫩，细菌较易进入血液；孩子的皮肤黏膜娇嫩，轻微的损伤易致使病菌侵入。另外，孩子的淋巴结过滤作用差，白细胞吞噬病菌能力低，组织液、汗液、尿液中的溶菌酶作用比较弱。这些原因，都会使孩子们的抵抗力降低，容易受到感染而发热。

还有，孩子的免疫系统发育不完善，特别容易感染疾病。孩子的神经系统发育不完备，体温调节功能不健全，轻微的刺激能使产热和散热过程受到破坏，引起发热。

如果孩子发热时间短，体温又不很高，那么一般影响不大。但是如果体温高，持续时间长，则会影响孩子的生长发育。因为，发热会增加心脏负担，发热时心率会加快，每增加1℃，心跳每分钟会加快15次；高热可能降低孩子的抵抗力，长时间发热，孩子的体力及抵抗力逐渐降低；高热时，体内各种营养素代谢加快，氧消耗增加，消化功能减退，会发生腹泻、失水和酸中毒；长时间高热，可能损伤大脑及神经系统。

一般来说，发热越高、持续时间越长，对大脑的损害越大。发热早期出现头痛、烦躁、头晕、失眠等，以及发热时间过长出现的昏迷，都是对脑损伤的表现。如果体温超过42℃，不及时处理，患儿将会有生命危险；肛温超过41℃，可能使大脑发生永久性损害。

导致婴幼儿发热的病因很多，属一般内科疾病带共性的常见症状，涉及面广，孩子自身生活能力弱，家庭护理发热需要严密观察，详细记录，注意做到：

 ## 及时降温

家庭护理病孩，每天要测量体温、脉搏和呼吸4次，必要时可多次反复测量，并详细做好记录。发现体温高达39℃以上时，应当给孩子降温。采取物理降温法，用冷湿毛巾或裹冰块的毛巾敷在额部，同时，用温水浸湿毛巾，轻轻揉擦颈部，四肢从上而下擦到腋窝、腹股沟处，动作要轻柔，不可过重，半小时后再测体温。要注意，高热寒战或刚刚服用过退热药时不能冷敷。

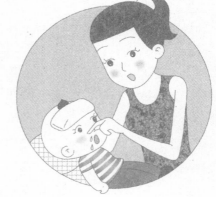

 ## 药物退热

对疾病有明确诊断，物理降温效果不明显的，可服用退热药。如果退热药服用后出现大汗淋漓，要给病孩饮用口服补液补充流失的体液。汗后更换湿内衣以防受凉。如果发现面色苍白、皮肤湿冷和呼吸急促等症状，是虚脱表现，要及时请医生处理。（药店一般有包装好的家用口服补液。家庭自制口服补液比例约为：食盐1.75克，白糖10克，温开水500毫升。盐约为一啤酒瓶盖的一半，白糖两小勺，水约为一啤酒瓶。盐与糖的比例1：6左右。）

饮食调理

发热期间，宜选用营养高、易消化的流质食物给孩子吃，如豆浆、藕粉、果泥和菜汤。体温下降，病情好转后，改为半流质食品，如面条、粥类，佐以高蛋白、高热量菜肴，如豆制品、蛋黄、鱼类以及各种水果和新鲜蔬菜。完全退热进入恢复期后，再哺以正常食品。

乳牙保健和口腔卫生

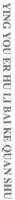

人一生共有两副牙齿，乳牙和恒牙。最先长出的是乳牙，乳牙共有20颗，出牙有先后顺序，最先萌出的是下腭的2颗中切牙，然后在上腭的2颗中切牙。出第1颗牙的年龄每个孩子都不一样，早的4个月就开始了，迟一点可能到10～12个月，平均在7～8个月龄出牙，以后陆续萌出，到2岁半时，20颗牙出齐。6岁以后开始脱乳牙换恒牙。

有些父母看到人家孩子出牙了，自己的宝宝还不出牙就感到非常奇怪，一般地讲只要在周岁以前，能萌出一颗牙齿都不算迟。如果到1岁以后还没有出牙的，就应该去儿科医生那儿检查一下。

婴儿的乳牙一般要持续使用6～10年时间，这段时间正是孩子生长发育的高峰期，如果牙齿不好，会影响到孩子对营养物质的消化吸收，妨碍健康，还会影响到孩子的容貌和发音，因此，必须注意保护乳牙。

乳牙萌出以后，应当注意：

 保持口腔清洁

婴儿期虽然不刷牙，但每次进食后和临睡前，都应当喝一些白开水，以起到清洁口腔、保护乳牙的作用。

保证足够的营养

　　及时添加辅食，摄取足够营养，以保证牙齿的正常结构、形态以及对齿病的抵抗力。如多晒太阳、及时补充维生素D可帮助钙质在体内的吸收。肉、蛋、奶、鱼中含钙、磷十分丰富，可以促使牙齿的发育和钙化，减少牙齿发生病变的机会。缺乏维生素C会影响牙周组织的健康，所以要经常吃些蔬菜和水果，其中纤维素还有清洁牙齿的作用。饮水中的微量元素氟的含量过高或过低时，对牙齿的发育都是不利的。

注意用药

　　四环素会使孩子的牙齿变黄及牙釉质发育不良。因此，服用药物要慎重。

正确的吃奶姿势

　　人工喂养的孩子，会因吃奶姿势不正确或奶瓶位置不当，形成下颌前突或后缩。孩子经常吸吮空奶嘴，会使口腔上腭变得拱起，使以后萌出的牙齿向前突出。这些牙齿

和颌骨的畸形，不但会影响孩子的容貌，还会影响咀嚼功能。因此，孩子在喂奶时要取半卧位，奶瓶与孩子的口唇成90°角，不要使奶嘴压迫上、下唇。不要让孩子养成吸空奶嘴的习惯。

适当锻炼牙齿

　　出牙后要经常给孩子吃一些较硬的食物，如饼干、烤面包片、苹果片、白萝卜片等，以锻炼咀嚼肌，促进牙齿与颌骨的发育。1岁以后臼齿长出后，应当经常吃些粗硬的食物，如蔬菜等，如果仍然吃过细过软的食物，咀嚼肌得不到锻炼，颌骨不能充分发育，但牙齿却继续生长，就会导致牙齿拥挤，排列不齐或颜面畸形，会很难看。

发现乳牙有病要及时治疗

　　乳牙因病而过早缺失，恒牙萌出以后位置会受影响，使得恒牙里出外进，造成咬合关系错乱，会导致多种牙病的发生。因此，如果发现孩子的乳牙有问题，必须要及时诊治，否则会影响到孩子日后的容貌。

体能与早教

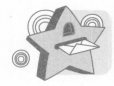

婴儿简易健身

婴儿期是人体生长发育最快的时期，也是最关键的阶段。不少成年人的疾病，如肥胖症、高血压、冠心病及智力发育的好坏，均与婴儿时期的活动锻炼直接关联。婴儿，特别是6个月以内的婴儿，过的是那种吃了睡、睡了吃的"摇篮式"生活，由于自身活动不足，能量代谢消耗过低，体内脂肪细胞容易堆积过剩。人们发现，人体脂肪细胞的生长增殖，在1岁以内是最活跃的高峰阶段，此时脂肪细胞数目的增多，将会遗留终身，是肥胖症和冠心病的祸根。为此，婴儿时期的身体锻炼，被动运动的加强，作为预防医学已被人们所关注。

婴儿健身简便易行的有效方法是"抱、逗、按、捏"。

 抱

抱是婴儿最轻微得体的活动。当宝宝在哭闹不止的时候，也正是需要通过抱而得到精神安慰的时候。为了培养好宝宝的感情思维，特别是在孩子那种哭闹的"特殊语言"的要求下，不要挫伤幼小心灵的积极性，要适当地抱一抱宝宝。

 逗

逗是婴儿期最好的一种娱乐形

式。逗可以使小宝宝高兴得手舞足蹈，使全身的活动量加大。有人观察，常常被逗嬉的婴儿比起长期躺在床上很少有人过问的婴儿，不仅要表现得活泼可爱，而且对周围事物的反应也显得更加灵活敏锐，会直接影响到宝宝今后的发育成长。所以，一定不能忽略这种在婴儿时期的智能培养和启蒙的方法。但逗嬉宝宝要自然大方，不要做挤眉、斜眼等怪癖动作，以免宝宝模仿。

按

按是指父母亲用手掌给宝宝轻轻地按摩。先取俯卧位，从背部到臀部、下肢；再取仰卧位，从胸到腹部、下肢，每个部位10～20次。按能增加胸背腹肌的锻炼，减少脂肪细胞的沉积，促进全身血液循环，增强心肺活动量和肠胃的消化功能。

捏

捏是父母亲用手指捏宝宝。捏较按稍加用力，它可以使全身和四肢肌肉更加结实。一般从两上肢或两下肢开始，再从两肩至胸腹，每个部位10～20次。在捏的过程中，宝宝的胃液分泌和小肠吸收功能都会有所改善。

给宝宝健身时要注意，抱、逗、按、捏健身法，除了"抱"以外，其他均不宜在进食当中或吃奶过后不久进行，以免引起宝宝呕吐，甚至使吐出的食物呛入气管。健身时间一般应当选择在进食后2小时进行。操作手法要轻柔，不要用力过度，以让宝宝感到舒适为度。注意不要使宝宝受凉，以防感冒。

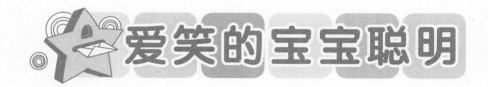

爱笑的宝宝不仅是招人疼爱、逗人喜欢，而且大多数长大以后比较聪明。有研究发现，聪明的宝宝对外界事物自然发笑的年龄比一般孩子要早，笑的次数也要比较多一些。

两种发笑

从宝宝的发育进程看，一般长到两个月左右，自然会出现发笑反应。只要孩子醒着，一看到家人熟悉的面孔或新奇的玩具时，就会高兴地笑起来，嘴里呀呀啊啊地发声，又抡胳膊又蹬腿，手舞足蹈。

此外，当吃饱睡足、精神状态良好时，尽管没有人逗笑，没有任何外界刺激，宝宝也会自己发出微笑。逗笑被称为"天真快乐效应"，无人逗笑自发的微笑，则被称为"无人自笑"。

天真快乐效应：是婴儿与人交往的第一步，在宝宝的精神发育方面是一次较大的飞跃，对大脑发育是一种良性刺激，被誉为智慧的一缕曙光。

无人自笑：是婴儿在生理需要方面获得满足后的一种心理反应。

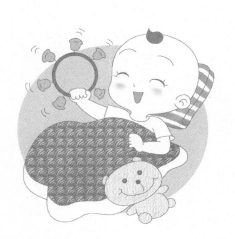

两种笑均有益于大脑的发育。多与宝宝接触，并用欢乐的表情、语言以及玩具等激发婴儿的天真快乐效应，同时注重喂养，吃饱睡足，促使宝宝早笑、多笑，是早期智力开发的重要内容。

 ## 宝宝的微笑

微笑，是婴儿与父母交流、回报父母辛劳的一种方式，能表现出宝宝健康的情绪。

人与动物之间的主要区别，在于人类有语言和表情来交流。笑，是表达复杂多样感情的手段，和语言一样，是使人们互相理解的工具。和语言的不同处，在于语言会受到民族和文化的限制，而笑，不受这种限制，能使所有的人互相理解。

1～2个月龄时，对婴儿说话、对婴儿微笑时，宝宝也能回报以微笑。是婴儿与人交往和表示自己快乐的一种方式，更是宝宝博得人们喜爱，尤其是令父母疼爱最有效的方法之一。

宝宝需要自己亲近的人在身边，喜欢亲人微笑着和自己说话，感受来自亲人的充分的爱。这样，有利于宝宝的生活，有利于孩子和自己生活中重要人物之间建立感情联系，对于婴儿的心理健康发展来说，互相之间的微笑十分有利于亲情交流，父母们也从中能够感受到与孩子在一起时的欢愉。

婴儿在愉悦的情绪中时，各种感官能力，包括眼、耳、口、鼻、舌、身等感觉能力都最灵敏，接受能力也最好，而愉悦情绪的持续，有利于健康成长。婴儿能够笑出声音，也是孩子的一种进步，最好应当逗笑宝宝，让孩子每天都能开怀大笑几次。经常笑，而且能遇到很多情况都发笑，则证明孩子对引起笑反射条件的感受积累得多，大脑中枢神经联系广泛，这种联系越多，孩子也就越聪明。

如果婴儿只会微笑，还不会笑出声来，说明父母与宝宝的交流还不够，逗笑的次数太少。可以利用某种玩具或者触及宝宝身体的某个部位、做出某种怪脸、把宝宝举起来等，作为逗笑的条件反射依据，而且要经常换用。常常与父母一起逗乐，孩子会自然地发笑出声来。

爱笑的宝宝逗人喜欢，出声地笑、容易被逗笑的宝宝则会招众人喜欢，也成为建立健康人格形成的良好开端，是婴儿早期情绪教育的重要内容。

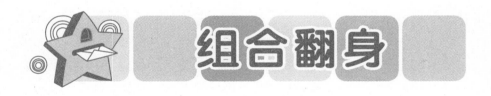

组合翻身

2～3个月龄的婴儿，觉醒后平时主要姿势是仰卧，但宝宝已有了一些全身性肌肉的运动，因此，在适当保暖的情况下，可以辅导自主活动。

一般3个月的宝宝能从仰卧翻到侧卧，在这之前就可以适当训练宝宝翻身。

如果孩子有侧睡的习惯，学翻身会比较容易，只要在宝宝左侧放一个玩具或者一面镜子，再把宝宝的右腿放到左腿上，然后再把一只小手放在胸腹之间，轻轻托宝宝右边的肩膀，轻轻在背后向左稍推，孩子就会转向左侧。

练习几次后，不必再推动，只

要把宝宝腿放好，用玩具逗引，宝宝就会自己翻过去。

再往后，光用玩具不必帮助宝宝放腿，孩子就能做90°的侧翻。以后可用同样的方法，帮助宝宝从俯卧位翻成仰卧位。

如果孩子没有侧睡习惯，可以让宝宝仰卧在床上，手拿孩子感兴趣、能发出响声的玩具，分别在孩子两侧逗引，对宝宝说"宝宝看，多漂亮的玩具！"训练婴儿从仰卧位翻到侧卧位。宝宝完成动作后，可以把玩具给孩子玩一会儿作为奖赏。

婴儿一般先学会仰卧——俯卧位翻身，然后再学会俯卧——仰卧位翻身。

一般每天训练2～3次，每次训练2～3分钟。

到了3个月龄，随着婴儿的中枢神经系统、骨骼和肌肉的不断发育，随意运动能力开始发展。通过宝宝学习翻身练习，给予适当帮助，由翻身动作过渡到学会"打滚儿"的能力。开始宝宝会翻得很吃力，用肘部支撑前胸，慢慢抬起胸部，完成翻身动作。但经过多次练习，会逐渐学会翻身，由翻身发展到打滚儿这项新本领，而且，宝宝会从完成这些动作的过程中，找到自信，得到无穷的乐趣。

宝宝学会向左右两侧熟练地翻身，然后把翻身动作组合成打滚儿，对婴儿的颈肌、腰肌和四肢肌肉运动的配合都是极好的训练。但特别要注意的，是学翻身、打滚儿后，孩子如果独自躺在床上时，一定要放好婴儿床围栏或者做好防护，以防止宝宝坠地摔着。

如果孩子从来没有侧睡过，可以练习先侧睡1周，然后就能够很快地学会侧翻。3个月龄的孩子只要求学会侧翻，不要求从仰卧改翻到俯卧，如果做不到打滚儿，父母不必失望，因为做到180°的大翻身，是5个月龄完成的任务，能做到就好，做不到也不必急于求成。

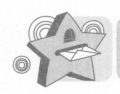

抚触保健操

近些年来，很流行给0～3个月的婴儿做"抚触"保健操。宝宝通过和妈妈亲密的按摩接触，不仅能促进生长发育、增加睡眠和饮食，还能增进母子间的情感交流，为健康成长营造温馨氛围。

做抚触要在合适的条件下进行，做抚触不仅要注意手法，更要控制时间，一般不要超过30分钟。当宝宝不配合时妈妈按摩时，应该马上停止，让孩子休息。

抚触的注意事项

保持房间温度要在25℃左右，还要保持一定湿度；居室里应当安静、清洁，可以播放一点轻柔的音乐，营造愉悦氛围；最方便做抚触的时候，是在宝宝洗澡以后，或者在给宝宝穿衣服的过程中；在做抚触前，应当先温暖双手，倒一点婴儿润肤油到掌心，还要注意不要把油直接倒在宝宝皮肤上。

双手涂上足够的润肤油后，轻轻地在宝宝肌肤上滑动，开始轻轻按摩，然后逐渐增加压力，让宝宝慢慢适应按摩。

还需要注意的是，不要在宝宝没有吃饱或过饱的时候进行，否则抚摩容易造成孩子腹部不适感；新生儿每次15分钟即可，1个月以后的宝宝约20分钟，最多不超过30分钟。一般每天进行3次。一旦宝宝开始出现疲倦、不配合的时候，则要立即停止。因为超过30分钟，宝宝会觉得累，开始哭闹，这时候就不要勉强孩子继续做动作，而要让宝宝休息。

接近半岁时的宝宝开始爬行，有了更多的活动，就不再需要抚触。

抚触的基本手法

抚触没有固定动作，可以根据宝宝的情绪状态变换动作，以适应宝宝快乐的状态为原则。

头部按摩

轻轻按摩宝宝头部，用拇指在宝宝上唇画一个笑容，再用同样方法按摩下唇。

胸部按摩

双手放在宝宝两侧肋线，右手向上滑向宝宝右肩，再复原。左手以同样方法重复进行。

腹部按摩

按顺时针方向按摩宝宝腹部，但在脐痂未脱落前不要按摩。

背部按摩

双手平放在宝宝背部，从颈向下按摩，然后用指尖轻轻按摩脊柱两边的肌肉，再从颈部向背部运动。

上肢按摩

使宝宝双手下垂，用一只手捏住宝宝的小胳膊，从上臂到手腕轻轻扭捏，然后用手指按摩手腕。再用同样方法按摩另一只手。

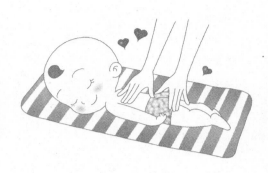

下肢按摩

按摩宝宝的大腿、膝部、小腿，从大腿至踝部轻轻挤捏，然后按摩脚踝及足部。在确保脚踝不受伤害的前提下，用拇指从脚后跟按摩至脚趾。

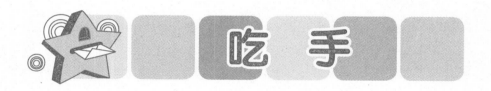

吃 手

吃手，是育儿过程中一个令人头痛的难题。老辈人总为纠正孩子吃手的习惯，不厌其烦地制止。其实，孩子出现吃手的现象，是一个自然的过程，到了一定的月龄以后，不用制止，多数孩子也能自己改掉这个习惯。

3～4月龄阶段的孩子，逐渐能学会玩自己天生的"玩具"——小手。

到2个月左右，小婴儿能自己伸出手，把小手拿到眼前看看，持续时间超过10秒。这个动作的出现，说明宝宝已经具备了初步的手眼协调能力。从能用眼睛看自己的小手，渐渐地增加手的活动能力，能

相互握住，手指来回活动，成为宝宝自己娱乐自己的"玩具"。

如果宝宝还没有注意到自己的手，可以用红布条、红色小铃铛挂到宝宝的手腕上，吸引孩子看到鲜艳的颜色或听到声音，转而注意到自己的小手。还可以帮助宝宝抬起小手，放到宝宝的视线之内，引起注意。

还可以用妈妈的手套，填充满泡沫塑料或棉花，吊在宝宝的小手能够得到的地方，吸引宝宝去抓。使用妈妈手套的好处，在于它类似妈妈的手，让孩子有亲切感，孩子看到后会用小手去拍打或抓握它，

手套有五个指头，抓住一个还有好几个，总是抓不完，孩子会玩得兴趣盎然。

婴儿学会了握物，并且能把东西送到口中，是一种本能，出自自己觅食的生存需求。婴儿只要能把东西抓握住，就会放进嘴里，尝一尝是不是能吃。而且，这种现象会持续很长一段时间，孩子会把能够拿到手的东西都放进嘴里。

2~3个月的孩子，出现会吃手的现象，父母应当感到高兴，因为学会了吃手，证明宝宝又增加了新的能力。

到了这时，宝宝的先天性抓握反射能力逐渐减弱，有时常常会握不住，把抓住的东西掉下去。对这个时期的宝宝，妈妈要经常把手指放进宝宝的掌心，或者常常用小玩具放进宝宝手心，训练宝宝反复学习握住物品。

经过练习，宝宝抓握动作会从无意变成有意动作，而经常练习握物，能够锻炼手指的屈伸、抓握、对捏、协调配合等多种能力，把抓握行为从原始反射的无意状态过渡到有意抓握状态。

宝宝吮吸手指，可以看做是一种学习和自己玩的能力，等到婴儿大一些，手脚活动能力和范围大了，会玩玩具以后，把手指往嘴里

放的现象会越来越少，因此，大可不必强迫孩子不去吮手指。只要注意保持宝宝小手的洁净，防止引起口腔炎或胃肠炎，还可以吸引孩子注意到别的东西，转移宝宝的注意力。

妈妈通常会抱怨宝宝"怎么又吃手了，脏死了！""什么东西都往嘴里放，真不讲卫生！"然而，不管妈妈怎么干涉都不起作用，宝宝照样会把手指头或能抓到的物件塞进嘴里有滋有味地吃，小小的手指头也会常常在嘴里被泡得皱巴巴的。

婴儿喜欢吃手指头、咬东西，并不代表孩子一定是想吃东西。吃手指头或咬东西，是婴儿想通过自己的能力，了解自己和对外部世界积极探索的表现，这种动作的出现，说明婴儿支配自己行动的能力有了很大的提高。

宝宝要用自己的力量，把物体送到嘴里，是很不容易的。就这么一个简单的动作，它标志着孩子能用手、口动作互相协调的智力发育水平，而且对稳定孩子自身情绪能起到一定的作用。

在孩子饿了、疲劳了、生气了的时候，吮吸自己的手指头，能使情绪稳定下来。因此，要充分认识到孩子吃手指头、咬东西的意义，

不要强行制止宝宝的行为，只要孩子不把手弄破，在不影响安全的情况下，尽管让孩子去吃，否则，会妨碍宝宝手眼协调能力和抓握能力的发展，打击孩子正在萌生的自信心。

吃手指头、见什么都往嘴里放的行为，在整个婴儿时期是一个过程性的阶段，一般到8～9个月以后，孩子就不再吃手指或见什么咬什么了，如果宝宝长到1岁左右还爱吃手指，就得注意帮助孩子纠正。

此外，宝宝吃手指头或见什么咬什么的时候，要注意卫生，保持宝宝小手的清洁，玩具也要经常清洗和消毒，保持干净，注意过硬的、锐利的东西或小物件如纽扣、别针、豆粒之类的东西不能让孩子有机会抓到喂进嘴里，防止发生意外。

总之，要区分不同月龄孩子的吃手指头的行为，予以分别对待。低月龄的婴儿开始会吃手了，作为父母应当高兴——因为孩子又增加了新本领。

婴儿期生长发育

1岁以内的宝宝统称为婴儿期，也有人把半岁以前的孩子称为小婴儿的。

婴儿期的孩子生长发育、能力的发展进程，"一看二听三抬头，四撑五抓六翻身，七坐八爬九扶站，十个月孩子能扶走。"这一段育儿口诀，基本上能反映孩子在十个月以内的能力发展状况。

宝宝出生后，就开始了成长与学习的过程，整个生长过程是有顺序并且逐步发展的，做父母的着急不得，宝宝有生长快的，也会有发展迟缓现象，皆属于正常现象。

宝宝的成长情况，可以从生长与发展两方面判断。发育状况通常由身高、体重来判断，发展则是看粗动作、细动作、语言与认知发展以及情绪和社会性发展等指标。每个婴儿的发展状况不一，有些婴儿

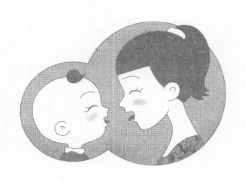

是由躯干中央向外到四肢。所以，婴儿先学会使用手臂，再下来是手掌，最后才能控制手指。训练控制手指的能力，可以让宝宝操纵东西，如抓东西、握奶瓶以及玩积木等。

的肢体发展比较快，但是语言学习能力却较慢；而有些害羞或胆小，也会影响宝宝学习走路或与人互动的意愿。

宝宝的粗动作、细动作、语言能力与社会性发展等项目的基本考量原则：

 ## 粗动作

不管是学习走、跑或跳，宝宝首先必须学会控制头，因此，控制头部是发展最重要的第一步，同时宝宝的身体发展原则，也是从头到脚，也就是先控制颈部，而后则是上半身、手臂、下半身和腿。宝宝的手脚活动协调程度越来越好之后，就能学坐，而后爬、站和走。

 ## 细动作

宝宝身体的另一个发展原则，

 ## 语言能力

宝宝会先发出各种无意义的声音，再下来是模仿大人的声音。接着，会说出简单的单字，有的婴儿在1岁时能够有意识地叫出爸爸、妈妈。从小经常与婴儿说话，能够刺激和帮助宝宝的脑部神经末梢建立联结，为语言发展奠定基础。

 ## 家庭关系与社会性

社会性，是人类的基本属性之一。婴儿天生就有与父母互动的能力，也要通过模仿父母和行为、动作、能力变得社会化，宝宝会先模仿单一的脸部表情、手势或是动作，最后则会逐渐模仿父母的整个行为模式。因此作为"第一任老师"的父母，需要多注意自己日常生活中的行为。

相对于粗、细动作的发展，

婴儿期（1～12月龄）——生长发育最迅速的时期

婴儿在社交与沟通能力上的发展，比较难有明确的指标。因为每个宝宝的气质、个性差异很大，有一些安静、不爱说话的宝宝并不见得就有自闭症倾向，可能只是比较害羞。因此，做父母的一定要多了解宝宝的个性与脾气，以防止误以为宝宝有发展迟缓、生长发育不正常的趋势。

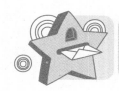

视听练习

从孩子视觉发展的过程看，满月以后的婴儿视线已经能集中，2个月时眼睛可以随物体移动。用红色塑料花、玩具或红布包着的电筒吸引婴儿的视线，使宝宝目光追踪这个物体。2个月的婴儿只能跟踪左右水平位的移动。到了3个月，宝宝可以跟踪上下垂直位的移动。以后可以把物体放在宝宝头四周转圈，从左、上、右、下地移动，有时宝宝的头也随着目光转移，甚至会引起身体的移动。

3个月的婴儿最喜欢看人脸。人脸既复杂，又清晰，变化无穷，眼睛有光有色，伴随着脸部还有表情和温和笑语。这时候，婴儿的视线已能从一个物体转到另一个物体上。4个月的婴儿可以分辨颜色，但仍旧最喜欢红色。宝宝对自己喜欢的物体或一张图片会注视很久，5个月的婴儿喜欢照镜子，看见镜子里的人会发出欢笑声。6个月的婴儿对陌生环境会感到不安，东张西望。家里一件新添的东西或来了陌生人，很快就能被宝宝发现，而且能盯住看。这时候的宝宝能看到街上的汽车，路上的行人，还会跟踪面前不远的飞鸟，会找掉在地上的东西，这是4个月婴儿所做不到的。前半岁的婴儿逐渐有了模糊的记忆，如爸爸戴眼镜，宝宝对所有戴眼镜的人都不会感到陌生。

要根据婴儿视觉功能的日渐成熟，满足宝宝的要求，促使视觉的发展。可以在婴儿床或童车的前上方挂一些色彩鲜艳、有声响的玩具，但不宜太多，婴儿不喜欢眼花缭乱。不要挂在当中，可以分别挂两边，距离以50～70厘米为宜，大玩具可以略高，小玩具略低一些，形状可以不同。学会坐以后的婴儿视野扩大，给一些玩具练习抓握、摇晃。每天可以进行两次有目的地训练。为了发展婴儿的视觉，房间光线要充足，窗户进光和灯光都不宜直射在婴儿的视野内，以免干扰孩子的视线集中，影响视力。

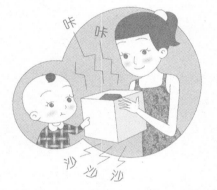

听，比起看更能引起宝宝的注意，一点微小的声音都能引起婴儿的警觉。满月以后，婴儿的听觉更加灵敏。听觉随着视觉的集中而完善，为今后的语言发展做好准备。

2个月的婴儿听见妈妈的声音会做出积极反应。

3～4个月龄时，宝宝喜欢听音乐，能找到声源，还能区别不同频率的声音，此期间的婴儿一般喜欢催眠曲。孩子在这个月龄，能够准确地区分妈妈柔和的呼唤和爸爸较为低频率的声音。5个月开始能分辨成年人发出的声音，听见母亲或亲人的声音会格外高兴、手舞足蹈。6个月能区别语音的严厉或和蔼，并会有不同反应，叫到名字时会表示兴奋。

训练看和听，开始可以通过妈妈温柔的逗引和谈话。有时离近一些，有时远一些，声音高低变化，给宝宝听各种不同的歌曲、音乐，看不同形状颜色的物体。

还可以用玩具逗引，做一做"藏猫猫"、抱孩子照镜子等游戏活动。同时在日常穿衣、盥洗生活照料的过程中，要多和宝宝说话，吸引孩子的注意力，发展视觉和听觉。

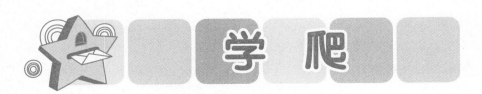

学爬

爬，是一个很重要的动作发育，婴儿会了爬，才能自己移动身体到要去的地方，孩子的活动范围要比坐着、抱着宽阔多，要去探索周围世界就方便得多，所以，会爬的孩子能学到得多，也灵活得多。

学爬，要经过不少步骤，先是能俯卧抬头抬胸，上肢能把上身撑离床面，开始时，宝宝只能肚子贴着床面匍匐爬动，以后四肢训练时也要按次序进行。

在1~3个月龄阶段，就要经常让婴儿有俯卧机会，用玩具训练抬头、转头，手臂前撑抬胸，3个月时开始练翻身，学会翻身以后，就可以训练宝宝学习爬行。

用有吸引力的玩具放在宝宝头前方，却让孩子伸手够不着。然后在前面用语言鼓励宝宝努力，移动自己的身体向前。一般情况下，孩子往往会向后退，可以用双手推抵住孩子两侧脚底，帮助宝宝向前匍匐移动，等到孩子自己的手能抓到玩具，会因成功而非常高兴。从孩子学会翻身动作和俯卧抬头抬胸动作以后，可以进行这样的反复多次训练，孩子就能学会熟练地向前爬行。

3个月龄，开始进行的爬行训练，与8个月时的爬行有着明显的区别。做练习的目的，不是让宝宝学会爬行，而是要通过练习，促进宝宝大脑感觉统合系统功能的健康发展，同时，也是激发孩子愉悦情绪的重要方法。

如果不早一些进行这种训练，婴儿可能要到11个月以后才能爬，或者根本不会爬行，就直接直行走，容易导致大脑统合系统失调症。训练婴儿俯卧抬头练习的同时，抵住宝宝的脚底，虽然孩子的头和四肢都还不能离开床面，但孩子会使尽全身力气，向前方匍匐行进。

但是，要特别注意，对待3~4月龄的孩子，只是让宝宝试一试爬，不宜过早地要求孩子。而且，必须等到孩子学会了俯卧抬头和抬胸动作之后，再适当地试练习爬行。

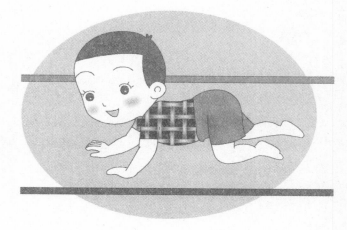

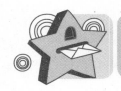

学　坐

 开始训练

从满3个月龄以后开始，就可以开始实行独坐训练。

训练婴儿独坐的方式，可以用拉坐和靠坐来循序渐进。

拉坐，是在婴儿仰卧时，顺好两条腿，然后拉住孩子的双手，轻轻地拉起上半身，达到坐姿，并且保持一定的时间。注意拉婴儿双手时，用力要均匀，动作要慢。

拉坐起来以后，应当用衣物或者靠垫放到婴儿身体后面，支撑住背部，使孩子的腰部尽可能挺直，髋部逐渐形成垂直的90°角，并且能坚持坐一会儿。

从训练婴儿坐的时候起，就要逐步教会孩子形成和掌握正确的坐姿。两腿尽量张开，双手分别放在两条腿上。这样的坐姿，人体的支撑面最大，身体的重心则位于支撑面的正中央。使用靠垫，对孩子的腰骶部、背部和颈部分别给予垫靠支持，能够使孩子逐渐坐得久一些，不至于很快感到疲劳。

最初的独坐训练时间，应当掌握在3～5秒为宜，不要急于求成。因为婴儿的骨骼尚且发育不够成熟，初学独坐的时间太长，容易引起骨骼变形。能够独坐以后，再逐渐适当延长坐的时间，经过天长日久的锻炼，待到宝宝的臀、腰、背、颈部肌肉和骨骼都发育到具备适度能力后，孩子就会自己坐得越来越久一些。

婴儿靠垫扶坐时，头部能够伸直，证明颈肌发育良好，能够支撑头部的重量。在孩子拉手起坐后，头不会向前倾时，才能进一步练习扶坐。扶坐时间不宜超过10分钟，如果发现孩子头向前倾或朝后仰，表明孩子颈肌疲劳，应当立即躺下休息。

 学会独坐

宝宝到了6个月大时，脊部、背部、腰部已渐渐发育强壮，从翻身到坐起，连贯动作会自然发展；通常宝宝会先靠着呈现半躺坐的姿势，接下来身体会微微向前倾，并且会用双手在两侧辅助支撑。

一般来说，6个月至6个半月的婴儿时期，宝宝会开始学会独立的坐姿，但如果倒了，还无法自己恢复坐姿，一直要到8至9个月大时，才能不要任何扶助，自己坐得很好。

宝宝能坐得稳，表示骨骼发育、神经系统、肌肉协调能力等发育渐渐趋于成熟，此时颈部发育也开始稳定。在宝宝学会坐的时候，应该特别注意坐的时间不宜太久，因为孩子脊椎骨尚未发育完全，如果长时间让宝宝坐着，脊椎侧弯，形成生长发育损伤。

不要让宝宝采取跪姿，使两腿形成"W"状，或者把两腿压在屁股下，容易影响到将来腿部的发展，最好的姿势是采用双腿交叉向

前盘坐。

辅助方式：一般说来在宝宝4个月左右，可用手支撑宝宝的背部、腰部，维持短暂的坐姿。到了6个月开始学习坐稳时，可以在宝宝的面前摆放一些玩具，引诱孩子抓握玩具，逐渐练习放手之后也能坐稳。

床对刚学会翻身的宝宝而言，无疑是最危险的。从床上滚下、坠落容易使宝宝的头部受到严重的伤害，切不可轻视。建议可在小床边安装护栏，避免宝宝在享受翻身乐趣的同时遭到意外。

宝宝会坐时，切不可让孩子单独坐在床上，如果把宝宝置于床上，床面最好与孩子身体呈垂直的角度，以防动作过大而摔下床的危险。

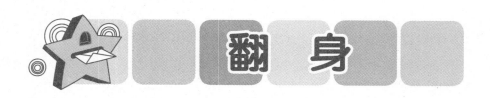

翻 身

如果在3个月龄之前，对婴儿进行翻身训练，是锻炼身体能力的话，那么，孩子到了4个月以后，则不会再满足于自己成天仰卧了。宝宝会常常用力地把自己的头抬起

来，看一看四周，头颈部和腰腿部的生长发育，使婴儿完成翻身动作的能力达到水到渠成的程度。

4个月的婴儿可以先做仰卧到侧卧，再到俯卧，然后再从俯卧到

侧卧、到仰卧的过程。翻身的整个过程中，需要头、颈、腰、四肢的参与。先练习仰卧到侧卧，妈妈可以先把宝宝的双脚交叉，一手拉着宝宝的双手放在胸前，另一只手轻推婴儿的背部，帮助宝宝转向侧卧位。要注意，翻身练习训练，应当交替向左和向右进行。

5个月的婴儿可以练习从侧卧位到俯卧位，然后从俯卧位到仰卧位。改变体位的同时，家长应当与婴儿亲切地谈话，并且要用玩具诱导宝宝，使孩子产生翻身的欲望。还要注意，俯卧的时间不宜太长，避免使孩子的面部受到压迫。

帮助婴儿学习翻身，一定要循序渐进，不能操之过急，切忌对孩子粗暴。如果翻身成功以后，要抱起来，亲吻、表扬和鼓励宝宝，使孩子产生愉悦情绪，感受到成功的乐趣和父母的爱意，保持继续进行

尝试的兴趣。

练习翻身的床，要硬一些好，以木板床或大桌面为佳。还要注意，床面应当平滑，提供给孩子翻身的空间要大一些，严密注意孩子的安全。

孩子学会翻身180°，证明身体和下肢动作配合能力良好。也有些婴儿在学会90°翻身后不久，就能完成180°翻身。多数孩子能够在5个月学会侧卧翻身，6个月时完成180°翻身，俗话说：三翻六坐七滚八爬，是前人的育儿经验归纳。

翻身动作的完成，是婴儿出生后第一个全身性协调的动作，对于婴儿的大脑和内耳平衡器官的发育会带来极其重要的益处，也会为以后学习爬行、翻滚等大动作打下良好的基础。

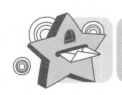

换手能力

一般说来，4～7个月的孩子，会出现两只手各拿一个玩具玩、换手拿玩具的能力。应当注意观察宝宝，是在什么时候开始有了两只手拿东西和换手的能力。

换手

练习换手拿玩具，可以在宝宝坐在床上或童车中的时候，递给孩子一块积木，等到孩子拿住以后，再向孩子的另一只手递另一块积木，看看孩子是不是把原来拿到的积木换到另一只手，再来接递过来的积木，或者直接用另一只手伸出来接积木。

如果孩子把手中已经接到的积木扔掉，再来拿妈妈递的新积木，就要引导宝宝学着换手，把手上的积木传递到另一只手上后，再来拿妈妈递的另一块。

换手拿积木练习，是适合这个月龄孩子锻炼动手能力的最佳活动。一般说来，6个月的孩子大多数能做到两只手各拿一件东西。

婴儿拿稳东西，是拇指和其余4个手指开始相对抓握时候，才能拿稳，在此之前，用5个手指一起拿物容易掉下去。拇指与其余4个手指相对，称为对掌，是猿类和人类才有的本领，也是应用工具的必需能力。当然，人类还具有更进一步的拇指与示指做精细运动的能力，婴儿的精细动作能力要到8～9个月龄进才能学会。

多数孩子在6个月能学会双手传递，但是，有三分之一的孩子要到7个多月才能做到，不必为此着急。

对击练习

婴儿的手要反复训练，因为人的手部动作联系，在大脑中相关区域所占的比例很大，能够用手进行各种各样的精细动作，是人类智慧的重要表现。

为了反复训练宝宝手的动作能力，还可以适当进行对击练习。选择各种质地的玩具，例如积木或敲打的小锣、小鼓、小木鱼等，给孩子玩，教宝宝用一块积木对击另一只手上拿的另一块积木。对击练习，可以促进孩子"手—眼—耳—脑"的综合联系，刺激感知觉能力协调发展。

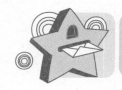

自己用勺子

半岁以后的婴儿，逐步添加了辅食，开始接触到包括小勺子、杯子、小碗等餐具。而孩子一般最先使用的是小勺子。

婴儿被哺喂果泥、菜泥、蛋黄、面条汤、米汤、稀粥等食物，都要用小勺子来完成。开始喂哺时，孩子有可能会不适应，会把喂进嘴的食物用舌头尖顶出嘴巴以外。等到多喂几次以后，孩子就会适应，接受更换的食物和小勺子。

7~9个月龄的孩子，情况会大不相同。每次再喂婴儿吃饭，宝宝会动手抢抓妈妈手里的勺子，拿到手里以后会乱敲一气，甚至还会戳痛自己，引起父母们的担心和不快。

其实，这是孩子认识事物的一个必经过程，不必为此而烦恼。婴儿通过用勺子的敲敲打打，了解勺子的功能，能用勺子敲打出声音，也是一种新的能力。到现在，孩子已经不再满足于让妈妈喂自己吃饭，拿到勺子以后，会模仿着妈妈的动作，在碗里面乱捅一气，虽说

不会用，盛不出饭来，却会兴趣盎然地尝试。

这个过程，是孩子学习用餐具、自己动手吃饭的必然经历，不但不应该责怪孩子，而应当耐心地帮助和培养、引导孩子学习用勺子。不管宝宝拿到勺子后，吃饭有多慢，洒落多少饭菜都没有关系，要给予鼓励，哪怕通过尝试，孩子能有一点点进步，也要及时肯定和赞许孩子的行为。

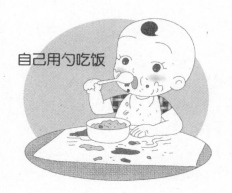

自己用勺吃饭

婴儿学习使用勺子，能够锻炼大脑、眼睛、手、嘴等多个身体部位的灵活性和协调能力。对于孩子勇于探索尝试，培养自主能力也十分必要。引导教会孩子自己动手，

使用勺子吃饭以后，还可以利于孩子的成功感和兴趣，不失时机地注意培养孩子使用杯子和碗等餐具。

学会使用勺、杯、碗，是婴儿学习生活自理能力的开端，如果抓住机会，鼓励孩子多多练习，宝宝的进步是会很快的，在日常生活中，既学会了生活能力，又锻炼了综合协调能力。

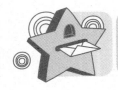

抓握能力

抓握训练手的动作，4～5个月起，婴儿手眼协调加强，要训练主动伸手去抓握看到的物件，教给孩子怎样握着玩具玩，摇动摇荡鼓，敲击积木等，也可在婴儿面前悬挂各种物品，彩色艳丽的布块、纸盒、塑料玩具、气球等，距离要让孩子能看到、抓到，引导孩子注视面前的物品玩具，并主动用手去抓握、碰撞，使玩具发出声音。也可抱着婴儿坐在桌前，训练用手抓桌上的物件。开始时孩子不会伸手去抓，可先用物件放在婴儿手中摆弄，等引起孩子兴趣后再放回原处复试，也可先示范几次，让孩子跟着做，边玩边用语言鼓励。

能准确抓到、牢牢握住后，可以教婴儿如何玩，如捏响、摇动、敲打、推动等。

5～6个月时，可以训练拇指、示指试捏取较小物件，丢入大纸盒中，或从盆、碗中用手拿出小物件，可先示范，然后让孩子做，成功了用语言、亲吻予以鼓励。

进一步可以和婴儿玩蒙面游戏，先用彩色手帕或布块引起婴儿注意，逗引孩子用手来抓，然后把布盖在孩子脸上，一开始孩子会手脚乱动或哭喊，可用语言告诉孩子，让宝宝自己动手拿掉，多次训练后，孩子能学会用手主动去抓下蒙在脸上的手帕，成功后妈妈要和宝宝一起欢呼表示高兴庆祝。这个游戏训练用手解决问题的能力，使动作与效果相联系。

通过手的动作，婴儿能进一步认识事物，学会更多的技能，还能加强与人交往。

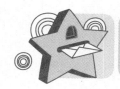

指认身体部位

8～9个月龄的宝宝，已经能够记忆并且理解一些日常生活中常用到的词汇，虽然还不会说，但是在日常生活的耳濡目染中，已经能习惯于理解妈妈的一些指令性话语。例如，穿衣服时，妈妈说"把手抬起来"，喂饭时妈妈说"张开嘴"，孩子都能配合。因此，指认身体的部位，也是这个月龄孩子能够初步掌握的能力。

婴儿一般最早认识的，是自己的小手。也有一些孩子最先学会认眼睛或鼻子。对孩子说说"再见"时，宝宝会摇动小手；说到"握手"时，知道伸出小手。因此，让孩子认识自己的身体，先认识小手就要容易得多。

有的孩子喜欢蹬踢玩具，可以趁着孩子兴趣浓厚的时候，教宝宝认识"脚丫"。如果婴儿喜欢玩照镜子游戏，可以先学认脸部的器官。

照镜子，是指认身体部位的最直接和最简单的方法，也可以利用娃娃玩具来辅助照镜子指认身体部位。先照镜子，指认自己的身体部位，然后在玩具娃娃身体上找到相关部位。

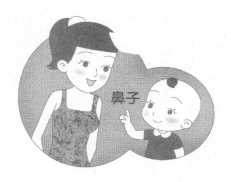

鼻子

指认身体部位，是让婴儿理解和学习语言，记忆词汇意义的方式。从7个月起，婴儿开始逐渐学习和理解日常词汇。平时，给孩子穿衣服、洗澡的时候，妈妈都可以用一些简单的词语来对宝宝说，例如，"伸手"、"抬腿"、"闭眼"、"张嘴"等，孩子会逐渐懂得和记住妈妈常常说的短语的意义。一般婴儿在8个月龄左右，就能学会指认身体。

可以和孩子用做游戏的方式来指认身体部位，先通过照镜子，启发孩子找到五官的位置，然后再不用镜子，让宝宝指认洋娃娃的眼睛、鼻子，"这是娃娃的眼睛，宝宝的眼睛在哪儿？""这是娃娃的鼻子，宝宝的鼻子呢？"

给孩子吃饼干前，可以说"把手伸出来！"宝宝急于拿到吃的，

自然会伸手。要反复重复和强调："这是手，用手拿！"穿衣服时，让孩子"抬起手！"洗手时，"把手伸出来！"和人再见时，说"再见，摆摆手！"还可以说："来握握手！"

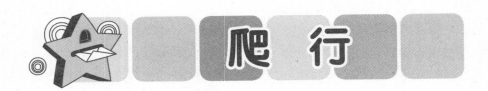

爬 行

爬行，有利宝宝健康发育的运动方式：

进行过爬行训练的宝宝，四肢肌肉动作会更加协调，活动更加灵巧。爬行，可以扩大宝宝的视野和活动范围，让宝宝及早接触周边事物。

爬行运动，能消耗宝宝较多的体力，加速新陈代谢，能促进食欲，增进睡眠。

爬行，可以增加大脑内神经细胞之间的联系，为条件反射的建立打下稳定基础。经历过"爬行"阶段的宝宝，将来动作会更敏捷、协调，学习积极性会更高。

现代家庭育儿，有很多孩子没经过爬行，就直接进入行走阶段，对宝宝的动作和智力发展是一个较

大的损失。妈妈们理应重视"爬"的训练，及时给宝宝补上。

可以在家庭中专门为宝宝开辟一间活动室或一块活动空间，也可以在地板铺上塑料板块或毛毯，创建一个安全、卫生、舒适的环境，供宝宝学爬行用。在孩子练习爬行的环境中，桌子角最好是圆形的或有软包装，墙上插座最好有插头盖，居家空间小的则可以在床上训练。

宝宝出生后不久，进行俯卧抬头训练，为爬的动作做好准备；

训练宝宝双手撑地、挺胸，胸廓抬得越高，以后学爬行会越快；

4～5个月的时候，让宝宝俯卧抬头、挺胸。为增加爬行的乐趣，可以在宝宝的前方放一件色彩鲜艳

会发声或会动的玩具，吸引宝宝伸手去够。

当宝宝想拿又够不着时，下肢会乱动。如果宝宝的两膝关节屈曲后伸直，就表示要爬了，妈妈用手掌向前推宝宝的双脚，使其身体向前移动，手就可以拿到玩具。

反复训练，宝宝逐渐就能会爬。刚开始时，孩子还不会收腹，爬时腹部离不开地面，会出现横爬或倒爬，这些都是正常现象。

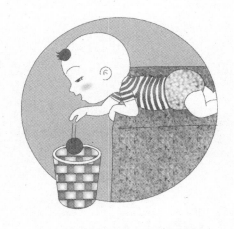

在宝宝横爬或倒爬时，可以在宝宝腹部下面放一块大毛巾，当宝宝向前爬时，用力提起大毛巾，使宝宝的腹部离开地面而向前移动。反复练习后，宝宝动作协调了，就学会了真正爬行，这样的爬行就是"手膝爬行"。

宝宝努力爬到"终点"时，要适时给予鼓励。

教宝宝爬行时，父母通力合作

效果最好。

8个月以后的孩子，开始"真正"的爬行。先学习手和膝盖的爬行，然后再学习手与脚的爬行。

把孩子放在地毯上，收拾好周围的用品，收起地上的电源插座等危险品。把孩子喜欢的玩具放在够不着的地方，但不要太远，宝宝想要拿，往前移动就能拿到。孩子就必须先翻身俯卧，然后伸手够。刚开始时，孩子肚皮贴地往前移，前肢后肢都用不上力。妈妈可以在此时推动宝宝的脚，鼓励宝宝用力向前。也可以在练习时，用手或者大毛巾托起孩子的腹部，减轻身体的重量，训练孩子两条腿一前一后蹬动的力量。渐渐地，孩子就能学会用上肢支撑身体，用下肢使劲儿蹬，协调地向前爬行。

学会用手和膝盖爬行以后，接着可以学习用手和脚进行爬行。

让婴儿趴在床上，用双手抱住孩子的腰，抬高宝宝的小屁股，使孩子的膝盖能够离开床面，用两条胳膊支撑身体。孩子的胳膊支撑力量增加以后，妈妈只要稍加用力，就能促使孩子往前爬，也可以用玩具引导孩子，给孩子增加学习向前爬的勇气和信心。多次的反复练习，慢慢地掌握仅仅用手和脚支撑的爬行。

学爬是一个过程，妈妈要很有耐性，每天都和宝宝玩一会儿，孩子会逐渐熟练起来。

孩子会爬以后，就扩大了活动的范围，不再是放在哪里就待在哪里了。妈妈可以把孩子的玩具藏在身后，逗引孩子来找。孩子把玩具找出来后，会很高兴。爬行的游戏也可以由易到难，从近到远，变换玩具和方法，给孩子带来欢乐。

爬行可以训练身体和四肢的动作，通过大脑的指挥，协调向前爬行、后退和移动。爬着去寻找玩具，会使孩子认识到，看不到的东西但可以找到，这也是宝宝认识世界的一个新起点。

爬行，是人一生中手脚等各个身体器官的最先综合协调使用的大动作。爬行时婴儿必须用四肢支撑身体的重量，会使手、脚及胸腹背部、四肢的肌肉得到锻炼，逐渐发达，为站立和行走打下基础。

既然爬行这么重要，有些家长会担心自己的宝宝不会爬行是否正常。没有经历过爬行的宝宝，智力发育会不会差一些？

其实，爬行是孩子站、走的准备动作，但并不属于宝宝生长发育的必经阶段，不要因为宝宝不会爬而担心会影响孩子的生长发育。虽说爬行有利于宝宝胸部发育和四肢的协调能力，但是不经历爬行的宝宝同样可以在今后成长过程中加以完善。

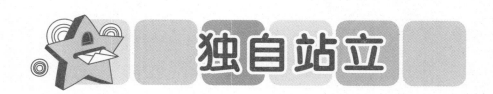

独自站立

站立动作的出现，需要婴儿的腰部、下肢骨骼和肌肉组织发育完善。婴儿在6个月龄以后，下肢就有了一定的支撑能力，就可以有意识地锻炼孩子扶持站立。

满8个月以后，稍加扶持，孩子就能越来越久地独自站立，在8～9个月龄有意识地进行扶持站立练习，能起到立竿见影的效果，因为孩子不仅能越来越站得久，而且，很快就能自己扶持着婴儿床围栏、家具边缘等能够扶持的物体，小心翼翼地独自站立起来，扶站对于今后独立学步也具有重要作用。

人类远古的先祖在进化的过程中，站立对于大脑发育的促进、四肢的分工协作和解放，意义非同寻常。因而，对于发育中的宝宝来说，扶持站立的意义也是可想而知的。

扶持站立最初训练，可以从6～7个月龄时开始，由成年人扶着婴儿的腋下，使婴儿的两条腿伸直，站立在床上。开始练习时间不宜太长，也可以把宝宝轻轻地举起来，使脚离开床面，然后再放下，帮助婴儿反复地做跳跃动作，这样做有利于激发孩子的欢乐情绪，也有利于锻炼腿脚的支撑能力。

到7个月龄后，可以训练婴儿扶手站立，扶着孩子的手，使孩子站立在床上。到8个月以后，只需要扶着婴儿的一只手，孩子就能站立。

扶持站立的过程，可以从开始的紧紧扶抓到逐渐放松，让婴儿自己体会直立和平衡的感觉。

能够站稳以后，每次站立的时间可以由短到长，然后从扶持站立，变为让孩子自己扶着栏杆站立。

到了9个月的婴儿，就逐渐能扶站得很稳当，到了10个月时，站立训练就可以进入独自站立阶段。

随着婴儿动作能力的进一步发展完善，会逐步形成无需成年人扶持、自由地从坐位站立起来，再由站立位自主完成蹲下、坐下的动作能力。

等到孩子具备双腿稳定站立的能力以后，可以再接着训练只用一条腿支撑全身重量的能力，即做"金鸡独立"的模仿动作，把双手向前方展开，用一条腿支撑身体，站立片刻。

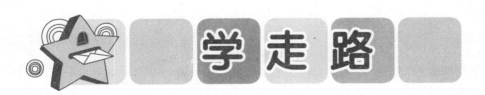

学走路

9个月以后宝宝，已经基本熟练地掌握了爬行的本领，自己能够从卧姿坐直起来，下一步，就要开始学习站立和行走。

独立站立，是学走的基础。学"开步"前，可以先做站一站练习，开始可以让孩子扶着婴儿床的栏杆或者妈妈的一只手，由坐姿慢慢地站起来。一般到11个月的婴儿就能够独自站立，不必扶持物体也能够基本保持平衡。但要注意不宜让孩子站得时间太久，且一定要有成年人监护下站立。这个阶段的孩子脊柱开始出现腰部前凸，有利于婴儿直立行走和保持身体平衡。有个别发育较早的孩子已经能够扶持着栏杆或妈妈的手迈步行走。

训练孩子站一站和走一走的同时，能够使婴儿的手和脚的活动更加灵活、自如，同时促进智力发展。此时的孩子手脚动作会变得更加灵活，两只手可以分别做不同的动作，给孩子穿衣服和穿鞋子时，能够听着妈妈的指令，抬高、伸出、向下、向后做出动作来配合。孩子还能攀爬上一定的高度。

可以先训练婴儿扶着小车站立，站几分钟后改成坐姿，还可以从坐姿变成爬行姿势。通过反复来回的训练，能锻炼手和脚的灵活性。

能独自站立后，宝宝开始学习扶着东西走路，最初会很谨慎，尝试探索着像是螃蟹横行，还常常会有双脚绊在一起的情况，但不久就逐渐能改为直行。此时，可以让宝宝尝试着一个人慢慢走，当然，妈妈爸爸的赞许和鼓励是必不可少的。

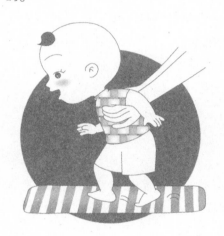

一般情况下，孩子"开步走"要经历以下5个发展阶段：

时间	特征	训练要点
10～11个月	开始学走的阶段，如果发现放手以后孩子能站稳，就可以开始尝试学走	可以借助学步车，帮助孩子消除走路的恐惧感，体会到能自己走的乐趣
11～12个月	"蹲"是这个阶段的最显著特点，应当着重训练从站到蹲，再站起来的连贯动作	和孩子玩时，可以用玩具放到地上，让孩子自己动手捡起来，训练腿部肌肉力量

时间	特征	训练要点
12～13个月	可以扶持着东西行走，开始训练孩子的平衡能力	父母分别站在两边，让孩子慢慢地从爸爸这边走向妈妈
13～14个月	放开手，孩子可以走几步，重点训练宝宝在不同地面行走的能力	教孩子爬楼梯，学会如何在不同的地面上行走
14～15个月	孩子已经能平稳地行走	多带孩子去户外，遇到斜坡要让孩子自己走

PART **2**

193

婴儿期（1～12月龄）——生长发育最迅速的时期

一般发育好的宝宝，到1岁时已经会走了，有的宝宝要等到2岁，这与孩子肌肉力量、平衡和协调能力有关。经常训练翻、爬、站的宝宝，早走的概率要高得多。

此外，宝宝个性的影响也不容忽略。平时行为比较冲动、好动的宝宝学会走路的时间一般较早；个性温和，对事物采取观望、等候态度的宝宝，走路比较迟。

偏瘦的宝宝动作相对比较敏捷，比起胖一些的宝宝要先学会走。

学步阶段须知

一般说来，说话早的宝宝学会走路的时间，比说话晚的宝宝要迟一些。但是，学会走路的时间早或晚，与宝宝今后的智力和运动技能的发展，并没有直接的联系，不必为此担忧。

在孩子学步初期，如果出现以下情况，不必感到意外：

受到挫折，如跌倒、碰伤、与亲人分离或生病以后，孩子走路的能力会出现"下降"现象，与宝宝学走的自信心下降、肌肉力量减弱有关，这种下降现象只是暂时的，短期内就能够恢复，不必怀疑宝宝的能力。

孩子开始学步时，每移动一步时，注意力都非常集中，不能分神在同一时间内做两件事，否则容易摔倒，不能误认为孩子反应迟钝。如果宝宝正在走路，又要听妈妈的指令，孩子一定会先停下脚步，再听妈妈说什么。

爸爸妈妈静止不动时，宝宝会在面前走来走去，走的距离会长一些。如果爸爸妈妈自己在不停地走动，宝宝会走得更少，甚至会停下不再动。

对孩子来说，开始学走路，并不是朝着一个方向直走，而是来来去去，围绕着一个中心走动。

如果带孩子到户外玩时，宝宝在玩，妈妈却总是变化方位，再叫宝宝走到自己面前，宝宝会突然不肯再按照指令往前走。这是因为宝宝要走到变化的位置有困难，而且用尽各种方法都不见成效，除非妈妈回到原地，宝宝才肯走动。

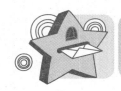

学习手势

用手势表达自己的意愿，是3~4个月龄孩子智力发展、自我意识形成的标志之一。

孩子首先已经认识到自身与环境、与家人的关系，理解到自身能从环境和家人那儿索求到需要的东西，并且开始尝试用自己能够使用的方式，向家人表示需求。

最初的表达，可能出自偶然，例如，孩子半躺在婴儿床上，发现妈妈来了，伸出小手要妈妈。如果得到妈妈的回应，下一次再见到妈妈，就会伸出双手向妈妈要求抱。连续几次后，就能认识到，通过手势能与妈妈交流、表达要抱的意愿，并且能得到满足。

天长日久下来，孩子会越来越认识到，可以用手势表达自己更多的需求和意愿。先通过手势表达语言与家人交流，才会有将来的进一步语言交流。

因此，这个月龄的孩子，已经成为学习手势表达的最佳时段。可以因势利导地，从日常玩耍过程中，教给孩子学习几种手势表达语汇。

 逗一逗

从满3个月龄开始以后，就可

以逐渐训练婴儿做逗一逗手指的游戏，练习伸出手指，双手触碰和按摩。

让婴儿坐在妈妈的怀里，妈妈分开两手抓着孩子的双手，捏住宝宝的示指，教孩子把两根示指的指尖对拢，点上几下，然后分开。指法对点时，说"逗，逗，逗"，点一下，说一次。分开两只手时，说"飞，飞"。做得次数多了以后，只要妈妈说"逗，逗，逗虫虫"，孩子就会用双手指尖对拢点，说到"飞，飞了！"孩子就能够张开双手。

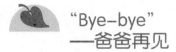

"Bye-bye"
——爸爸再见

爸爸离开外出时，对孩子挥手说"再见，Bye-bye"，教宝宝也挥手学做招手再见的手势。孩子如果不会模仿，妈妈可以拿起宝宝的手臂，边挥边说"爸爸再见"，经常和反复地做练习，孩子就能学会表示再见的挥手手势。学会招手以后，可以让孩子在家人、朋友离开时，主动挥手"Bye-bye"、"再见"。

由此类推，学会招手再见的手势表达以后，可以进一步教孩子模仿成年人双手抱拳，做拱手的手势，表示"谢谢"。做双手手掌拍击的动作，表示"欢迎，欢迎！"

但特别提醒要注意的是，孩子对于手势表达并不能完全理解，绝大多数孩子要到9～10个月龄时，才能完全做到对成年人的语言指令做出动作反应。因此，训练婴儿用手势表达不同的意义，适合当做日常生活中的启智游戏来做，不宜操之过急。

手-眼-脑协调练习

手-眼-脑的动作协调，是婴儿发育过程中一个重要的能力阶段，也是智能发展的一个关键。

从6个月开始，就可以锻炼婴儿用自己的小手拿取一些小件物品，如糖块、饼干、积木等。开始时，孩子还不会使用拇指和食指协调地抓捏，而往往会一把抓在手上。这种抓法，往往抓不准确。经过反复多次的练习，孩子会逐渐掌握要领。在婴儿学会能比较准确抓握的基础上，可以让孩子把小块积木放入大口瓶子里，或者学着抓捏住一块积木后，再拿到一个或者传递到另一只手。

8个月龄的孩子已经能在床上坐稳一会儿，双眼会注视自己喜欢的东西，对于不喜欢的东西能表达出"不"的拒绝反应。这时候，是对孩子的手指动作能力进行训练的好时机，在孩子跟前放一些平时喜欢的玩具，小球、彩色积木等，通过给孩子示范动作，引导孩子用小手抓捏，学会用拇指和食指的对捏。

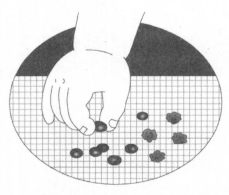

在学会用小手熟练抓住较大物件的基础上，进一步锻炼婴儿手部的精细动作。最好的办法，是把小球投入阔口瓶子里。让孩子反复把小球放进瓶子里，然后再倒出来，再放进去，反复多次，孩子会玩得很有兴趣。以此来锻炼手部的灵活性。手与大脑相关联，锻炼用手的精细动作的同时，促进了大脑的发育。7~8个月龄的孩子，一般能学会使用拇指和其余四指的对捏，能够准确地把一只手上的东西递换到另一只手上，还特别喜欢把拿到手的玩具摇上一摇，如果玩具能摇响，会表现得很开心。

9个月的婴儿特别喜欢摆弄玩具，能学会把玩具扔掉，再捡起来。还喜欢不停地捏起小件物品，喜欢撕纸，喜欢把小杯子套进大杯子里，可以为孩子专门置办一套套杯来锻炼手指。孩子会把手中玩烦了的玩具放下，再去够拿自己喜欢的新玩具。

通过这些动作的完成，婴儿的手-眼-脑的协调性又前进了一步，受到意愿控制的动手能力增加。与此同时，婴儿在这个阶段，会使用小手来接触更多的东西，了解能够碰到的所有东西。

所以，成年人抱起孩子时，宝宝会用手指来抠人的嘴巴、鼻子，揪住头发，抓破脸孔。不要以为孩子这样做是有意识地破坏和伤害，也不要为此生气。其实，这是孩子尝试和认识事物，也是在表达对抱自己亲人的友爱。

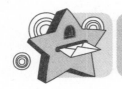

认 生

3~5个月龄的婴儿，对于自己周围环境的认识进一步扩大，能够认识妈妈熟悉的脸孔，一见到妈妈就会露出愉悦的神情，会笑。如果妈妈离开，婴儿会哭闹。一般从5~6个月起，婴儿对于周围的人开始持自己的选择态度，看到陌生人的面孔时，会变得敏感、紧张，表情僵化甚至躲避和哭闹，不喜欢被生人抱和逗玩，这种行为一般称为"认生"或者"认人"。

抱着婴儿到户外活动时，孩子会开始警惕生人，往妈妈的怀里躲藏。妈妈带婴儿外出散步，遇到妈妈的熟人，宝宝对待人家的态度发生根本变化，完全不像一两个月以前，那种见人就爱笑的可爱样子，小面孔也会板起来，显得神情紧张、警惕地听着妈妈和别人说话。

出现这种表现，妈妈一般会感到很奇怪，怎么宝宝变成这样了，远远不如早先那么大方、见人爱笑，招人喜欢了呢？

其实，这是宝宝新的进步：能够区分陌生人和熟悉的人了。并且，孩子会对妈妈产生依恋的情绪，在这个年龄段，孩子对亲人萌生依恋，才是正常的情感发育经历。婴儿会在遇到生人时，把自己的身体藏到妈妈身后或者躲藏进妈妈的怀里，因为孩子感到只有在妈妈身边才能得到安全，从6个月龄一直到1岁半时，孩子对妈妈的依恋感会越来越明显。应当保护孩子的依恋情感，经常不断地给予宝宝爱抚和呵护，使得孩子能从父母亲的爱抚和呵护中，得到安全感和依靠，才能够放心大胆地继续去探索和适应周围环境中的人和事物。

一般说来，随着孩子认识能力的逐步提高，认生现象会逐渐好转。

在这个阶段，可以有意识地带孩子见一见陌生人，开始可以只和生人说说话，等到孩子逐渐放松警惕性后，再让生人拿一件玩具逗一逗孩子玩，对着孩子笑，表示亲热。等到孩子的面部表情放松，出现笑容后，还可以让对方抱一会儿孩子。但是，妈妈要待在旁边，让宝宝随时可以投回妈妈的怀抱中。

婴儿期（1~12月龄）——生长发育最迅速的时期

经过几次这样的锻炼后，孩子对生人会渐渐地熟悉，下次再见到就不会躲避和怕生。

环境处在人口较多的大家庭、或者家住大杂院的婴儿，比起住在单元楼房中的孩子容易接近生人，就是因为平时有比较多接触生人的机会。为此，住宅楼中居住的家庭，应当常常带孩子到户外、大院、小区里有意识地接触人，使孩子习惯于经常见到生人，减少对于陌生人的畏惧。

从小减少孩子怕羞、怕人的环境，多给孩子提供与人接触的机会，对于宝宝形成开朗、大方的性格，对于孩子的情绪教育来说，看似事小，实则事关重大。

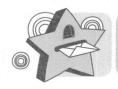

适应能力锻炼

6个月以前的婴儿，不论被谁抱都喜欢，见到陌生人也如此，只是比对妈妈笑得要少一些，因为孩子还不能明确区分熟人和陌生人。

从7～9个月起，孩子见到陌生人开始显得紧张；9～12个月的婴儿见到熟悉的人，会表现出亲近、愉快的样子，见到陌生人则会感到不安、哭吵或躲避，婴儿对不熟悉人的害怕称作"怕生"。到孩子2岁左右，由于自己能熟练地行走，与小朋友接触、玩的机会增多，独立性增强、生活的丰富使孩子对亲人的依恋减轻，也不再像9～12个月时那么怕生。

多数孩子都有不同程度的怕生现象，怕生的程度取决于很多因素：

父母是否在身边

如果有父母或亲密的养育者在身边，例如抱在父母怀中的婴儿，对陌生人就不那么怯生。

对环境的熟悉性

孩子在熟悉的环境中（如家里）产生怯生的程度，比在不熟悉环境中的怯生程度要小得多。

陌生人的特点

孩子怯生，主要是对陌生的成年人，而一般对陌生的儿童则较友好、容易亲近。陌生者脸部表情较悦目、慈善、温和的，也不会使孩子感到很胆怯。

与人接触的机会

较少与家庭以外的人接触的孩子容易怯生，尤其是三口之家，如果父母本身少交际，怕孩子外出遭受意外而总是闷在家中等，孩子的怯生现象更为突出。一般来说在托儿所或幼儿园抚养的孩子与家庭抚养的孩子相比，怯生要少一些、轻一些。

从小受到各种感官的刺激越多，怯生程度越小，孩子听得多了，看得多了，就会习惯去接受各种新的事物，对陌生事物或陌生人也有较强的适应性。

孩子怕生不是缺点，一般会随着年龄的增长减轻。个别严重怕生的孩子长大后，很可能成为性格腼腆、怯弱的人。因此，要注意教育和培养，经常带孩子接触外界，去公园等人多的场所，经常让小孩同小伙伴一起参加活动，不断适应陌生的环境和陌生人。

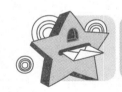

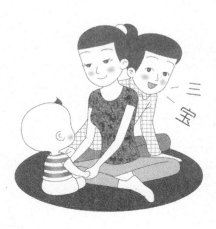

亲子依恋，是婴儿寻求在躯体上和心理上与抚养者保持亲密联系的一种倾向，常常表现为微笑、啼哭、咿咿呀呀、依偎、追随等。亲子依恋现象是逐渐发展的，出生后6～7个月时开始明显，3岁以后能逐渐耐受与依恋对象的分离，并习惯与同伴或陌生人交往。

亲子依恋一般分为3种不同的类型。

安全型

这一类孩子跟妈妈在一起时，能够在陌生的环境中进行积极的探索和玩耍，对陌生人的反应也比较积极。妈妈离开时，表现出明显的苦恼和不安；妈妈回来时，立即寻求与妈妈的亲密接触，继而能平静地离开。这类孩子只要妈妈在视野内，就能安心地游戏。

回避型

这一类孩子对妈妈在场或不在场影响不大，妈妈走开时，没有忧虑表现；妈妈回来了往往不予理睬，有时也会欢迎，却很短暂。这类孩子实际上未形成对妈妈的依恋。

反抗型

这一类孩子当知道妈妈要离开时，会表现出惊恐不安，大哭大闹；见到妈妈回来就寻求与妈妈的亲密接触，但当妈妈去抱时，又挣扎反抗着要离开，还有点生气的样子，孩子对妈妈的态度是矛盾的。

即使在妈妈身旁，也不感到安全，不能放心大胆地去玩耍。

良好的亲子依恋，是一种积极的、充满深情的感情联系。婴儿所依恋的人出现，会使孩子有安全感，有这种安全感，宝宝就能在陌生的环境中克服焦虑或恐惧，从而去探索周围的新鲜事物，会尝试与陌生人接近，能使孩子视野扩大，认知能力得到快速发展。

母爱与感情依恋，是孩子心理发育的"营养剂"，各种教育环境刺激，是心智潜能的"开发剂"。

妈妈与宝宝交往的态度和行为以及婴儿本身的气质特点，是影响宝宝形成不同依恋类型的主要因素。负责任的、充满爱心的妈妈的孩子常常为安全型依恋，反之，就可能是反抗型或回避型依恋。在孩子成长到6～18个月，正是形成亲子依恋关系的关键时期。妈妈是否能够敏锐、适当地对宝宝的行为做出反应，积极地跟宝宝接触，正确认识宝宝的能力及软弱等等，都会直接影响着母子依恋的形成。

妈妈不仅能满足孩子生理上的"饥饿"，也是宝宝心理上的"安全岛"和快乐的源泉。不宜长期离开自己的孩子，更不要忽略婴儿抚触、婴儿体操等科学育儿手段，要尽可能多地给予孩子爱抚和鼓励，无论是充满感情的言语表达还是搂抱、亲吻等身体接触，都不要吝啬。要知道，宝宝是一个爱抚的"消费者"。

以母亲为核心的稳定的养育者，对孩子的心理健康发展至关重要。要尽量避免隔代抚养方式，因为老年人大多数文化较低、传统观念较深、缺乏科学育儿知识。在发达国家，为精心养育子女，母亲常常会辍学或停下工作请长假，直到孩子3岁进幼儿园。

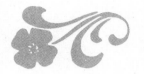

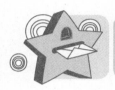

方向感练习

训练孩子从小具有"方向感"，是培养视觉-空间智能的一个重要的方面。

方向感不好的人，经常会迷路，对于别的视觉元素掌握程度也会比较低。

常常听到别人说，某某的方向感不好，一天到晚总是迷路，去过不久的地方很快就不认识了。出现这样的情况，是由于人在视觉-空间智能方面的弱势所造成的。这一类人对于空间方位：上、下、左、右、里、外、前、后。方向：东、南、西、北；还有别的视觉元素如：距离、高低、景深等因素的掌握程度也会比较低。此外，还包括绘画时的构图、布置家具时的位置等空间智能方面也都会受影响。

从半岁左右开始，对于婴儿的方向感练习，就应当开始实施。通过下面的亲子游戏，培养婴儿的方向感。

认识左右手。妈妈和孩子可以一起诵唱儿歌：右手举高高，左手碰碰天，左手、右手，拍拍拍，右手、左手，好兄弟！

根据歌词做动作，分别举起宝宝的左右手。可以让孩子通过双手的摆动来练习双手的灵活度，另一方面也进行方位的认知。

找玩具

试着把玩具先放在宝宝的面前，然后用小毛巾或小纸盒盖起来，让孩子自己把玩具找出来，启发孩子认识物体恒存的概念，知道玩具在毛巾的下面或是在小纸盒里面。

也可以把玩具放在孩子能拿得到的桌子上或桌子下面。带着宝宝一起找，找到以后要用较缓慢的语速告诉孩子："原来在下面啊"！多找几次以后，对宝宝说"下面"，孩子就知道到桌子下面去找。通过找玩具游戏，可以辅助孩子建立里面、外面、上面、下面等抽象概念。

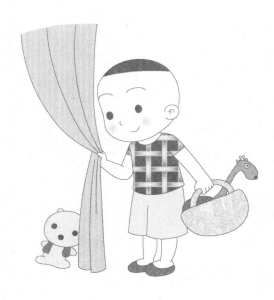

 ## 搭积木

给宝宝两三块积木，先搭一次给孩子示范，让他看一看。然后可以往上堆高或者把积木并排，排成长长的一条，然后让孩子模仿。

随着孩子月龄变化，越长越大时，搭排积木的数量可以慢慢增加。

 ## 捉迷藏

满6个月龄后，已经有移动能力、会爬的孩子，就可以玩捉迷藏的游戏，顺便练习孩子听音、辨别方位的能力，可以在不同的地方，叫孩子的名字，让宝宝找找妈妈躲在哪里。

较小的婴儿可以在较小的范围内练习；较大的孩子，可以在整个家中安全的地方玩。

在和妈妈玩捉迷藏的过程中，孩子必须要判断声音的位置、距离、远近。玩得多了，则有利于发展孩子的视觉-空间感受能力。

 ## 七巧板

1岁以内的婴儿，用七巧板拼出特定的图形会有一些困难。父母可以随意地让孩子去拼凑，让孩子先期熟悉这些不同的形状、不同长度的边、角和块形状。当然，妈妈可以先示范一些排列组合给宝宝看。

散步

带孩子到户外活动，散步时，对于常走的路或距离较近的地方，沿途边走时，可以和孩子说，咱们该向左转或右转，走到某一个特别的标志性地段如超市、公园、儿童游乐园附近时，对宝宝说：我们应该向左、右转？逐渐形成习惯，让孩子用小手指出左边、右边……对于大一些的孩子，还可以让宝宝带路。

套套杯

可以利用家里各种杯子、布丁、盒子或幼儿过家家的小碗玩具，让孩子练习用一个套一个。当然，要大的才能装小的，让孩子练习对于空间大小的概念。

市面上也有卖专门的"套套杯"，外形大小较为整齐，但家中利用的空置的杯盒或用过的包装盒，也能获得同样的效果。

组合玩具

要加强孩子的空间智能，给孩子选择玩具最好以组合式的玩具为优先考虑。像积木、接插玩具、拼图、组合模型之类的，都是很好的选择。组合玩具应当在孩子大一些以后，具备专注能力时再玩。

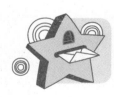
感觉能力培养

在宝宝6个月至1岁时，可以每天抽出几分钟时间，和孩子来做指认身体的游戏活动。帮助孩子了解身体构造、器官，使孩子感受实际身体经验、特征、意义及功能，是成长中必要的课题，而这个月龄的孩子开始有了自我认识，可以进一步了解自己。

静默游戏

和孩子一起闭上眼睛、不说话，在静默中仔细听一听各种可能听到的声音，如小鸟声、汽车声、人走路的声音。引导孩子一起听一听平时最容易听到的声音，把声音加以分类后，用语言告诉孩子，如"这是流水的声音"。

视觉游戏

准备几种颜色大小不同的几何图形物品。顺时针方向，用食指探索图形的形状，及框架内缘的轮廓。告诉孩子几何图形的名称，并带着孩子指认生活中属于这类形状的物品，还可以引导孩子把相同属性的几何图形物品依大小排列。

嗅觉盒

给孩子诵读有关鼻子的图书，认识鼻子的功用及外形、比较各种动物的鼻子外形。教给孩子在图片中，指认出动物的鼻子。在宝宝知道找动物鼻子，也能指认自己的鼻子、妈妈的鼻子以后，教给孩子了解鼻子的功用——嗅觉。收集盒子数个，里面装上不同气味的物体，如香水、花瓣、胡椒粉、酱油、水果等。和孩子一起闻一闻味道，并鼓励孩子表达自己的感受，如喜欢、不喜欢等。

触觉箱

找一只大一点的空包装箱子，里面可以放上热毛巾、冰箱里凉过的冷毛巾、干毛巾，然后引导孩子把小手伸进箱子里，告诉宝宝："热"、"冷"、"湿"、"干"。多做几次，孩子就能够用表情表达关于这几个触觉经验的感觉。

孩子的知识积累，是通过自己的经验，并非别人所能替代活动的。在教导孩子认识自己身体时，采用活泼的学习方法，鼓励孩子大胆尝试，从尝试体验和学习认识身体部位、器官的功能与位置，了解自己，进而有利于培养自我概念、形成独立意识。

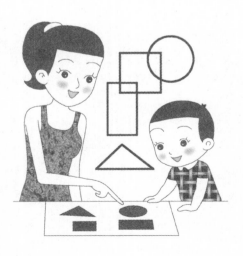

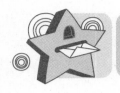

模仿发音

宝宝开始咿呀学语，标志着进入新的发音阶段，意味着宝宝开始学习说话，进入了前语言积累期，这时应当对宝宝进行发音训练：

 ## 模仿

在宝宝很小的时候，要指导宝宝发音和模仿各种声音。孩子通常会对模仿动物的声音和对汽车、火车的声音很感兴趣，因此，可以先教宝宝模仿这些声音，如小狗的"汪汪"、汽车的"嘀嘀"等。还可以配上相应的动作和手势。例如，"咚、咚"地打鼓、"滴滴答答"地吹喇叭等，激起宝宝模仿的兴趣。如果孩子发错了音，应当及时纠正，不要批评，就某一种发音进行反复多次校正强化，直到发音正确为止。

 ## 训练听力

从7～9个月宝宝心理特点出发，在生活中积极寻找听力培养的载体，努力把对孩子的听力训练融于各种活动中。

 ## 借助日常生活进行综合训练

例如：喝水前妈妈说"用小手试一试水杯，不烫再喝"；睡觉前先听一点音乐再入睡；玩积木时先说"先拿一个，都拿出来了再玩"。在给宝宝看图片讲故事时，可以巧妙地把听力培养渗透于其中。让宝宝看图片，一边讲故事，一边让宝宝指出图片上的实物，借助耳听、眼看、手动，让孩子同步接受视听信息。

借助游戏，提高听力和注意力

7~9个月的宝宝语音听辨能力比较弱，应当借助游戏对宝宝进行听力训练。如"小小录音机"的游戏，妈妈可以和宝宝互为"录音机"，一方"录音"，随意模仿一声动物叫或说一个词，另一方"放音"，把对方的话复述出来。时常做反复训练，宝宝的听力会在不知不觉中得到提高。

借助日常生活全面渗透

要在活动中为宝宝创设听知环境，可以录制一盘常听到的声音的磁带，如自来水的流水声、房间里的脚步声、常见动物的叫声等，经常给宝宝听，培养宝宝的倾听习惯。还可以通过经常性发出的指令，来训练宝宝的听力和按指令行动，可以让宝宝"叫爸爸"；还可以在桌子上放上红、黄两种颜色的手绢，让宝宝反复认清两色的手绢，再让宝宝拿出某一颜色的手绢。

为了使宝宝发音自如，在日常生活中还要有意识地对宝宝进行口腔练习。可以让宝宝咬嚼较硬的食物；教给孩子用小嘴吹蜡烛、吹羽毛，还可以让宝宝看清楚妈妈的口形，模仿发音，做发音练习。

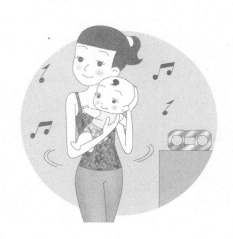

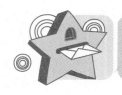

语言积累

孩子出生后半年内，开始"打—打"、"爸—爸"地"冒话"。在双手的活动中，多次感知后，逐渐把事物和动作与相应的词语建立起了联系。特别明显的是连续重复音节，喜欢发出各种声音，音节也比较清楚。孩子喊出一串"爸爸爸爸……"时，做父亲的听了会很高兴，认为孩子会叫爸爸了。其实，孩子还不会有意识地叫爸爸，嘴巴里发出的音节还并不代表有什么意义。孩子在高兴时还会喊出一连串音节，比如 "啊—加加加加"，"噢—妈妈妈"听上去像是在说话，但又不知道在说什么。

9个月的宝宝模仿成年人说话发音，好像鹦鹉学舌，一会儿爸爸，一会儿妈妈，帽帽、哥哥……无所指地乱说一气。有时候会连续几天发同一个音，不管什么东西，都会用这一个音来替代，如说出"舅舅"，指代所有想要的东西，包括玩具、杯子都只发这一个音。孩子的发音器官还不够协调较难发出的语音还模仿不出来。

到接近周岁时，孩子更会喜欢自己唠叨话，会学着成年人读书的样子，咿咿呀呀地说个不停，时而拉长音调，好像说话，又像唱歌，自个儿说得兴致勃勃，越说越起劲，别人一点也不明白。这是给自己用来练习的，父母们应当为孩子高兴，因为孩子认真地学习发音，值得鼓励。

在家庭人员的教育下，婴儿逐渐学会把一定的语音和某个具体物体联系起来，比如问 "灯在哪里？" 孩子会用手指着灯；问鼻子、眼睛、嘴巴、耳朵在哪儿，都能指得很准确。

但真正把词义和事物联系起来，要经过一个很长的过程，有待于多次训练，反复地把词与事物联系起来，才能形成牢固的神经联系。半岁以后，孩子开始用不同声音招呼别人和对待自己。招呼人时，会用"吾—吾"、"哎—哎"，1周岁前，可以清楚地叫妈妈。

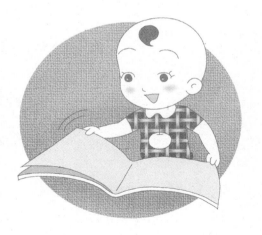

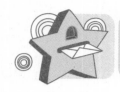

婴儿一般会在18个月左右开始说出表达自己独立意图的第一个词语，而这第一个词语是宝宝经过十几个月的积累、酝酿而产生的结果，人称为前言语阶段。

如果能在前言语阶段为宝宝提供一个良好的语言学习环境，并加以科学的引导，就能促进宝宝日后的语言发展。

家庭育儿环境中，妈妈总是有意无意地和婴儿进行语言交流，给孩子打下学习语言的基础。明白了其中道理和要素以后，有意识地把婴儿的前语言积累阶段利用好，也是科学育儿、开发宝宝智能的促进方法。

日常生活中，妈妈和宝宝说话时，常常会不自觉地放慢语速、提高声调，并会采用夸张的语气和比较简短的句子，这种特殊语言称为"妈妈语"。

相对而言，孩子更喜欢这种"妈妈语"。因为缓慢的语速、夸张的语气和高扬的声调，可以帮助宝宝从一连串连续的语句中，识别某些重要的词语，使孩子能更好地理解和学习这些词语。使用"妈妈语"，可以吸引宝宝的注意力，一旦宝宝被吸引，就能逐渐地安静下来，注视着妈妈，通过"咿咿呀呀"的声音、微笑的表情或肢体语言来回应。这种交流和互动，有助于加强母子之间的情感联结，促进亲子关系发展；也可以帮助宝宝日后成为一个乐于与人交往的人。

形成语言意识

一般来说，成年人在交谈时，说话者会自觉遵循"轮流发言"的潜规则。但学习说话的宝宝对此却一无所知，因此，妈妈在和宝宝说话时，可以用心帮助孩子逐渐形成这种意识。

开始，妈妈可以鼓励宝宝参加到这种会话与互动模式中。刚出生时，宝宝的哭闹大多是由于生理上的原因，如饿了、渴了、热了等，妈妈如果用心地记住宝宝哪里不舒服时会有怎样的哭闹，及时予以满足，宝宝就会慢慢懂得用不同类型的哭声来传达不同的需求，和妈妈形成一种初级的会话模式。宝宝会逐渐发现，发出不同的声音可以引起别人不同的反应，从而使孩子对语言功能有初步的认识。

设置语言环境

大约在6个月时，由于视觉能力和运动能力的发展，宝宝不再满足于和妈妈面对面的两人互动，开始对外界事物表现出极大兴趣。可以改变策略，在洗澡、吃饭、游戏、看图片等日常活动中，和宝宝共同关注和探索外界事物，一方面鼓励孩子参与到人际间的互动活动中；另一方面也可帮助宝宝学习一些日常用语。爸爸妈妈还可以根据宝宝语言发展的实际水平，适时地设定一些具有一定挑战性的语言"难关"，在解决一个个的"困难"时，宝宝就能在日积月累当中学习大量的词语和交往技能。

开始冒话

到了一定月龄，孩子会喜欢自己唠叨，会学着成年人读书的样子，咿咿呀呀地说个不停，时而拉

长音调，好像说话，又像唱歌，自个儿说得兴致勃勃，越说越起劲，有时候会自己哦哦啊啊地说好久。这是孩子自己在做语言练习，应当为孩子高兴，因为孩子正在认真地学习发音，值得好好鼓励。

理解词义

在父母的教育下，半岁以上的宝宝逐渐学会把一定的语音和某个具体物体联系起来，比如问孩子"灯在哪里？"宝宝会用手指着灯；问到鼻子、眼睛、嘴巴、耳朵在哪儿，孩子都能指得很准确；听到"欢迎"会做鼓掌动作。这时候，如果问孩子刚刚吃的东西甜不甜，会咂咂小嘴表示很甜。然而，孩子要真正把词义和事物联系起来，还要经过一个很长的过程，有待于多次训练，反复地把词与事物联系起来，才能形成牢固的神经联系。

先懂后说

孩子说话的规律，是先听懂，然后才会说。半岁以后，耳濡目染地接受妈妈的语言熏陶，宝宝能听懂的词很多，会说的很少，想说说

不出来。这时，正是需要掌握语言的阶段，尤其是需要有人多多地和孩子交谈，培养词汇理解力和逐步形成表达能力。

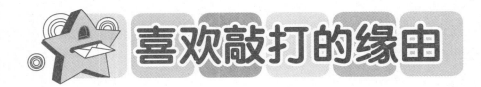

喜欢敲打的缘由

孩子长到快1岁时，多数都喜欢把能抓到手的一切东西都拿来摔摔打打地当鼓敲。有的父母专门为孩子买回高档电动玩具，而这个月龄的孩子，却不顾父母的心意，管它三七二十一，拿到手、抓起来就往桌子上敲，只消几下就会把价格不菲的玩具敲打坏掉。有的家庭中，爸爸妈妈有可能难以忍受孩子成天敲打的声音刺激，会埋怨说"嘭嘭嘭，一天到晚地敲，在打铁啊！"然而"小铁匠"自己，却丝毫不管不顾成年人的感受，依然故我地敲打不停，乐此不疲，自顾敲打得兴趣盎然。

作为父母，应当理解孩子出现的这种行为，这是婴儿在成长过程中的一种探索行为，也是孩子成长的一个必然过程。

长到1岁左右的孩子，对于自身及周围环境的认知正在完善过程中，对于自己与世界的关系、自身的能力能够造成的结果等一系列因果，开始积累经验和理解。孩子想要了解各种各样的物体，了解物体与物体之间的相互关系，了解自己的动作所能产生的结果，所能选择的最直接方式，就是通过敲打不同的物体来认知事物。

孩子开始知道这样做，会产生不同的声响，而且自己用力强弱不同，产生的音响效果也不同。比如，用木块敲打桌子，会发出啪啪的声音；敲打铁锅则会发出当当声；两手各拿一块木块对着敲，声音似乎更奇异。孩子很快就学会选择各种敲打物，学会了控制敲打的力量大小，随即由此而发展了自身动作的协调性和准确性。

理解了孩子爱敲打东西的原因，积极地帮助孩子发展这一特殊性、探索性的活动。建议对这个年龄段的孩子，不必购买高档新玩具，只需要找一些带把的勺子、玩具小锤、玩具小铁锅、纸盒之类的东西就足够了。让孩子在做游戏的过程中，找到发展各种技能的方法，关心孩子，理解孩子，帮助经历每一个必经的认知事物过程。

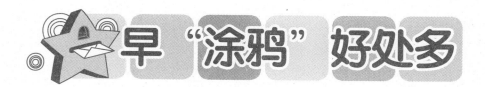

早 "涂鸦" 好处多

"涂鸦" 一词，源自成语 "信笔涂鸦"，是古人对于乱涂乱画的一种雅谑，通常也是古代文人对自己作品的一种谦称。

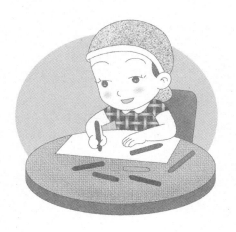

涂鸦的典故，源自于晚唐诗人卢仝写童趣的诗《示添丁》："不知四体正困惫，泥人啼哭声呀呀。忽来案上翻墨汁，涂抹诗书似老鸦"。寥寥数语，把小宝宝憨态可

鞠的形象描画得栩栩如生。由此可见，自古以来，幼儿信手涂抹、乱画的天性是亘贯始终，不足为怪的。

宝宝1岁左右，学会了准确无误地抓握能力，就会用笔乱涂乱画，"涂鸦" 期也就开始了。孩子越早学会乱涂乱画，具备 "涂鸦" 的能力，对于智力开发越是有益，大致有以下好处：

练习手、腕部的诸多关节和小肌肉群的协调动作，使得孩子能较顺利地完成执笔能力的训练。也有助于学习使用筷子、勺子或其他小工具、小玩具。

能使孩子对自己想要画的对象，加深观察和了解，自觉进入较强观察力训练的自觉阶段。如 画一条小鱼，要有眼睛，还要有尾

巴……如果能抓住孩子的乱涂乱画的兴趣点，有意识地指导宝宝看一次，再看一次，然后再画一次，对于智力发展会颇有收益。当然，不要对宝宝有的要求过高，而是要尽可能地保持、巩固和培养孩子的兴趣。

可以锻炼宝宝的脑力活动。宝宝通过观察、记忆、比较、思考的过程，决定了要画的事物，然后到指导用自己的手去画，还要用观察来检验自己画的是否得当，这一系列的感知活动，全都自己试探着完成，而且是宝宝眼、脑、手和谐调动，协调完成的。在成年人眼里看似简单的"涂鸦"活动，对宝宝来说则是多种能力的综合表现。

人们头脑中的信息，有85%以上是通过眼睛观察得到的。"看法"、"洞察"、"比较"等诸多能力的形成，全都离不开眼睛的获取。通过幼儿期的"涂鸦"活动，既能丰富孩子大脑中的信息，又能成为指导各种行为的依据。还可以奠定宝宝眼、脑、手配合活动的习惯，养成形象思维的习惯，这也正是人们社会生活中的一种特别宝贵的能力。

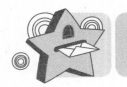

"爱"扔东西

1岁左右的孩子，不约而同地出现"爱"扔东西的现象，会惹得爸爸妈妈非常生气，往往给一件玩具只玩一会儿，孩子就往地上扔。开始，父母以为宝宝不小心掉下地，帮他捡起来，但宝宝很快又往地上扔，反复多次，把父母惹生气了，干脆不去理睬。

孩子喜欢扔东西，并不是存心调皮捣乱，也不是坏习惯，而是这一时期宝宝的特征之一。孩子在反复扔东西的过程中，不仅得到情绪上的极大满足和愉悦，还能积累认知能力和经验。

孩子在不断地、反复地扔东西的活动中，能慢慢意识到自己的动作（扔）和动作对象（物体）的区别，探索自己动作的后果——会出现什么效果和变化。

例如，宝宝每次扔球，都能使球滚动，起初这种现象偶然发生，并没有引起孩子注意，宝宝也没有意识到自己的力量。以后，经过多次重复这一动作，相同的现象（球会滚动)再次发生。宝宝逐渐开始认识到自己扔的动作，能使球发生变化、出现滚动的效果。从而使孩子意识到自己的力量、自己的存在和客观物体之间的关系。

这种扔东西的动作，显示出的力量和事物发生的变化，开始促使宝宝再次进行尝试，用扔的动作去作用于物体，观察是否能发生变化。扔出响铃棒，响铃棒掉下去能发出声响，但不会滚动；扔下毛巾，毛巾既没有声响又不滚动。

由此，孩子逐渐认识到，扔不同的东西会产生不同的效果，逐渐发现了物体更多属性，对各种事物获得更多认识。

有时孩子扔东西，是想要家长和自己玩，以扔东西来引起父母的注意。在孩子扔下和父母拾起的过程中，建立"授受关系"，发展人与人之间的社会交际关系，在动作与语言的交往中，使孩子的认知能力不断地发展。

对待爱扔东西阶段的孩子，应当注意：

如果父母不能花许多时间，专门为孩子拾东西，可以让孩子坐在铺有席子或垫子的地板上，让孩子自己扔东西玩；教会孩子先扔出东西，自己爬过去或走过去拾起来。

逐步教给孩子知道，什么东西可以扔，什么东西不能扔。可以做沙袋、豆袋，准备一些带响铃的橡塑玩具等，用来给宝宝扔。

要制止孩子乱扔食物、扔易碎的玩具和易损坏的东西，但不要用训斥方式，以免强化孩子类似的不良动作。

孩子喜欢扔东西，父母不必紧张、烦心，这个过程只是一个很短暂的时期，孩子慢慢学会了正确地玩玩具和使用工具后，兴趣及注意力会逐渐转移到其他更有趣的活动上，"爱扔"的现象会自然消失。

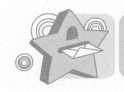

心理卫生

婴幼儿时期的心理卫生，对于孩子长大后成为一个精神正常、品行良好的成年人十分重要。绝大多数家庭的父母对孩子在身体的发育上倾注极大的关注，而在子女心理的发育方面却普遍不知如何做。

婴儿在6个月就学会了有选择性地微笑。8个月时会害怕陌生人，与母亲的短暂分离会引起焦躁不安，表示孩子在这一时期已经具有一定心理活动能力。

婴幼儿对父母在感情上的依赖，贯穿于早期的全部生活，父母的一言一行对孩子有潜在的影响。

1周岁的孩子与妈妈建立了紧密而牢固的联系。与父亲和关系亲近的人也有了能控制自己的行为能力，孩子的记忆力、想象力、思考能力逐步成型，对事物好奇心增强，模仿能力迅速增长，已经初步具备喜怒哀乐的情感活动。然而，在此期间孩子的情绪很不稳定，对事物也没有正确与错误的是非辨别能力。这个时期，是个人各种心理

特征形成雏形的阶段，如果能正确引导孩子，会对孩子从小开始形成良好的心理素质有极大帮助。而引导不当，则有可能发展成一个有各种心理问题的人。因此，关注幼儿时期心理活动的发展，十分重要。

父母是孩子的第一任教师。良好的教育方法，良好和谐的家庭气氛，对孩子的心理成长十分重要。1～2周岁的孩子，没有辨别事物正确与错误的是非分辨能力，因此父母需要逐一地告诉孩子什么是对的，什么是错的；什么事情能做，什么事情不该做。要鼓励孩子探索，做对的要鼓励，做错的要讲明道理，让孩子知道错在哪里，然后从头再来，直到把事情做好为止。

对于孩子合理的要求，要尽量满足，不合理的要求要讲明道理，坚决拒绝。一切顺从孩子的意愿、溺爱或粗暴苛求都会对孩子的心理发育产生不良影响。

对孩子耐心地讲道理，是一件十分有意义的事。孩子虽然可能对

父母讲的道理不甚了了，但在长期家庭氛围中耳濡目染，孩子就会逐步明白道理。

遇事给孩子讲道理，对培养孩子养成一种平和的心态很有好处，在孩子长大后，也会以讲道理的方式去处理问题。

父母要做好孩子的榜样，孩子通常会不自觉地效仿父母的言行。要求孩子不做的事，父母首先不能做。

此外，对孩子从小就要讲信用，答应了的事一定要兑现，不答应的事就一定不做。这样在孩子的心目中才能有威信，在培养孩子的过程中，才能进行有效的、有说服力的教育。

幼儿期的心理发展，会决定一个人一生的心理素质。具有良好心理素质的人，在社会中会有更好的发展，因此关注孩子的心理发育，对一生都有重要意义。

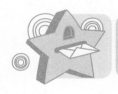

建立是非观

有人认为，1周岁以内的宝宝只知道吃喝拉撒睡，能哄得孩子不哭不闹就不错，小家伙能有什么是非判断能力？

其实不然。在孩子懵懵懂懂、咿咿呀呀，特别是欢笑及发怒时，已开始对外界人和事的观察和认识。

从两个月开始，宝宝开始喜欢观看人的面容。即使宝宝在生理上感到困倦或饥饿时，看见熟悉的面容也会微笑、手足挥动。说明宝宝不仅有生理需要，也有社会性需要。如果忽视宝宝这种最初的反应，只是满足生理需求，对宝宝的无理取闹一味迁就忍让，宝宝就会形成不正确的是非观，养成许多不良习惯，甚至影响一生。因此，应注意几个方面：

 统一是非标准

在宝宝的饮食、排便、睡眠、卫生、礼貌等方面建立良好的规律。严格执行并取得全家人的共识和行动的一致。如果宝宝睡醒之后会躺着自己玩，就做得好。如果没缘由地大哭大闹，就是表现不好。此时，无论谁都不要理会他，慢慢地宝宝就知道了自己做得不对。宝宝还不会说话，不能用语言表达自己的需要，只会用哭表达自己的感觉。所以，家人要学会判断宝宝哭的真正原因，以便及时对症处理。

客观评价行为

利用表情动作、简单的语言，对宝宝的行为加以肯定或否定。半岁以后的宝宝，逐渐对家长用表情和语言表示称赞和责备能有所反应。如果小便，知道坐便盆了，可以非常高兴地拥抱亲吻宝宝，充满喜悦地夸孩子"宝宝真的长大了，真能干！"还可以很温柔地抚摸宝宝，奖励最喜爱吃的或玩的东西，以此不断强化宝宝正确简单的是非观。宝宝表现差时，可以置之不理，或佯装怒容以训斥生气的语言说"不是好宝宝，不喜欢了"。但家长一定要客观评价宝宝的行为，不能根据自己的心情判别宝宝的是与非。

丰富宝宝的生活

只有丰富多彩的活动，才能给宝宝更多的锻炼机会。几个月时，可以用音乐、玩具等逗引。稍大一些，可以带宝宝多外出活动，与外人及小伙伴交往，教宝宝正确的礼貌行为。如用动作表示"你好"、"再见"等。教小伙伴不抢玩具，到公园不攀折花木等。在宝宝养成良好的行为习惯的同时，也明白了一点是非。

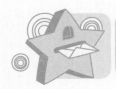

语言反射形成

一般说来，11～12月龄的婴儿进入了语言－动作的条件反射形成快速时期。孩子开始渐渐懂得一些词义，会按照妈妈的指示去做一些事情，开始模仿成年人说话的发音，用一定的声音来表达一定的意思，进入了开始学说话的萌芽期。

孩子学说话，必须经历发音到理解，从理解再到表达这3个过程。开始模仿成年人语言，是一个复杂的过程。孩子只能通过视觉看口型，听觉听发音和自身的言语震动感受器官，包括自己的声带、口唇、舌头等发音器官的协调活动来发音。

训练发音，从9个月开始，教孩子发出单个的元音、单个辅音的发声练习，利用孩子爱模仿的特点，一边示范，一边鼓励孩子做。练习"a"、"m"、"p"、"h"等，发音的同时，要注意纠正口型。

从11～12个月龄以后，可以从训练孩子认识人的称呼开始教话，先从家庭成员做起，妈妈、爸爸、奶奶、爷爷、姥姥、姥爷等，还可以用照片引导孩子认识和发音结合起来。

认识五官和身体，一边指着器官或肢体，一边教孩子说鼻子、眼睛、嘴巴、耳朵、手、脚丫等。

结合具体场合，一边做手势，一边教孩子说"是"、"不"、"拿"、"要"等词汇，反复练习以达到熟悉程度。

婴儿真正能发好语音，要到1岁左右。因为孩子与成年人的语言交流频繁，外界环境刺激大脑，促进相关区域迅速发展，从而整体上提高对语言的理解力和表达能力。

在日常生活中，应当经常对孩子在生活环境中能接触到的事物进行语言描述。穿衣服时，可以说上衣、裤子、鞋，到户外活动，让孩子知道开过去的汽车，跑过去的小狗。平常在看图片时，也经常强化语言，对图片上的苹果说"这是苹果"，还可以结合实物，对孩子吃苹果前，说"苹果"。让具体的事物与声音经常联系在一起，时间长了，孩子大脑中就建立起条件反射，说到苹果，孩子的视线会投向苹果；说到汽车，视线就会转向汽车。这样，渐渐地孩子就能懂

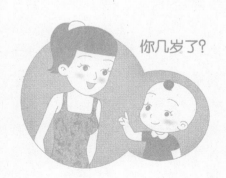

你几岁了?

得一些语言和词汇。

训练说话，还可以经常把声音和动作结合起来，说到"我不吃"的同时，伴以摇头动作；说"我要吃"的同时，做点头动作。通过用语言和动作结合的练习，孩子的理解能力会有很大的进步。学会用摇头表示"不"，用点头表示"是"或者"同意"，逐渐能够懂得10个以上词语的意思。只要一提到爷爷、奶奶、姥姥、姥爷等人，孩子就会找到本人或者看向全家福照片。

为了让孩子能懂得更多的词汇，还应当经常把语言特指的事物和实际的事物展现给孩子看，有意识地让孩子的听觉、视觉、触觉等多种感官信息建立联系，经过这样反复的训练，孩子不仅理解了语言，同时还学习到更多的知识，促进语言能力和思维能力的发展。

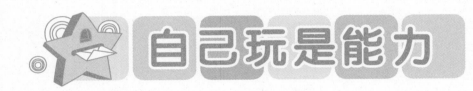

自己玩是能力

这个年龄的宝宝，已经具备了一些自己玩的基本能力。如果在一个安全的空间内，孩子能爬能坐、甚至能扶着墙壁走几步，孩子的视力已经基本和成年人一样，听力早已洞察细微，小脑袋瓜越来越聪明。宝宝对自己能力的进步也会很得意，开始越来越喜欢自己尝试。

1岁的孩子，最多能自己玩5分钟。如果有一个小伙伴，也最多能再多玩5～10分钟。对此一定要有正确的认识和心理准备，宝宝毕竟还是一个时刻需要宠爱的"小家伙"。

能学习着自己玩一会儿，也是宝宝成长发育过程中重要的一步。这种独自玩耍，能够培养孩子的独立能力，让孩子有这样一段时间"依靠自己"，哪怕只是把滚跑的球追回来，只是自己打开盒子把玩具拿出，宝宝的自信心会增加，个性也会受到影响。自己玩耍，宝宝会动脑筋想怎么玩、怎么好玩，孩子的创造性有了自由发挥的空间。手指的精细动作以及大动作能力得到锻炼。偶尔还可以听到自己玩儿的时候自言自语，又为宝宝语言能力的发育提供了很好的练习机会。当然，这样做还有一个好处就是，能给繁忙的父母留出片刻闲暇。

如果宝宝一时难以自己玩，或者一时还无法自己玩儿，那一定有自己的原因。每个孩子的个性不一样，有的孩子独立性出现得早一些，有些孩子则娇弱、依赖性强一些。成长的过程不必催促，依照孩子的自然进程发展并加以适当的引导则最好。有时候也取决于孩子临时的情绪，比如在饿了、困了、累了、生病的时候，就不能期望孩子自己玩。同时还要知道，并不是更大一点儿的孩子就能自己玩的时间更长。近2岁的孩子的认知和语言能力都加强，这时的独立性的表现，更多倾向于尝试一些禁忌，由此来引起妈妈的注意。

怎样培养孩子自己玩的能力呢？

宝宝正在一大堆玩具的包围中玩得起劲儿的时候，妈妈蹑手蹑脚地悄悄走开，想训练孩子单独玩儿一会儿，可是不仅达不到预期的效果。宝宝一旦察觉到妈妈"开溜"，会用哭闹来回报妈妈的尝试。因此，用科学的方式来教孩子学会自己玩，是一个重要环节。

 兴趣

首先要做的是从孩子兴趣开始。让孩子做想做的事情，玩孩子最想玩的东西。这样能使孩子安静和感到满意。只要孩子喜欢、妈妈又能允许的活动，都可以用来尝试。

 停下来

然后，逐渐地淡化出这一个游戏的空间。这个过程需要一定的时间。妈妈先和孩子一起玩一会儿，然后停下来，看着孩子玩，偶尔插话告诉孩子怎么玩。

试当观众

这样做过2天之后，可以试着坐在一旁看着孩子玩儿或者拿本杂志看，但绝对不要让孩子觉得妈妈完全不关注自己。开始试着和孩子保持一定的距离，让孩子开始有自己的空间。这样做需要保持和适应几天或者几周。孩子玩的时候，可以试着到有一定距离的桌子上拿个东西，或到阳台上去开窗户，一点一点拉大距离，要保证孩子能看见妈妈，听得见妈妈说话，不要一下破坏孩子"妈妈存在"的安全感。

离开一会儿

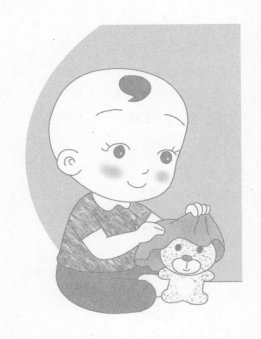

如果觉得孩子已经能够接受妈妈偶尔的短距离的离开，可以开始尝试到另一个房间去取东西，或去卫生间，然后尽快回到孩子的视线之内。一方面循序渐进的原则，另一方面为安全考虑，毕竟1岁的孩子不宜完全单独自己待着，容易出危险。当孩子刚开始意识到妈妈离开的时候，会有些不安，不要立即放下手里的事情就冲回来，给孩子1~2分钟适应，就能自己安静下来。如果孩子叫妈妈或者哭闹，可以立即回应"妈妈就在厨房，马上就过来！"几次之后，孩子就会适应这种"单独玩"，学着怎样能让自己舒服，不再总是哭。

一段时间之后，孩子就能够在单独玩的过程中，找到安全感，找到自己的乐趣和成就感。

把"自己玩的时间"提上日程。每天安排一个半小时作为"自己玩"的训练时间。让宝宝懂得，每天都需要"自己单独待一会儿"。

选择孩子最舒服、最有满足感的时间作为训练时间，如舒舒服服地洗了个澡后，或者睡午觉起来后。当然要避开父母自己感觉不好的时间，因为家长的情绪会影响孩子的兴致。

训练的同时，要弹性对待。孩子当然也像成年人一样会有各种情绪和感受，如果孩子某一天就是不愿意自己玩，不要由此懊恼或者生气，孩子并不是不争气，只是感觉到很需要妈妈。训练孩子自己单独玩，也应当循序渐进，逐渐加强这种新能力。

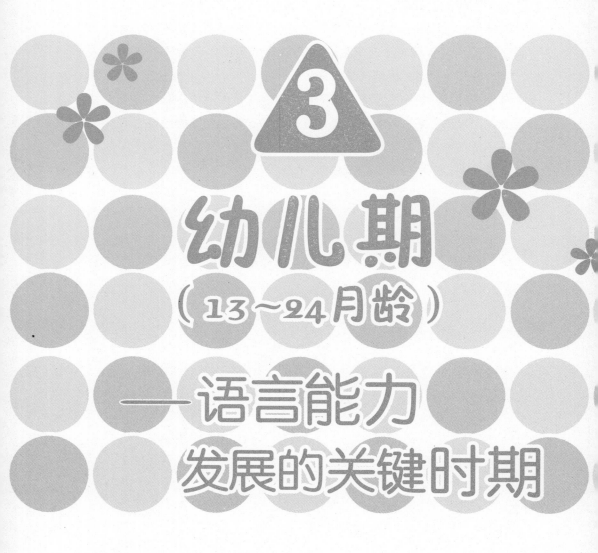

3

幼儿期
（13～24月龄）

——语言能力
发展的关键时期

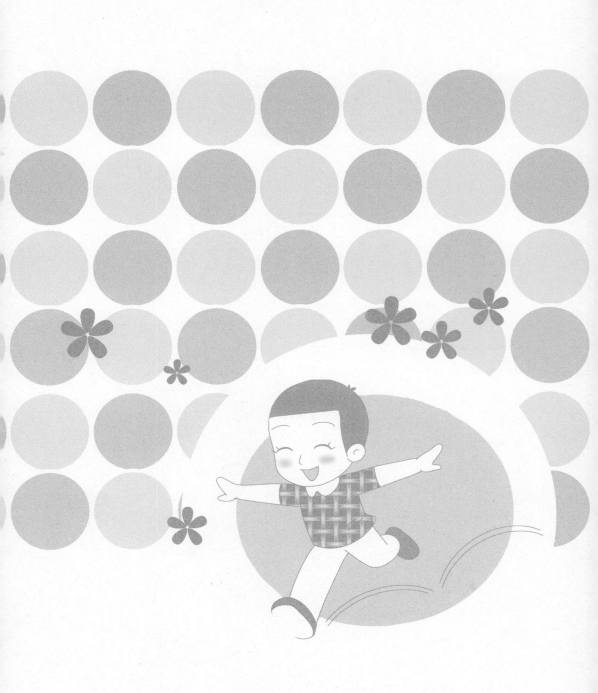

幼儿期的宝宝

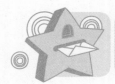

小可爱的 "能耐"
——13～18月龄

在孩子满1周岁以后，生长速度开始减慢。

从现在开始，直到下一个生长高峰——少年期之前，孩子们的身高和体重会稳定增加，但不如刚出生后新生儿阶段的几个月那么快。在第4个月左右时，体重增加1.8千克的婴儿，到第2年的体重增加总量可能会只有 1.4～2.3千克。继续每个月都坚持测量孩子，并绘制孩子的生长图表，判断发育是否遵循正常的生长曲线，就会发现与婴儿早期相比，孩子正常发育的范围更大。

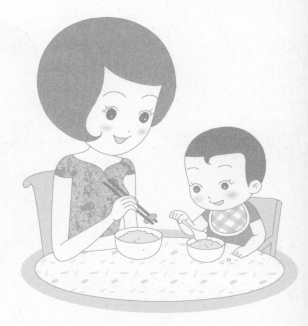

到15个月时，女孩的平均体重大约为10千克，身高大约77.5厘米；男孩子的平均体重大约为10.4千克，身高78厘米。以后每3个月，孩子的体重增加大约0.7千克，身高增加大约2.5厘米。到两岁时，女孩的身高大约为88厘米，体重为12.2千克；男孩的身高能达到88厘米，体重大约为12.6千克。

在第2年期间，孩子的头部生长也会特别慢。尽管在1年内，头围有可能只增加2.5厘米，但到2岁时，孩子的头围将会达到成年时的90%。

初学走路的孩子，容貌的改变要比身高体重变化大得多。满周岁以后，虽然学会了走路或者会说几句话，但看起来仍像一个婴儿。头部和腹部仍然是整个身体上看起来最为硕大的部位，站直以后，孩子的腹部仍然显得很突出，相比较而言，孩子的臀部仍然很小——至少在不用尿布时仍然如此。孩子的腿和胳膊既短又软，好像没有肌肉，面部显得软而圆。

在孩子的活动量增加以后，上述情况都会发生变化，肌肉逐步发育，婴儿时期的脂肪逐渐减少。腿和胳膊逐渐加长，脚不再扭向一边，而是走路时朝前了。脸变得比以前更有棱角，下巴也显露了出来。

 ## 宝宝真行

从现在起，孩子的身高、体重会进入稳定增长期，不会再像1岁以内生长发育得那样迅速。然而，在满1岁、2岁前的这一年中，宝宝将学会走路，开始"冒话"和学说话，随着能站、会走以后活动量加大，肌肉组织快速生长，四肢逐渐长得修长、匀称，面部也会脱离"婴儿像"，圆圆的脸上也开始有了棱角。随着孩子活动能力的加强，家庭育儿的安全问题也应备受重视！

家庭早期教养，需要更多地对宝宝的学习和发展提供支持、关怀和熏陶，为宝宝创造安全、直接、激发性强的环境，多鼓励孩子在生长过程中的探索、尝试、动手操作，在挫折、经验中益智慧、增能力。为此，要多发现孩子的进步和优点，多鼓励、赞扬，多对宝宝微笑，多夸奖：宝宝真行！

1岁以后的宝宝，的确真行！

手和指尖的灵巧活动

练习拇指和食指的对捏动作，对孩子以后的生活、劳动、学习和使用工具都很重要。因此，要从幼儿1岁起，让他练习握笔、画画、捡豆豆、插棍子、搭积木等手指的精细动作能力。

与人交往的能力

1岁多孩子会走了，又处在模仿能力形成期。这时孩子可以跟在妈妈后边，一边模仿，一边活动，多做一做模仿动作，多练习说话。要注意多与小朋友交往，这样可以形成亲密的人际关系，也能促使语言交往能力发展得更好。

吃、睡、便规律化

具有这几方面的自理能力和生活规律化，是中枢神经系统发育成熟的表现，能促使幼儿体格发育健壮和大脑正常发育。要在这个时期，训练孩子学会用语言表达吃、睡、便的要求，学会用杯子喝水，会用勺子，会自己用手拿东西吃，会自己去小便，并能控制大便。

穿脱鞋袜

孩子对脱鞋袜最感兴趣，在睡觉前，可以把做这件事当做游戏来教孩子。开始时，先帮助孩子解开鞋带，把鞋子脱出后跟，让孩子自己动手把鞋子从脚上拉下来，这样容易取得成功，会让孩子很高兴，产生信心，就会很愉快地配合做这件事。

脱袜子时，也要先帮助孩子脱过脚跟。

学习穿脱衣服

脱衣服先从单衣开始学，先帮助孩子解开纽扣，再让孩子把手臂向后伸直，教给孩子怎么样拉袖子，脱出手臂，然后可以教孩子自己试脱。脱裤子比较难，可以把裤子拉过臀部，褪到小腿处，再坐下来把裤腿从脚上拉下来。

每次做的时候，都要在旁边协助孩子，轻声地指导，一边脱一边告诉孩子这些衣物的名字：鞋子、袜子、衬衫、短裤、背心、毛衣等。

孩子脱衣服做不成功时，不要急躁，更不要对孩子说类似"你怎么这么笨"的话。因为学习穿脱衣服，目的是要教会孩子学习克服困难，培养孩子独立性格，而并不是简单地学做脱衣服这件具体的事。

走得好

走，是大脑控制下的全身运动，走路能使孩子的活动范围扩大，看到的东西和接受的刺激也就随之增多，同时也解放了双手。这样，双手可以参与各种活动，能刺激大脑的发育。行走时，要求孩子用足跟着地走，如果发现孩子是用脚尖走或走而不稳，或抬高腿走，或1岁半还不会走，就要找医生诊治。

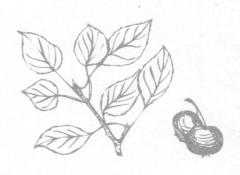

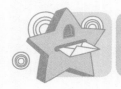
1岁半的孩子更加好动，走路更稳，有时还想跑。尤其是在户外，稍微不注意，宝宝可能一溜烟跑出去好远。在家里也经常会是爬上爬下。孩子喜欢学着大人的样子踢皮球，随着音乐晃动身体跳舞，还喜欢所有可以按动的开关或按钮，不停地打开又关上。这时的孩子在大小便之前已经能知道叫人，但仍然需要督促。

宝宝的记忆力和想象力也有所发展。一件玩具找不到了，孩子会努力寻找，甚至能换一个地方再找。

孩子的手眼活动从不协调到协调，可以自如地自喂饼干，五指从不分工到有较为灵活的分工，可以用示指和拇指对捏糖块。双手从"各自为政"到能够互相配合，可以一同摆弄玩具。精细动作获得发展，可以独自抱着奶瓶喝奶，打开瓶盖，把圈圈套在棍子上等。

1岁半的孩子可以听懂自己的名字，可以听懂一些简单的词汇，会叫爸爸妈妈，能同成年人一样会分辨声源，有了明显的回忆能力，可以想起很久以前记住的事情，并运用到当前的生活中。孩子还会模仿成年人的动作。

这个时期的孩子能随着节奏鲜明的音乐，自发地手舞足蹈，并努力配合鲜明活泼的音乐节奏做动作，会初步分辨颜色，喜爱色彩鲜艳的玩具，爱看漂亮的人脸，爱看图画书和大而鲜艳的图画。

能听懂妈妈的话，可以听懂常

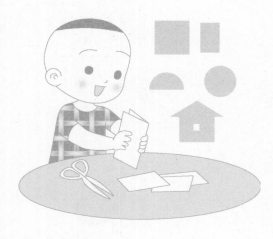

用物品的名称，开始学说话，可以用简单的词汇表达自己的意思，比如用"汪汪"代表小狗。孩子害怕陌生人，害怕陌生、模样怪的物体，害怕未曾经历过的情况。会有明显的依恋情结，喜欢"跟"着妈妈当"小尾巴"，妈妈去哪就跟着去哪儿，喜欢与成年人交往，懂得成年人是高兴还是生气，会设法引起家人的注意，如主动讨家人喜欢或者故意淘气。

　　和小朋友有了以物品为中心的简单交往，还不是真正意义上的交往，有了最初的自我意识，可以把自己和物品区分开，开始意识到自己的力量。有了最初的独立性，会拒绝成年人的帮助，愿意自己动手，而且能够做一些简单的事情。

　　爱听故事，并且会不厌其烦地反复听相同内容的故事，是近阶段孩子的特点，可以利用这个特点，把故事中的角色转换一下，和孩子一起做编故事的游戏，有益智作用，孩子也会喜欢。

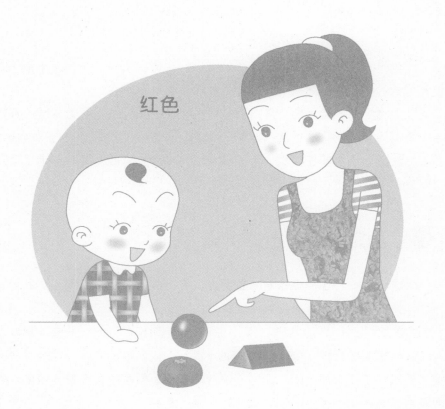

红色

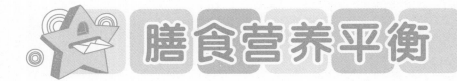

膳食营养平衡

幼儿期的孩子正处在生长发育阶段，营养状况如何，将会直接影响到孩子的成长。幼儿饮食需要最大限度地讲究营养平衡。

广义的营养平衡，是指食物量的平衡和营养物质平衡两个方面。食物量平衡及每天要按不同比重安排好8大类食物；营养平衡即每天的膳食中6种营养素的含量比例搭配要恰当，才能满足幼儿生长发育的需要。要满足幼儿食物数量和营养物质和数量的平衡，应该着重处理好以下几个问题。

 ## 制定营养平衡的食谱

根据幼儿每天各种营养素的需要量，进行食前的营养预算和食后的营养核算，结合季节特点选择食物，安排好由于幼儿的偏食习惯容易导致缺乏的4种营养素（维生素A、胡萝卜素、钙和维生素B_2）供应；干稀、荤素、粗细、甜咸搭配要合理，少吃甜食和油炸食品；以谷物类为主，动物性食品为辅；粗粮细粮要合理搭配，这样不仅营养互补，粗粮所含纤维素较多，能刺激肠胃蠕动，减少慢性便秘，促进幼儿成长发育。

合理烹调
保持营养

合理烹调是保证膳食质量和保持食物营养成分的重要环节，通过科学的烹调方法做成的饭菜，色、香、味、形兼备，合乎营养卫生的要求。要科学地清洗蔬菜，注意先洗后切，不要切后再洗，以减少水溶性营养素的流失。有色叶类蔬菜最好在水中浸泡一段时间，有效去除寄生在蔬菜表皮的虫卵和残留农药。

减少蔬菜营养素流失的烹调原则，是旺火急炒，使叶菜类的维生素C平均保存率达60%~70%，胡萝卜素的保存度则可达76%~96%。烹调时应注意，加盐不宜过早，过早会使水溶性营养素流失。营养素的保存与烹调过程和技巧有关，不科学的烹调会使营养素流失。

要味美更要营养

既要饱口福、讲味美，又讲究营养，对于生长发育旺盛的幼儿更重要。事实上，蔬菜被人称为维生素的宝库，100克蔬菜中维生素A达2600个有效单位，胡萝卜素高达4100个单位，含维生素C100毫克、维生素B含量也非常丰富，这些维生素都有辅助谷氨酸和泛酸的作用，是改善大脑功能不可缺少的物质。

日常膳食中，可以适当增加蔬菜和红萝卜的用量，孩子不欢迎时，可以把蔬菜掺到包子、饺子里，让孩子不知不觉吃下蔬菜；还可以把红萝卜粒和火腿肉粒、黄瓜、鸡蛋做成炒饭，同样能受到幼儿欢迎。又如粗细粮搭配，每周安排1~2次玉米脊骨汤，午点可吃玉米，孩子们也能吃得津津有味。

幼儿膳食合理搭配，看起来并不复杂和深奥，做起来却并不容易。只有以科学态度注意喂养技巧，掌握好进食的质和量，才能为孩子提供充足的营养，保障孩子健康成长。

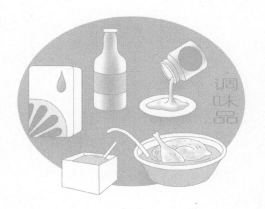

幼儿期（13～24月龄）——语言能力发展的关键时期

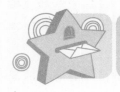

家庭膳食

1~2岁的宝宝陆续长出十几颗牙齿，主要食物也逐渐由以奶类为主转向以混合食物为主，而此时宝宝的消化系统尚未成熟，因此，还不能给孩子吃成年人的食物，要根据宝宝的生理特点和营养需求，专门制作可口的食物，保证获得均衡营养。应该注意的是：

宝宝胃容量有限，宜少吃多餐

1岁半以前，可以给在宝宝3餐以外加2次点心，点心时间可在下午和晚上。1岁半以后减为三餐一点，点心时间放在下午。加点心时要注意，一是点心要适量，不能过多，二是时间不能距正餐太近，以免影响正餐食欲，更不能随意给宝宝零食，否则，时间长了会造成营养失衡。

多吃蔬菜、水果

宝宝每天营养的主要来源之一是蔬菜，特别是橙色、绿色蔬菜，如：番茄、胡萝卜、油菜、柿子椒等。可以把这些蔬菜加工成细碎软烂的菜末，炒熟调味，给宝宝拌在饭里喂食。要注意也应该给宝宝吃水果，但是水果不能代替蔬菜，1~2岁的宝宝每天应吃蔬菜、水果计共150～250克。

适量摄入动植物蛋白

在肉类、鱼类、豆类和蛋类中含有大量优质蛋白，可以用这些食物炖汤，或用肉末、鱼丸、豆腐、鸡蛋羹等容易消化的食物喂宝宝。1~2岁的宝宝每天应吃肉类40～50克，豆制品25～50克，鸡蛋1个（约60克）。

牛奶营养丰富

特别是富含钙质，利于宝宝吸收。这个时期牛奶仍是宝宝不可缺少的食物，每天应保证摄入

250～500毫升。

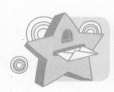 ## 粗粮、细粮都要吃

可以避免维生素B₁缺乏症。主食可以吃软米饭、粥、小馒头、小馄饨、小饺子、小包子等，吃得不多没关系，每天的摄入量在150克左右即可。

粗 粮

自己吃饭

常见到有的家庭中，妈妈到处追着孩子喂饭吃。这是许多家庭的头痛事：孩子一口饭含上十几分钟或是慢腾腾地不好好吃饭，怎么办？

其实，让孩子养成自食其饭的习惯并不困难，只要能以爱心和耐心对待，再加上一些小技巧，一定能培养出爱吃饭的宝宝。

孩子自己动手吃饭，是求知欲和好奇心的表现。从幼儿生理、心理发育的过程来看，孩子在1岁以后自我意识开始萌动，会表现出较强的自我独立愿望，如爱说"我"，"我来"等字眼。宝宝渴望做一些事情，在学会走路的同时，开始想学着吃饭，而且要自己拿着汤匙吃，不愿受到家人的帮助，和走路、玩玩具一样，自己吃饭也是求知欲和好奇心的表现。这种求知欲和好奇心扩展孩子的认知范围，培养独立能力。更重要的是，孩子通过自己的行为感到自己具有影响环境的力量，初步品尝到成功的感受。一般说来，发育正常的孩子都可以在2岁左右学会吃饭，是应当具备的生存能力。

而有些孩子为什么没能在这个年龄学会自己吃饭呢？这就和父母的教养方式有关。1~2岁的孩子由

于动作协调性较差，刚开始学着吃饭时，常会弄得汤汁四溅、饭粒满身。父母过于急躁，缺乏耐心，或对孩子大声训斥，或一把抢过孩子手中的汤匙动手喂食。这样做就会束缚孩子的探索精神，令孩子产生受挫感，可能形成自卑心理。一些父母担心孩子自己吃不饱，便以"喂"的形式取而代之。长此以往，孩子往往会形成依赖性人格。　　孩子学习吃饭的过程，也是心理健康发展的重要过程。

孩子经过自己的努力吃饱了，会由此产生成就感，会帮助生长自信。即使孩子暂时没有把饭吃下去，有了失败的体验也是好事，这样可以增强心理承受能力，将来更好地适应挫折。所以，在孩子吃饭的问题上，父母应该更加耐心，常常鼓励，让孩子做好这件力所能及的事。

怎样能帮助孩子学会自己吃饭呢？

 ## 前置准备

从孩子5～6个月开始学习抓握，就是为培养自食其饭练习的前置准备时期。一些父母以为这个时期的孩子还太小，应该什么都不会。实际上，孩子由这个时期到满9个月之间，是手部抓握能力的发展期，正是开始让孩子学习正确的餐具握法的最佳时机。而且恰好孩子刚接触辅食，对乳汁以外的食物有着相当的好奇。在一边喂食辅食时，一边让孩子学习餐具的抓握，对奠定孩子日后自己吃饭基础，有相当的效果。

 ## 实际诱导

孩子满1周岁后，是让孩子自己吃饭的实际诱导期，从满1岁到1岁3个月之间，为"黄金诱导期"。在这段时间里，孩子的手、眼协调能力迅速发展，若给予适当的诱导，会有事半功倍的成效。一定要先做好心理准备，孩子在这段时期里，肯定难免会有吃得全身"脏兮兮"、"黏糊糊"的情况，不要在乎。

了解孩子自己吃饭诱导的最佳时机之后，接下来就是准备实际应战。大致上应该做的准备有：

食物准备

准备一份色、香、味俱全的食物，是促使孩子喜爱自己吃饭的法宝，除了香气、口感及营养的考虑外，"色"的应用是相当重要的。例如，分别用胡萝卜、绿色蔬菜、番茄等搅成泥后拌饭，就做成橙色饭、绿色饭及红色饭。

一次给予的食物量不要太多，因为容易吃完会增加孩子吃饭的成就感，并再加上言语的鼓励，如"哈！爸爸才吃2碗，可是你吃了3碗！好棒啊！"孩子容易产生成就感，就会喜欢吃饭了。

 ## 餐具准备

准备一套孩子喜欢的餐具，也可以增加孩子对吃饭的好感觉。假如能带孩子亲自去选购宝宝喜欢的餐具，会有更好的效果。在孩子餐具的选择上，目前市面上的种类非常多，基本上以"平底宽口"为佳。

让孩子学习吃饭的过程，绝对不可能保持"整洁美观"，事前准备吃饭用的围巾，在餐桌上加餐垫，以及在孩子座位周围的地板上铺上旧报纸，免得抛撒得到处都是。

假如孩子正兴致勃勃地在玩游戏或是看卡通时，强制他中断了来吃饭，自然对于吃饭的印象就大打折扣。应该在开饭前十分钟提醒孩子，有时间准备。

有了万全的准备之后，让孩子自己练习吃饭，就不会再乱了。

要让孩子养成良好进餐习惯，必须注意：

要告诉孩子，吃饭就是吃饭，要规规矩矩地坐在饭桌前，定时定量，不要养成一边吃饭一边看电视或玩玩具的习惯。

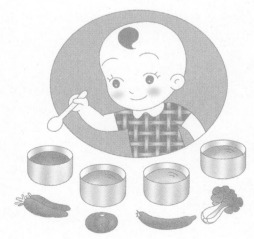

正确对待孩子吃饭的问题，既不要批评打骂，也不必过于心急。

就餐气氛要轻松愉悦，吃饭时父母可以和孩子一起谈论哪些食物好吃，哪些有营养，唤起孩子对吃饭的兴趣。

不要强迫孩子吃饭。如果一时不想吃，过了吃饭时间后可以先把饭菜撤下去，等孩子饿了，有了迫切想吃的欲望时，再热热吃。几次过后，孩子就建立了一种新认识：不好好吃饭就意味着挨饿，自然就会按时吃饭。这个方法听似简单，做起来却不容易，因为首先要硬下心来，不能总担心孩子饿，如果再给零食吃，会适得其反。

饭桌教育只是一部分，平时也要有意识地多给孩子灌输"好好吃饭，长得更快，变得更聪明"一类的观念。

如果孩子成功地自己吃饭，饭后父母可以陪着一起玩作为奖赏，让孩子产生关于吃饭的快乐的记忆，以后就不会排斥吃饭。

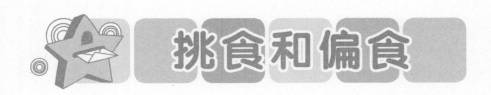

挑食和偏食

孩子挑食，是众多家长非常头疼的问题。要纠正孩子的偏食，家长既要有耐心，又要讲究方式方法才能取得成效。如果在婴幼儿时期，给孩子频繁地换吃各种各样的食物，孩子长大了以后，很少会有挑食的毛病。

孩子挑食时，不要训斥，不要强迫，这样反会令孩子产生厌恶感。在做菜时，要注意翻新花样，同样的菜，这样做不爱吃，换个方法做就爱吃，要使孩子感到新鲜才能增进食欲。比如，不喜欢吃煮鸡蛋可以炒，可以蒸，可以炖，还可以做成荷包蛋，摊成鸡蛋饼或做成鸡蛋羹等，不要贸然下结论说孩子不爱吃鸡蛋。

家中零食多，养成孩子爱吃零食的习惯，扰乱孩子胃肠道消化功能，就会降低正餐的食欲。零食吃得越多，孩子越不正常吃饭，长期下去，会造成恶性循环，会出现营养不良、消瘦，严重影响生长发育。

要注意少给孩子吃零食，特别是饭前不要给零食，等到孩子感到饥饿时，正好吃饭。此外，要给孩子安排好一天的活动，不把注意力总放在吃零食上。改变了吃零食的习惯，才能够多吃饭，身体健康。

有的孩子喜欢吃油炸类的食品，有的孩子喜欢吃酸辣味的膨化食品，还有常常吃虾、蟹等高蛋白类海鲜。这些味浓、味重的食品吃多了，也会让孩子觉得吃别的食物没有味道，容易形成挑食的习惯。

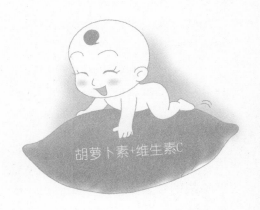

胡萝卜素+维生素C

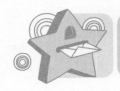

快乐进餐

进餐，是家庭育儿的难题，让1岁大小的孩子乖乖地吃好一日三餐，不是件容易的事。了解孩子的生理和心理特点，就能知道，孩子对吃饭的想法和成年人完全不一样。

幼儿对食物的外观要求比较高。如果食物不能吸引孩子，宝宝就会把吃饭当成一种负担。因此为幼儿准备食物，要尽量做得漂亮一些，让食物色彩搭配得五彩斑斓，形状美观可爱。这样，孩子感到吃饭这件事本身充满乐趣，自然会集中精力。

如果孩子不喜欢吃鸡蛋，不妨把鸡蛋做成太阳的形状，放在白盘子中，配上豌豆或菜叶，再用番茄片做成花，孩子就会乐于尝一尝太阳的滋味。孩子不喜欢吃胡萝卜，不妨切成薄片、修成花朵形状和甜玉米粒一起，放在米饭上面蒸熟，孩子就愿意把好看的花朵吃下去。

孩子喜欢用手来抓食物，喜欢能够一口放进嘴里的食物。因此，块状食物的体积要小，不要让孩子总感到吃不完。不妨做一些特别小的馒头、包子、饭团之类，让幼儿感到这是属于自己的食物，增加就餐的成就感。

一方面要把食物的外观制作得富有情趣，用讲故事的方式，给孩子介绍食物的特点，在心理上幼儿容易接受。如在给孩子吃萝卜之前，先讲小白兔拔萝卜的故事，然后给孩子看大萝卜的可爱形状，最后端上餐桌，孩子会高高兴兴地品尝小白兔的食物。

这样做或许会觉得很累、很麻烦，然而用爱心和创造带领宝宝长

大，是父母健康心理和快乐生活方式的一部分。快乐育儿，把孩子的食物制作得富有情趣，让孩子快快乐乐地吃饭，是美好的天伦之乐。

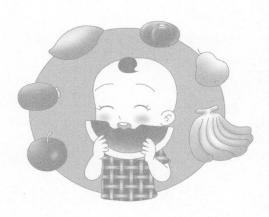

不爱吃菜的话题

到了1岁以后，一些宝宝对饮食摄入流露出明显的好恶倾向，不爱吃菜的孩子会多起来。不爱吃菜会使宝宝维生素摄入量不足，发生营养不良，影响身体健康。

怎么才能让宝宝多吃蔬菜呢？

孩子的口味是大人培养出来的，小时候没吃惯的东西，有的人长大后可能会一辈子不接受这种食物。因此，培养宝宝爱吃蔬菜的习惯，要从添加辅食时做起。添加蔬菜辅食时可先制作成菜泥喂宝宝，比如胡萝卜泥、马铃薯（土豆）泥。现在市售也有为断奶期宝宝特制的罐装蔬菜泥产品，可根据情况选用。

宝宝慢慢适应后，再把蔬菜切成细末，熬成菜粥，或添加到烂面条中喂给宝宝。等宝宝出牙后，有一定的咀嚼能力时，就可以给宝宝

吃炒熟的碎菜，可把炒好的碎菜拌在软米饭中喂宝宝。有的蔬菜的纤维比较长，注意一定要尽量切碎。这样循序渐进，宝宝会很容易接受，一般情况下，长大后吃蔬菜也就不会有什么问题了。

如果宝宝从小吃蔬菜少，偏爱吃肉，长大后很可能不太容易接受蔬菜。这就要多花些工夫了。

一要父母为宝宝做榜样，带头多吃蔬菜，并表现出津津有味的样子。千万不能在宝宝面前议论自己不爱吃什么菜，什么菜不好吃之类的话题，以免对孩子产生误导作用。

二应多向宝宝讲吃蔬菜的好处和不吃蔬菜的后果，有意识地通过讲故事的形式，让宝宝懂得吃蔬菜可以使身体长得更结实、更健康。

三是要注意改善蔬菜的烹调方法。给宝宝做的菜应该比为成人做的菜切得细一些，碎一些，便于宝宝咀嚼，同时注意色香味形的搭配，增进宝宝食欲。也可以把蔬菜做成馅，包在包子、饺子或小馅饼里给宝宝吃，孩子会更容易接受。

四是不要采取强硬手段，特别是如果孩子只对某几样蔬菜不肯接受时，不必太勉强，可通过其他蔬菜来代替，过一段时间宝宝自己就会改变的。

最有效的方法，还是在1岁以前就让宝宝品尝到不同的蔬菜口味，为以后的饮食习惯打好基础。

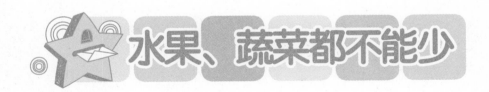

水果、蔬菜都不能少

现代家庭生活条件越来越好，有许多孩子不爱吃蔬菜，家长往往会用水果来替代，可是水果毕竟不是蔬菜，两者有很大差别。

虽说水果和蔬菜都含有维生素C和矿物质，但是，苹果、梨、香蕉等水果中维生素和矿物质的含量都比蔬菜要少，特别是与绿叶蔬菜相比要少得多。因此，只有多吃蔬菜，才能获得身体所需要的维生素。

大多数水果所含的碳水化合

物，多是葡萄糖、果糖和蔗糖一类的单糖和双糖，所以吃到嘴里都有不同程度的甜味，孩子一般都比较爱吃。而大多数蔬菜所含的碳水化合物都是淀粉一类的多糖，所以吃到嘴里时，感觉不到什么甜味，孩子就不大爱吃。

从人体的消化吸收和其他一些生理作用来看，葡萄糖、果糖和蔗糖在进入小肠后，人体只需稍加消化就可以直接吸收入血液。而淀粉就不行，它需要体内的各种消化酶在消化道内不停地工作，直到消化、水解成为单糖后，才能缓慢吸收入血液。因此，水果中的葡萄糖、果糖和蔗糖，很容易在肝脏转变成脂肪，如果孩子本身不爱运动，就容易发胖。

水果和蔬菜有许多相似的地方。比如，所含的维生素都比较丰富，都含有矿物质和大量水分，但是水果和蔬菜毕竟是有差别的。

水果中所含的单糖或双糖，如果吃得过多，便易使血糖浓度急骤上升，从而使人感到不舒适。可是吃蔬菜，吃得多些，也不会出现这些问题。

水果中的葡萄糖、蔗糖和果糖入肝脏后，易转变成脂肪使人发胖。尤其是果糖，会使人体血液中三酰甘油和胆固醇升高，所以，用水果代替蔬菜，大量给孩子吃并不好。

水果和蔬菜虽然都含有维生素C和矿物质，但所含量是有差别的。除去含维生素C较多的鲜枣、山楂、柑橘等，一般水果，像苹果、梨、香蕉等所含的维生素和矿物质都比不上绿叶菜。因此，要想获得足够的维生素，还是应当多吃蔬菜。

当然，水果也有水果的作用。比如，多数水果都含有各种有机酸、柠檬酸等。它们能刺激消化液的分泌。另外，有些水果还有一些药用成分，如鞣酸，能起收敛止泻的作用，这些又是一般蔬菜所没有的。

因此，一般说来，水果和蔬菜各有特点和作用，谁也不能替代谁。

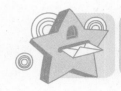

选择零食

　　宝宝普遍爱吃零食，适当吃一些零食对宝宝有益。关键是要把握好选择什么时间，什么食品作为宝宝的零食。

　　所谓零食，就是给宝宝在一日三餐之外再加一到两顿点心。给孩子吃零食注意量要少，质要精，要有计划、有控制。注意时间不能距正餐太近，宜以水果、点心为主，避免高热能、高糖分。

　　市面上的小食品花样繁多，大致可以归为几类：

　　凉果蜜饯类，如话梅、凉果、蜜饯、果脯、瓜果干等。

　　膨化食品类，如虾条、薯片、鱿鱼酥、蔬菜圈、爆米花、鸡味鲜等。

　　肉干鱼干类，如牛肉干、牛肉脯、猪肉粒、鱼干、鱼片等。

　　口香糖、果冻类。

　　干果类，如花生、瓜子、开心果、核桃仁、杏仁等。

　　幼儿的口味与成年人不相同。成年人觉得淡而无味的东西，恰恰符合儿童的特点。父母们的出于疼爱孩子之心，总愿把"好吃"、"有味道"的东西给宝宝吃，这种疼爱的方式对宝贝的健康成长不一定有益处。

　　除了口感因素外，高糖饮食会引起儿童肥胖。吃糖量多的孩子不仅易生龋病，患多动症、忧郁症的比例也比较高。高盐食物对孩子也不好，会增

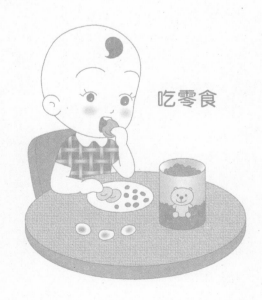

吃零食

加儿童的肾脏负担，对心血管系统存在着潜在的不良影响。

　　孩子吃饭不好，与吃多了零食有关，不好好吃饭会造成营养不良。

　　在市售小食品中常出现的不合格因素有：凉果蜜饯类中糖精、甜糖素和色素超标；膨化食品中致病菌指数、色素超标；肉干鱼干类中防腐剂、色素、香精超标；果冻类食品中香精、色素、细菌指数超标……面对小食品存在的严重问题，家庭在为孩子在购买时，千万要留心，看清楚地址、商标，看好出厂日期。

　　有些纯天然食品不含添加剂，如瓜果干、花生、瓜子、核桃仁等，营养丰富，有益于孩子生长发育，可以适当选用。

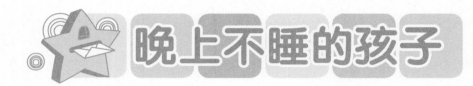

晚上不睡的孩子

　　让孩子拥有良好而充足的睡眠，是保证孩子健康的一项重要内容。然而哄孩子入睡是件头痛的事，几乎所有的家庭都曾为让小家伙按时睡觉伤脑筋。

　　1岁左右的孩子，已经具备了基本独立意识，小家伙会以怕黑、怕一个人待着、想跟父母多待一会儿等种种理由，到时间不睡觉。

　　孩子喜欢预先知道下一步要做什么，所以，定时做睡觉准备，就会使孩子想到上床睡觉的时间要到了。一般可以按以下原则去做：

 让孩子从睡觉准备活动中获得安全感

　　例如，和孩子聊一聊白天发生的事情，聊一聊明天的打算，告诉孩子把第2天要穿的衣服取出来，也可以在睡觉前，给孩子讲故事或吃点小点心，如果每天睡觉都这样，孩子就会知道该睡觉了。

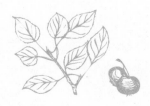

使用"信号"

对孩子讲清睡觉的具体时间，比如对孩子说 "电视剧结束了，就应该上床睡觉了。"也可以在彩纸上画一个钟，大表盘上分别标上游戏，睡觉和讲故事的时间。用指针告诉孩子下面做什么事情。或者，把纸钟放在闹钟旁边，指针指向睡觉时间，当两个钟的时间同样时，孩子就知道应该睡觉了。

 ## 睡觉前，不要做剧烈活动

打闹嬉戏和有剧烈活动的游戏，会影响孩子入睡。要提前半小时让孩子安静，这样才能放松。不要让孩子睡觉前用枕头打仗或打球玩，可以给孩子读书、讲故事或者听音乐。也不要让孩子白天玩得很累，这样也不容易入睡。

 ## 让睡觉前的时间过得有趣味

例如营造家庭环境、温馨、舒适的气氛，让孩子感到宁静安全。许多孩子睡觉前喜欢听父母讲同一个故事，或者是父母编的故事，或者是童话歌谣。

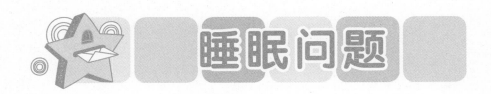

睡眠问题

睡眠是孩子健康成长的保障，也是父母们最关注的内容。常见的幼儿睡眠问题有：

 ## 入睡后翻滚

孩子入睡后爱翻滚，不一定是

疾病的表现，却起码说明孩子睡得不深，应当找一找原因。常见的原因有：一是睡床有不舒服的地方，如被子垫得不平整或太厚或穿的衣服过硬、过紧等，会使孩子感到不适而翻来滚去；二是白天过度兴奋，幼儿的神经系统较脆弱，如果白天玩得高兴过度或受到意外惊吓，晚上睡觉后大脑就不会完全平静，表现出睡眠程度不深，还会伴有啼哭；三是临睡前吃得过饱，有的家长总是担心幼儿吃不饱，晚上临睡前还让孩子吃很多东西，入睡后孩子肚子胀满难受，睡着以后也会翻来覆去；四是肠道寄生虫作怪，如肠道蛔虫、蛲虫经常在晚上捣乱，使孩子睡眠难以安宁；五是缺钙，幼儿缺钙会睡不安稳甚至惊跳；六是发热、患病，有的孩子平时睡觉很好，突然出现睡眠不安宁，家长就应当仔细观察孩子是否发热或有其他异常，及时把握就医的时机。

入睡后多汗

有的孩子入睡后会出汗，甚至大汗淋漓弄湿内衣，家长非常担心，认为是孩子缺钙。其实，幼儿入睡后出汗，大多属于正常生理现象。幼儿新陈代谢旺盛，产热量大，体内含水多，皮肤薄，皮肤内血管丰富，出汗有助于热量的散发，以维持体温的恒定。同时，出汗可以排出体内尿素、脂肪酸等代谢废物，汗液还可滋润皮肤，保持皮肤湿润。幼儿的神经系统发育不完善，入睡后，交感神经会出现一时的兴奋，导致浑身出汗。所以，幼儿仅仅出汗较多，而一般健康情况较好，那么缺钙的可能性就不大。如果除过多出汗外，伴有睡眠不安、惊跳、枕部脱发等症状，则有缺钙的可能，应当及时就医。

睡眠紊乱

作为生长发育高峰期的孩子，对睡眠的需求很高。因为睡眠与生长激素的分泌有关，人的生长发育，依赖于垂体分泌的生长激素，而生长激素只有在睡眠时分泌的量最多；人体各种营养素的合成也只有在睡眠和休息时，才能更好地完成。所以，睡眠充足，孩子生长发育得就好、就快。婴儿年龄越小，睡眠应当越多，对孩子的睡眠应当加倍重视，以防出现睡眠紊乱。

睡眠紊乱，在婴幼儿中极其常见，据统计，30%的儿童在4岁前均出现过类似问题，其中8个月至2岁则属高发年龄段。

幼儿睡眠障碍的表现有：夜间频繁醒来，睡眠不安宁、恐惧黑暗、磨牙、遗尿、呓语、梦游、摇动身体、抓挠皮肤、入睡困难等。

幼儿睡眠障碍发生的原因，归纳起来有几种情况：首先是精神刺激，如受到惊吓或有苦恼的遭遇又不愿意让家长知道；或家庭成员关系紧张，致使孩子总是处在压抑中等。其次是疾病，最常见于特异性皮肤病，其中多数患病幼儿年龄在5岁以下，夜间出现瘙痒不止，孩子抓挠皮肤而影响睡眠。对待有病幼儿要积极治疗，尤其是要到专科医院做正规治疗。

 ## 磨牙

晚上孩子发出磨牙声，对于换牙期的孩子，是建立正常咬合所需的一种活动。由于此间孩子的上下牙刚刚萌出，咬合尚不完全合适，通过磨牙，能使上下牙形成良好的咬合接触。遇上这一类夜间磨牙的情况，父母不必担心，通常会自行消退，无须治疗。如果孩子出现长期的夜间磨牙，通常因为精神因素或错合引起的。这一类夜间磨牙是出于神经反射作用，口内既

无食物，唾液的分泌也少，牙齿得不到必要的润滑而形成"干磨"，牙齿组织的磨损相当厉害，造成后果较严重。人们睡眠过程中的无意识磨牙习惯称为磨牙症，夜间磨牙的人，第2天早晨常会感咀嚼肌疲乏，口张不开，牙齿有不舒服的感觉。有的患者年纪不大，牙齿咬合面却已经磨成平板状。由于牙齿表面的牙釉质过分磨耗，会使釉质下的牙本质暴露出来，轻者会出现对冷、热、酸、甜等化学的或物理的刺激过敏，严重者会造成牙髓炎、咬合创伤，牙周组织的损坏或颌关节功能紊乱。若发生咀嚼肌疲劳和牙疼痛，会引起人面痛、头痛并向耳部和颈部扩散，这一类疼痛表现为压迫性钝痛，早晨起床时尤其显著。

治疗夜磨牙，一般多采用除去病因和对症治疗相结合的方法。调节不适的咬合，消除精神因素特别是焦虑、压抑等情绪，保持心理健康。有肠道寄生虫病者可以做驱虫治疗；有牙齿酸痛者可以做脱敏治疗。必要时，还可以找牙医装一个夜磨牙矫正器，晚间睡眠时戴在上部的牙弓上，可以控制下颌的运动，制止夜间磨牙的发生。

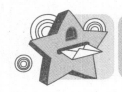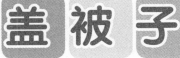

盖被子

孩子蹬被子，令父母很头疼。尤其是半夜里孩子蹬掉被子，会引起感冒及其他疾病。

孩子蹬被子，可以采取相应办法加以防范。

 ## 保持舒服睡姿

有的孩子睡姿不正，仰睡或俯睡，都容易引起呼吸不畅，因为"憋得难受"会蹬被子。不妨让孩子右侧卧，睡姿正确，因憋气睡不着的事就不会发生了。

 ## 被子厚薄合适

孩子所盖的被子要随季节而更换，厚薄要与气温相适应。

 ## 室内温度适宜

除了寒冷天气要关紧窗户，平时室内窗户应适当打开通风，但睡觉处不应在空气对流的"风口"。

睡觉以前，别让孩子看紧张刺激的卡通或小人书，防止

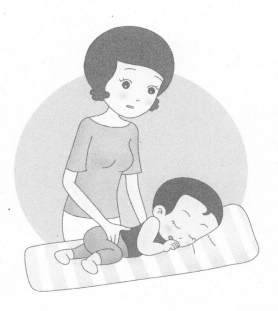

睡前过度兴奋，否则，往往会使孩子睡不安稳而蹬被子。

比较小的孩子，不妨做一个宽松带拉链的睡袋。

幼儿生活自理能力较差，盖被子这样的小事，也需要家人的悉心照料。在给孩子盖被子时，应注意以下几方面：

春、秋季

春秋两季，室内温度约在10~15℃时，让孩子把手脚盖好，不伸出被窝，只露出头部，睡姿要平仰或侧睡；室温上升到18~25℃时，盖好被子后，允许幼儿把双手放在被子外；春夏、夏秋之交，室温在摄氏25~30℃，特别是遇上闷热的天气，可让幼儿把手、脚露在被子外面，但要盖好胸口、腹部。春、秋季被子的重量应在1~1.5千克。

夏季

初夏季节，当气温升至摄氏32~34℃，天气已经较热，但幼儿熟睡时，处于静止的状态，如不盖好腹部，容易感冒，或肠胃受寒引起消化不良、拉肚子等症状。因此要用薄毛巾被盖好腹部，还应及时将幼儿踢掉的毛巾被盖好。

冬季

冬季气温降到0℃左右，特别是遇上寒流时，会更加寒冷；若室内没有暖气设备，要使孩子睡得好，被子要在2.5千克左右；孩子钻进被窝后，应尽快地为孩子捂严塞紧，脚部的被子往下向里折，这样，孩子会像包在一个小睡袋中；要求孩子安静地闭上眼睛睡觉。被子塞得紧，冷风进不去，幼儿会睡得很香甜，也不容易感冒。

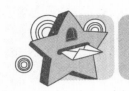
学刷牙

洗头、洗澡和刷牙，是照顾孩子的三大难题。尤其是以刷牙最难，因为要把牙刷伸入小嘴里，又要刷得干净，的确让人伤透脑筋。

让孩子自然接受刷牙

大部分的孩子刚开始都会排斥把牙刷放入口内，尤其是刚满1岁的婴儿，敏感的孩子可能还会引起呕吐感。

开始教孩子刷牙时，可以先选一支大小适中、软毛的儿童牙刷，市面上的牙刷颜色非常鲜艳，有些还有卡通图案，可以吸引孩子的注意力，也有分龄（0～2岁，3～5岁，6～9岁），因为刚长出乳牙的婴儿正处于口腔发育期，先让小孩当做玩具放入口内，让孩子不会排斥牙刷在口腔中感觉，不必马上要宝宝学会自己刷牙。父母每天刷牙时，让孩子也拿着小牙刷在旁边观摩，听任孩子自己伸入口中比划。

慢慢地，父母在孩子学习刷牙的动作之后，开始教孩子正确的刷牙方式，"左刷刷，右刷刷，上下刷"，孩子自己刷完之后，称赞之外，可以让孩子躺下，头向后仰再检查一下，刷干净没有。

每次孩子刷完牙，可以让幼儿躺在自己的大腿上，用小刷头、软刷毛的牙刷轻刷孩子牙齿（无须使用牙膏），顺便检查牙齿是否刷干净。每次临睡前，帮孩子刷牙和使用牙线，也是一项很好的亲子活动。如果要使用牙膏，只需少量，而且要多漱几次，以免吞下太多的氟化物。

各阶段牙齿保健

除了刷牙之外，还要帮孩子使用牙线，至少每天睡前一次清除牙缝间及牙龈下的牙菌斑和食物残渣。因为乳牙的缝隙比较大，食物容易塞在牙缝，如果没有清除出来，会造成相邻两颗牙齿间的蛀牙，肉屑、菜渣更容易塞入，恶性循环导致蛀牙速度越来越快。

 ## 提高刷牙乐趣

儿童用牙刷刷头通常比较短，孩子手腕不够灵活，所以可以选用刷柄较粗的牙刷，方便小手抓握。此外，色彩鲜艳的牙刷比较能够提高刷牙的兴趣。从小让孩子看着父母亲刷牙，2～3岁起就可以让孩子在游戏中学习刷牙，熟悉刷牙的动作，必要时可选用电动牙刷作为辅助，以免孩子刷牙劲力不足而刷不干净。

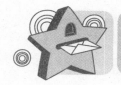

脚和鞋子

1岁宝宝的脚，差不多已有成年人的一半大。宝宝胖乎乎的脚丫，扁平又圆润，由韧带和神经末梢联结下的26块骨头组成。

幼儿的小脚是平脚板，孩子刚会走路的时候，脚底没有像大人一样的足弓，很像是平足，为此不要担心，婴儿平足很常见。宝宝的骨头和关节很有弹性，当站立时就会显得像是平足；宝宝脚底堆积的脂肪也会使足弓变得不明显。孩子的这种"平足"会一直延续到6岁，直到脚变得较硬，足弓才会显现出来。

如果发现孩子有一点内八字，不必大惊小怪，这种习惯主要是来源宝宝在妈妈子宫里的姿势。出于习惯，出生以后的宝宝仍然保持交叉腿的动作，几个月以后能纠正过来。

宝宝在家里时，最好光脚，锻炼脚上的肌肉，增加脚趾抓攀的能力，有助于学步。带着宝宝出门，就要穿上软底鞋。

为宝宝选鞋时要注意，量好宝宝的脚长和脚宽，在买鞋时就可以"心中有数"。鞋的前面必须有空间让宝宝的脚趾自由扭动。要确保宝宝的脚尖和鞋头有一指的距离。要买鞋底可以弯动的鞋子，用两个手指就可以弯动，但鞋跟周围的部分要不易弯曲。不要买塑料凉鞋，这种凉鞋容易变形、传热。可买柔软的皮革制鞋、棉布制鞋。鞋后面最好要有带子，走起路来鞋子才能跟脚。

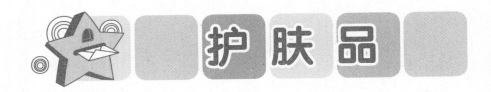

护肤品

幼儿处于生长发育时期，皮肤真皮中的皮脂腺尚未成熟，表面娇嫩纤细，抗菌力和免疫力都比较弱，遇到外来刺激反应敏感。一般说来，孩子哭的机会多，脸颊会因流泪、受冻或风吹引起皮肤干燥或裂口，所以给孩子擦一点护肤品非常必要。

市售的护肤品种类很多，到底什么样的护肤品适合孩子使用呢？

成年人用的护肤品随便给孩子搽用，不但无益反而有害。成年人用的护肤品是根据成年人的皮肤特点制作的，成年人皮肤表层较厚，有较强的抗菌和承受刺激的能力，不易产生过敏反应。但孩子就不一样，例如成年人用的护肤品中香精及其他添加成分较多，极其容易引起孩子皮肤过敏。

给孩子应当选用幼儿专用护肤品，目前市场上出售的幼儿护肤品种类很多。给幼儿选购时，不一定要追求名牌或价格昂贵，只要适合自己孩子的皮肤就行。

市售的各种幼儿霜价格便宜，可以很好地保护幼儿的面部皮肤，避免皲裂。如果幼儿擦过护肤品后，皮肤出现过敏反应，如皮肤发红、出现疹子等，应当立即停止使用。

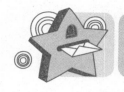

保护耳朵

　　孩子的耳朵像眼睛一样，是人体与外界保持联系的最重要的门户。保护孩子的耳朵，要注意尽量避免掏、挖耳朵。妈妈们为了孩子耳朵内的清洁，经常检查孩子的耳朵里是否有耳屎，总想要掏挖净。因为并不熟悉耳朵的解剖结构，看不清耳内的组织或用力不当，容易把耳道深处的鼓膜刺破，造成外耳腔和中耳腔之间相通，导致病原菌乘虚而入，在中耳腔内引起感染，严重的甚至造成鼓膜穿孔，耳道内感染，流脓，影响到孩子的听力，甚至导致耳聋。所以，替孩子挖耳屎应当禁止。清洁耳道时，应当用消毒棉签，并且要避免过分用力。

　　如果幼儿患慢性化脓性中耳炎，耳道内常常会有脓液流出，要及时去医院就诊，并按照医生的嘱咐定期、定时采用药物治疗，以迅速控制病情的发展，如果病情严重导致鼓膜穿孔，就要及时做鼓膜修复手术。否则，反复感染、流脓或者鼓膜穿孔，使中耳腔内起传递声音作用的听小骨受到严重的破坏，一旦听小骨破损或断裂，会严重影响幼儿的听力，造成无法挽回的影响。因此，及时控制慢性化脓性中耳炎非常必要。

　　用药不当会影响幼儿的听力，尤其是一些具有耳毒性的药物例如氨基糖苷类抗生素。有时孩子得了一些小病，家长在不太了解药物性能和孩子病情的情况下，盲目地要求医生为孩子打针用药，甚至以为打针比吃药效果好，对个别具有特殊过敏体质的孩子来说，有些药物对孩子的听力有明显毒害作用，盲目使用后果不堪设想。因此，孩子用药一定要慎之又慎。

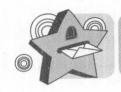

防止肘脱臼

1岁以上的幼儿活泼好奇，又好动且精力旺盛。因此，经常会出现肘部关节的损伤，尤其是发生幼儿桡骨头半脱位的情况会很多，即俗称的肘部脱位。

因为孩子的关节囊及肘部韧带松弛而薄弱，在突然用力牵拉孩子胳膊时，极其容易造成桡骨头关节脱位。常见到家长在给孩子穿衣戴帽时动作过猛，孩子不听话，家长突然用力牵拉，均可能造成脱位。

而且，如果出现过一次肘关节脱位，很容易再出现第2次、第3次，形成习惯性半脱位。

桡骨头半脱位以后，孩子立即会感到疼痛并哭闹，肘关节呈半屈状下垂，不能活动。到医院复位后，疼痛自然消失，可以拉肘和用伤臂拿东西。

对待出现过肘关节半脱位的孩子，要倍加小心照顾，尽可能少用猛烈动作牵拉孩子，防止再度出现脱位。

幼儿骨关节稚嫩，身体各部位都处在发育之中，对待孩子要细心呵护，不可过于用力牵拉孩子的胳膊和手，防止出现意外。

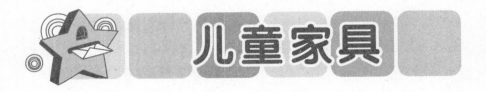

儿童家具

孩子成长到这么大，一般应当在家庭中有自己的专用家具了，常用的儿童家具：

床：最好选择能调整高度及长度的床，一直伴随宝宝成长。

衣柜：抽屉型的衣柜比壁橱更加方便实用，宝宝的衣服以折叠存放为主，需要挂起来的比较少，使用抽屉型衣柜能节省空间。

橱柜：放置宝宝生活日用品，如医药箱、体温计、冰袋等物品，还可以准备一个紧急电话号码表，以备不时之需。

大箱子：最好能移动，装宝宝的玩具。

书架：存放宝宝的图书。

摇椅：妈妈可以坐在上面给宝宝喂奶或者看护宝宝睡觉。

游戏桌椅：宝宝可以舒服地在上面做游戏或者涂写画画，高度要适宜。

夜灯或能调光的台灯：夜间给宝宝喂奶或察看宝宝睡眠情况时照明用。

为孩子选择家具，要兼顾安全性、成长性和趣味性。

 ## 安全性

注意家具的强度是否符合标准、家具的棱角是否经过妥善处理、设计是否存在对宝宝的潜在危险。孩子天生好动，家具必须安全稳固，必要时可以固定，避免孩子把家具掀翻而受到伤害。制作家具的材料、胶、漆及工艺过程是否使家具含有有害的化学物质，孩子处于身体发育期，对有害物质的抵抗力很弱，家具的化学安全对宝宝的身体发育和一生健康不可忽视。劣质家具会释放出有毒的成分，如重金属、甲醛等，这些有毒物质会严重影响宝宝的健康，所以最好到大商场或专卖店去买环保产品。

 ## 成长性

宝宝长得快，购买儿童家具应选择能从小用到大的家具。好的儿童家具应富于变化、易于配套，设计上充分考虑孩子成长的因素。

趣味性

购买有童趣的家具，会使宝宝有一个快乐的活动空间，有利于孩子的成长。

挑选儿童家具，颜色不宜太鲜艳，以中性色调为主，可以适合不同年龄阶段，适应宝宝成长的需求。书桌、椅子的高度最好可调，这样不仅可以使用长久，更对宝宝的用眼卫生和培养正确的坐姿有利。

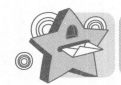

玩具与安全

给孩子购买玩具之前，应当弄清楚：

注意检查玩具的说明，看看要买的玩具有没有通过安全合格检测。

在商场的专柜购买玩具，虽说退货麻烦一点，但商场的进货渠道相对正规，信誉较高。在集贸市场或批发点购买的玩具，价格虽然便宜，但由于大多是小企业生产，没有安全检测，质量得不到保证。

检查一下玩具是否耐用可靠，有些玩具玩几天就散了架，孩子在玩时，容易被破损的玩具刺伤。选择结实耐用的玩具给孩子玩，相对经济实惠。

电动玩具，应检查有没有安全保护装置。最好要求在玩的时候，如果发生意外

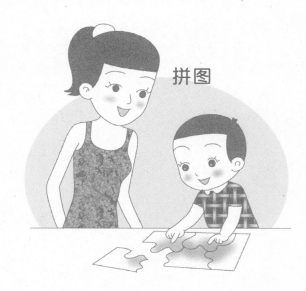

拼图

会自动制止。

蜡笔、涂料和玩具圈应当无毒，因为有可能进入孩子嘴里。购买时要特别注意商品的说明，购买正宗商家出品的商品，质量信誉有保证。

儿童车或小自行车等用来骑的玩具，车座应适合孩子的小屁股，使孩子感到舒适，车座与脚踏板之间的距离也要适合孩子的腿长，否则在座位上扭来扭去，对孩子发育不利。另外，小车应选择后轮有辅轮，才不会跌倒。

在购买所有的玩具时，要注意看一下玩具有没有小部件，以防孩子误吞咽。最好选择没有尖锐边缘的玩具，以防划伤幼儿的皮肤。

对孩子经常玩的玩具，要时常检查确定没有破损或部件脱落，孩子通常会在家长不经意之间，被破损的玩具弄伤。

孩子常玩和喜爱的玩具，要及时清洗和定时消毒，是保障幼儿健康的重要措施。家庭可以在清洗玩具之后，采用阳光暴晒、紫外线消毒、药物灭菌的方法，经常清理孩子的玩具，防患于未然。

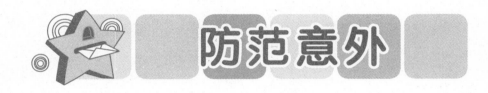

防范意外

1岁以后的孩子活泼、好动，自我保护意识又差，最容易出现意外事故，家庭防范事故保安全就显得特别重要。

对1岁以后孩子的居家安全，要特别注意家庭中易出事故的源头，对于常见的安全隐患，采取适当措施应对。

 电源插座

各种电线、电源插座暴露在外，距离地面不高，宝宝容易触摸到，电源插座上的那些小孔、小洞偏偏会对宝宝有很大吸引力。电视机、DVD机等比较沉的电器，要远离桌子，把电线隐蔽好。在电源插座上装上安全电插防护套，或用胶带封住插座孔。也可以换用安全电插座，这种产品没有电插头插入时，插眼会呈自动闭合。

 门

门被大风吹刮动或无意推拉开时，容易夹伤宝宝的手指。此外，房间门把手一般多采用金属材质，带有尖锐的棱角。在家中所有门的上方装上安全门卡，也可以用厚毛巾系在门把手上，一端系在门外面的把手上，另一端系在门里面的把手上。当风吹过时，即使把门吹动也不会关上。用棉布做成漂亮的门把手套套住，宝宝就不会受到门的伤害。

 茶几

茶几边缘，家中楼梯、桌椅、橱柜、梁柱等有尖锐端的都是危险源。在宝宝学习"坐、爬、站、走"的过程中，危险指数上升。桌角、茶几边缘等这样的家具边缘、尖角要加装防护设施，安装上圆弧角的防护垫，或选择边角圆滑的家具。矮茶几上不要放热水、刀、剪等利器和玻璃瓶、打火机等危险物品，以防被宝宝拿到造成伤害。

 地板

光亮整洁的石质地板比较坚硬，容易打滑，练习爬行、站立、行走的宝宝容易摔倒。坚硬的地板更容易磕伤宝宝的头部，伤到胳膊和腿。地板不要打蜡，蹒跚学步的宝宝会容易跌跟头；地面溅上水或油渍的时候，要及时清理，以免增加地板的滑度；宝宝活动比较频繁的区域，地板上最好铺上泡沫塑料垫。即使摔倒，危险度也会降低。

 抽屉

宝宝一般会对抽屉特别好奇，会自己动手去拉抽屉。滑动自如的抽屉，会夹伤宝宝的手指。家庭通常会把危险品藏在抽屉中，例如，剪刀和刀叉之类尖锐器具，孩子拿到后果不堪设想。可以使用抽屉

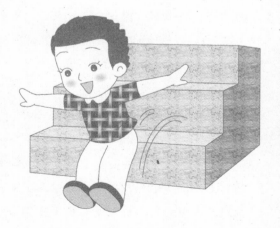

扣，防止宝宝任意开启抽屉；橱柜中的小抽屉可以使用安全锁，把橱柜抽屉的一侧与橱柜侧面相连的转角处装上安全锁。

楼梯

稍不注意宝宝就摸爬到楼梯上，容易造成滚落的危险。最好在楼梯处装上安全栏杆，防止孩子攀爬。

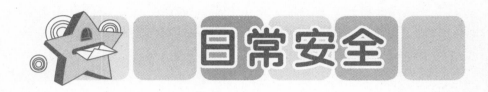

1岁以后的孩子进入了幼儿阶段，宝宝的运动能力飞速发展，很快孩子就会走、跑、跳，由于活动量的增加，照顾起来更吃力，这个时期宝宝经常会被磕碰着，安全问题尤为重要。

宝宝动手的欲望非常强烈，什么事情都希望自己亲自动手去做，家庭应当准备安全的剪子、刀叉、匙子、笔等，供宝宝安全使用。

随着宝宝活动范围的扩大，家中的危险物品如：剪子、刀叉、针、玻璃制品等物品用完后要随手收好或放好。

塑料袋要收藏好，以免宝宝拿着玩时误套在头上，发生窒息。

宝宝的牙齿已经逐渐增多，但咀嚼能力仍然有限，应避免吃过硬的小粒食物，如花生米、瓜子、松子等坚果，龙眼、荔枝、杏等水果的核要先剔除，以免噎着宝宝。

孩子吃饭时，喜欢一大口全塞进去，因此给食物时，一次不要给太多，以免噎着。

不要单独让孩子上阳台或窗户旁玩，尤其注意不要踩着小板凳登高，以免坠落摔跌。

这个时期的孩子有的特别畏惧药品，有的却极爱吃药片，不分种类。因此最好把药品放在安全的地方，防止孩子拿到。

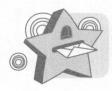

教会孩子认识危险

家庭安全护理婴幼儿，除了尽可能改善生活环境中的安全性，还能做的，就是要教宝宝认识危险。

宝宝在自我意识领域方面的发展，包括了解安全、健康的生活方式和练习各种各样的自我保护技能。首先要教给孩子认识危险存在，通过积极的亲身体验形式帮助孩子认识。帮助孩子掌握一定的应对危险发生的处理技巧，包括身体适应性和心理适应性。

安全教育主要包括两方面——人身安全和心理安全。结合宝宝的实际生活环境，具体包括：用电安全、易碎物品处理、危险物品处理（刀、剪、化学物品、温度高的物件等）、认知危险事物和危险环境、避免危险性尝试行为、交通安全、健康的交往方式、应对独处和紧急危险等。

积极的安全教育有利于宝宝形成积极的自我概念、尊重自己的身体、更好地和别人交往。

在针对宝宝的安全教育的同时，也要注意，有些危险孩子是不能应对的。所以，首先要尽可能地减少宝宝生活环境中的不安全因素，同时要掌握一些发生紧急危险或事故的应对技巧，然后才是针对宝宝的安全教育。

通过游戏认识危险

1岁左右的孩子对于事物的正确认识，通过游戏方式是最好的方式，要进行安全教育，游戏也是最佳途径。

认识"高"

把孩子放在高10～15厘米的平台上，看孩子的反应。大部分会爬的孩子会马上翻下来，没有特别害怕的表情；然后再把孩子放到90厘米高的桌子上，在一旁注意保护孩子，看孩子爬在桌子上的时候是什么表情，孩子是否会爬到桌子的边缘就停止动作。游戏结束以后，告诉孩子这很"高"，很危险，宝宝不能爬到上面来玩，如果下不来就要喊妈妈。

认识"烫"

用两个一模一样的杯子，在杯子里倒入冷、热两种水，让孩子感受不同触觉感受，并告诉孩子"烫"。然后把水壶打开，拉孩子的手放在水壶口上方，让孩子感受热水汽，并再次强调"烫"。还可以用两块毛巾分别浸过冷、热两种水，当把毛巾给孩子的时候，告诉孩子"烫"。

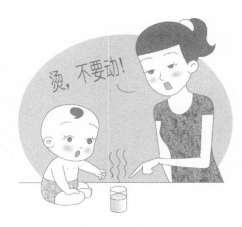

烫，不要动!

用类似的方式，还可以教宝宝认识"扎手"、"夹手"、"咬人"、"摔跤"等危险信号。

在这样的游戏活动中，需要注意观察宝宝是否能够判断环境和事物的变化，有没有危险意识同时做出身体的适应性反应。这样的游戏可以帮助宝宝理解危险信号概念，建立相应的安全模式，促进宝宝的

锻炼自助能力

生活环境中的很多危险因素可以避免。比如，可以把水壶放到宝宝碰不到的地方，那样就可以避免宝宝受到伤害。但同时，也限制了宝宝独立性的发展，让宝宝不知道如何帮助自己、保护自己。父母希望宝宝有相当的独立性，但不能让宝宝面对危险，解决这个矛盾最好的办法，就是教宝宝练习各种自我保护技能。

学倒水

给宝宝准备一把小茶壶，提前在里面装上宝宝要喝的水，把它放在宝宝方便拿的地方。宝宝玩累了、渴了，需要做的就是提醒宝宝自己去倒水喝。当然，刚开始的时候，可以适当地帮助宝宝完成，以后就放手让宝宝自己来吧，别怕孩子把水洒得到处都是。这种游戏能提高宝宝的自理能力，训练宝宝的手眼协调性。

骑马翻跟斗

当宝宝在摇马上骑得高兴的时候，突然从后面轻推，让宝宝身体猛地朝前方倾斜并翻倒，观察孩子的反应。这个动作需要在旁边做好保护，父母的手始终要拉住宝宝的

后背衣服。刚开始时宝宝会有些害怕，不要强迫孩子，要教会宝宝用手支撑地，并慢慢地爬下来。采用同样的形式，还可以教会宝宝练习如何从箱子里爬出来、如何从床上爬下来。可以提高宝宝的身体协调性，促进宝宝自我意识发展。

学用剪刀

很多危险行为的发生，与宝宝探索新事物是分不开的。与其限制孩子的探索，不如放手让孩子尝试，虽然有一定的危险性，但有了练习，以后就安全多了。给宝宝儿童安全用剪刀，教宝宝用剪刀剪开纸。可以用同样的方式，让宝宝学会用玩具螺丝刀、夹子等。当然，要注意生活中的这些东西，还是尽可能不给宝宝接触到。学会使用工具，能提高宝宝使用手指技巧，防止宝宝在使用工具时的伤害行为，促进宝宝在自我意识领域的发展。

 安全意识

安全意识的形成，需要一个很长的过程。因此，从孩子会走、开始意识到自我的1岁左右，就要特别注意。

随时随地给宝宝灌输安全意识：比如坐车的时候要戴上安全带，过马路的时候要等候红灯，什么情况下找警察叔叔、怎样拨打110电话等。尽管孩子自己可能还不会做，但需要及早帮助宝宝建立安全意识。

结合场景或正在发生的情况状态，告诉孩子什么是安全的，什么是不安全的，应该怎么做才是正确的方法。

父母要养成定期检查家庭环境安全的习惯。

帮助宝宝认识安全的时候，要用积极的方式。比如，宝宝非常喜欢玩剪刀，与其把剪刀藏得远远的，不如拿出来指导孩子怎么用。否则，万一不小心让孩子拿到剪刀，不会用就会剪伤自己。

当宝宝从某种危险环境中脱离以后，在以后的教养过程中遇到同样的危险场景，不要吓唬孩子："还记得×××吗？""不准碰！"这样会让孩子变得特别胆小。要正面提示孩子，给孩子正确的信息，让孩子懂得远离危险。

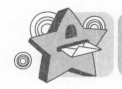

户外活动

近2岁左右，是孩子提高应变能力、开阔眼界、增长知识、即兴发挥、显露创造力和丰富想象力的关键时期。

要使孩子具备应变能力，户外活动是关键，户外是孩子们的天堂。在那里，孩子爱怎么玩就怎么玩。只要孩子不出格，就应当充分给予孩子这种自由。只有这样，孩子才能从玩和游戏中学会依靠自我的生活能力，提高自身的应变能力、丰富想象力和创造力。

孩子需要户外活动，更需要懂得幼儿户外活动价值的父母。因此，作为家长必须了解以下几点：

对学龄前儿童，应当尽可能多地陪同孩子到户外活动。例如，与孩子一起捉迷藏、掷皮球、在河边叠纸船、在沙滩上挖地道等各种各样的活动。

平时应当注意，控制孩子看电视和玩电子游戏的时间，提高户外活动对孩子的吸引力。

不要过多替孩子安排放学后的活动。学龄前幼儿放学后，除了做家庭作业外，应当有由自己支配的时间。做家长的应当给孩子更多的自主权，让孩子学会如何自己安排时间，安排活动，如何独立作出决定，如何按事情的轻重缓急区别处理事情。

建立友好相处的邻里关系，周末或放学后，要让孩子们在一起玩。孩子玩时，家长应当在一旁静静地观察，而不要去指手画脚，因为这是孩子自由发挥创造力的最佳时刻。

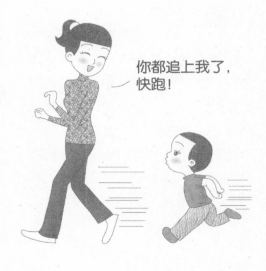

你都追上我了，快跑！

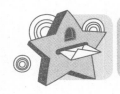

带孩子出游

带上1~2岁的宝宝出游，无疑是一件长知识、增见识、令全家都开心的事。带宝宝出游，适合做的活动有：

散步

如果要带可以自己走路的宝宝去散步，建议最多让宝宝持续走路30分钟，就必须休息，不要走得太久，以免脚部疲倦，发生肌肉疼痛、抽筋等问题。

游泳

想要让宝宝游泳，最好寻找婴幼儿方面的专门教练指导宝宝，不会发生危险。如果带宝宝到游泳池，一定要专注于宝宝身边，因为一转身、一不留神，宝宝就会有紧急的情况；不鼓励家长带年纪太小的宝宝去游泳。

球类

带宝宝到户外玩，应当尽量选择球类运动，这类运动对宝宝的身体发展有帮助。可以带孩子到公园里，练习让宝宝接球或拣球，训练手部运动能力及四肢的平衡能力、肌肉张力。

公园游乐设施

溜滑梯、摇椅、跷跷板、弹簧木马、沙堆，这些在公园里常见的宝宝游乐设施，都很适合小朋友玩，可以训练宝宝的平衡感，有些公园有幼儿游乐区，可以让宝宝试着爬，训练手脚协调及手眼协调能力。

应注意事项

带小朋友去游乐园要先注意场地是否安全、游乐的设施是否符合标准，有多大的场地让宝宝玩乐。孩子溜滑梯时家长最好在旁边看护，不要离开太远，不要让孩子一个人单独玩任何器械。

游乐园里，通常会有很多小朋友一起玩，要注意小朋友太多的时候，容易发生推挤或跌倒的状况，注意宝宝与小朋友的互动，减少跌倒或擦伤等情况的发生。

幼儿游乐园属公共场所，小朋友在一起玩，除了接触传染源之外，飞沫也会传染疾病。因此，最好注意游乐的环境是否通风良好，避免让宝宝把公共的物品放到嘴里，一定要留心孩子手部的清洁，避免感染传染病。

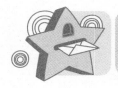

家庭自助体检

在家庭做体格检查，是发现孩子发育有否异常及是否生病等的最佳途径。医院人多病杂，总是去医院，幼儿容易被感染。父母最好能懂得一些相关知识，自己在家为孩子做做体检，以便及时发现异常，有利于孩子的生长发育。

 ## 每月应检查的项目

看牙齿

半岁左右萌出下门牙2颗，8个月左右萌出上门牙2颗。萌出的牙齿颗数应当为月龄—6。超过12个月出牙过晚的孩子应找医生。

称体重

体重是孩子全身所有器官与组织的重量总和，最能反映其体格发育状况。一般规律是：出生时平均3千克，前半年每个月增长0.6千克，后半年每个月增长0.5千克，以后每年增长2千克，具体可用岁数×2+8千克的公式来推算。孩子的体重在此计算值的上下10%之内，均属正常；超过20%为肥胖；低于15%为营养不良。

量身高

婴儿出生时平均身长50厘米，前半年每个月增长2.5厘米，后半年每个月增长1.2厘米，第2年增长10厘米，以后每年增长5厘米。还要关注上半身与下半身的比例是否正常。上下半身的分界点是耻骨联合上缘，出生时上下比多为1.7，5岁时为1.3，10岁时为1。

测头围

头围大小可以反映出孩子脑发育是否优良。测头围的操作方法是：用一根软尺，前面经眉弓，后面经后脑勺，绕头一周。出生时头围一般为34厘米，6个月时为42厘米，1岁时为45厘米，2岁时为47厘米，10岁时为50厘米，过小过大都应去看医生。

量臂围

臂围是指胳膊的粗细。学龄前幼儿的各种活动对其上臂和前臂的肌肉、脂肪等的发育影响较小，胳膊的粗细可以反映出幼儿身体发育的自然趋势，进而判断孩子的营养是否达标。出生后1个月平均10.2～10.5厘米，1岁平均13.5～14.7厘米，2～7岁之间约增加1～2厘米。评估标准为：1～7岁儿童超过13.5厘米为营养良好，保持在12.5～13.5厘米为营养中等，低于12.5厘米则为营养不良。评判为营养不良的孩子应请医生仔细寻找原因，及时调整食谱，补充营养，力争把孩子的臂围提升到正常水平。

其他检查项目

囟门

位于头部接近额头的地方，是额骨与顶骨边缘形成的菱形间隙。出生时约为1.5~2厘米（两对边中点连线）。出生后2~3个月，随着头围增大而有扩大，以后逐渐缩小，常于1~1岁半时闭合。若闭合过迟，可能患有佝偻病、呆小病等，应请医生诊治。

舌系带

指舌头下面的一根筋，与舌头运动有关。如果孩子说话不清晰，很可能是舌系带过短，最好在学习说话之前予以手术，以免影响语言发育。

食欲改变

健康状况正常的孩子能按时饮食，食量正常。食欲过旺或食欲不振都应当引起注意。

睡眠不宁

几个月的婴儿，病前多表现为睡眠不安，烦躁或不时哭闹，哭声尖厉或无力，阵发性哭闹伴有面部痉挛等。另有类似夜惊、但症状更为严重的突然单侧面部及四肢肌肉的抽搐。嗜睡，贪睡过度或睡眠时间过长。

性器官

男孩要检查有无隐睾、鞘膜积液、疝气、尿道畸形等，其睾丸增大不应早于10岁，也不应晚于15岁。女孩子要注意有无疝气、阴唇粘连，乳房发育不应早于8岁不宜迟于13岁。

婴幼儿处在特殊生理阶段，生病时常常症状不明显，不典型，又不会说话，有病不容易被及时发现。婴儿生病后的表现与成人不同，并且病情变化和进展迅速，短期内即可恶化，如果不及时发现，不但耽误诊治时间，也还会因为保健不到位，使得病情发展变重，引起不良后果。所以，应当了解一些基本常识，提高警惕，以便有病及早发现，及早治疗。

一般情况下，婴幼儿疾病初发之时，可从食欲、睡眠、呼吸、情绪和大小便排泄情况来判断异常，及早发现疾病症候。

呼吸异常

健康孩子呼吸平静、均匀而有节律性。若出现呼吸时快、时慢，呼吸深浅不均匀、不规则，应引起注意。

情绪改变

健康的情绪表现为愉快、安静、爱笑、不哭闹、两眼灵活有神等。有病时会一反常态，不仅出现一系列身体不适，孩子的情绪也会改变，烦躁、爱哭闹或反常的乖甚至没精打采都属异常。

体重改变

如果孩子体重增长速度减慢，不增加或反而下降，必定有某些疾病隐患存在，如腹泻、营养不良、发热、贫血等慢性疾病。

大小便异常

小便：少尿、尿频、尿急、尿痛、多尿、尿失禁等。婴儿每日平均尿量为400～500毫升，1～3岁的幼儿每日平均可达500～800毫升。婴儿每日尿少于125毫升，幼儿少于200毫升则称为无尿。

大便：正常婴幼儿每日大便1～4次。不排大便或大便次数增加，且有黏液混杂，或带脓血，或有异常气味，如酸臭伴气泡，是消化不良。特殊恶臭味常见于严重腹泻。果酱便见于肠套叠；脓血便见于菌痢；鲜血便见于肛裂、息肉等。

听力

大约30%的耳聋是在胚胎时期病毒感染所致，及早检查可给予及时治疗，故家长应在日常生活中注意观察孩子的听力情况：

3个月内：对于突然发出的声响刺激，可出现眨眼反射及手足伸屈运动，有的还会哭叫；

3～4个月：对于稍响的声音或妈妈的呼叫声，会用眼睛寻找声源；

7～8个月：对孩子爱听的声音会有喜悦的表情，有的还会发出声音模仿；

9～10个月：能伴随音乐节拍摆动身体，甚至手舞足蹈。若发现异常，要及时看医生，延误不得。

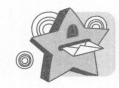

辨识疾病苗头

孩子从小到大，难免会生病，只要平常对孩子细心一点，及早发现、及早治疗疾病，孩子就不会太痛苦，家长也会减少烦恼。

 ## 体重异常

本来胖乎乎的小脸慢慢地消瘦下来，躯体和四肢的皮下脂肪变薄；较长时期内，孩子体重增加不明显或几乎不增加。

 ## 身高异常

较长时期内孩子增高不明显，个头几乎不增长。常见于有明显挑食或偏食的孩子，也与不良生活方式有关，比如经常睡觉很晚。

 ## 面色异常

孩子面色苍白或萎黄，皮肤弹

性差，或有较严重的皮肤损害，例如皮肤粗糙、色素沉着、汗毛脱落、出现皮下出血点、出现"乌青块"。在排除皮肤病等疾病的情况下，出现这些症状可能与某些微量营养素的缺乏有关，或与食物过敏有关。

头发异常

孩子头发稀少无光泽、枯黄易断裂，或出现白发、枕部脱发等，可能与营养不良、某些微量营养素缺乏有关。

视力异常

在昏暗的光线下视物不清，眼睛干燥，经常眨眼，常有眼屎，眼睛易疲劳。与孩子不爱吃蔬菜，尤其不爱吃绿色蔬菜和胡萝卜等有关。

出牙异常

孩子出牙迟，1岁时8个乳牙还没出齐，到了2岁，乳牙还不到20个；有的孩子乳牙掉后新牙迟迟不出；有些孩子囟门闭合迟，走路迟、说话迟。与维生素D、钙或蛋白质缺乏有关。

食欲异常

孩子味觉减退，食欲不振；有的孩子有异食癖，如吃泥土、纸张或墙壁灰等物质。与缺乏微量元素锌等有关，也可能与肠道寄生虫有关。

口腔异常

孩子口腔有异味；经常出现口角炎、唇炎、口腔炎；舌头发胖，有的呈现"地图舌"；消化能力差，出现恶心、呕吐、腹痛症状，有时也会出现腹泻和便秘交替的症状。与缺乏维生素B_2、维生素B_1有关，与经常吃温热性食品或油炸食品有关。

精神异常

表情淡漠、不愿说话、不喜欢活动；或者烦躁不安，或时时哭闹；睡眠时额头多汗，睡眠不实，易醒，经常翻来翻去，时有惊跳或突然啼哭。与营养不良、缺乏维生素或微量元素有关。

血色异常

孩子的嘴唇、眼结膜、口腔黏膜颜色苍白；手指甲血色差，用手轻轻压迫甲盖，放松后甲盖的血色恢复较慢；能诉说头晕，注意力不集中。与缺铁或维生素B族有关。

 ## 异常出血

孩子经常不明原因出血，刷牙时牙龈出血，不小心碰到鼻子或天气干燥时鼻子出血等，与维生素C缺乏有关。

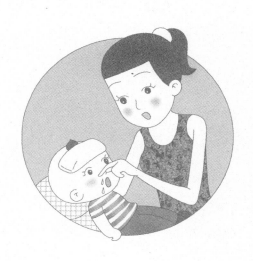

幼儿用药剂型

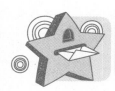

家庭护理幼儿，能让妈妈差不多成了"半个医生"，基于了解一定的用药常识。

给孩子服药不同于成年人，宝宝吞咽能力差，又不懂事，喂药时很难与家人配合，给孩子喂药是躲避不过的大难题。因此，为孩子选药不但要对症，而且要选择合适的剂型。选择合适的剂型，有助完成给孩子喂药这项"艰巨任务"，了解几种适合幼儿服用的药物剂型有用处。

 ## 糖浆剂

糖浆剂中的糖和芳香剂能掩盖一些药物的苦、咸等不适味道，又适宜于区分剂量，一般孩子乐于服用。比如幼儿止咳糖浆、幼儿健胃糖浆、幼儿硫酸亚铁糖浆、幼儿智力糖浆等。要注意糖浆剂打开后不宜久存，以防变质。

干糖浆剂

与糖浆剂相似，是经干燥后的颗粒剂型，味甜、粒小、易溶化，而且方便保管，不易变质。如幼儿驱虫干糖浆、幼儿速效伤风干糖浆等。

果味型咀嚼片剂

这一类片剂中，因为加入了糖和果味香料而香甜可口，便于嚼服，适合于1周岁以上的幼儿服用，如幼儿施尔康、幼儿维生素咀嚼片、脾胃康咀嚼片、板蓝根咀嚼片等。这类药物要注意妥善保管，以免被孩子误当"糖豆"过量食用，引起药物中毒。

冲剂

药物与适宜的辅料制成的干燥、颗粒状制剂。一般不含糖，常加入调味剂，独立包装，便于掌握用药剂量。如蒙脱石（思密达）、板蓝根冲剂、幼儿咳喘灵冲剂、幼儿退热冲剂等。

滴剂

这类药物一般服用量较小，适合周岁左右的婴幼儿，必须严格按说明书遵守用药量，能够混合在食物或饮料中服用，如鱼肝油滴剂等。

口服液

由药物、糖浆或蜂蜜和适量防腐剂配制而成的水溶液，是目前最常用的幼儿制剂之一。特点是分装单位较小，稳定性较好，易于储存和使用。如抗病毒口服液、柴胡口服液、幼儿清热解毒口服液、幼儿感冒口服液等。

 ## 混悬液

　　由不溶性药物加上适当的辅型剂制成的上液、下固制剂。注意使用时一定要摇晃均匀后再倒出来服用，只喝上层的清液体起不到治疗作用。如吗丁啉混悬液、布洛芬混悬液、对乙酰氨基酚混悬液等。

　　药物选好后，还要采取不同的方式减轻孩子服药的畏难情绪，耐心劝导让孩子理解服药与疾病的关系，争取让孩子自己主动服药。对较小或不太懂事的孩子切忌捏鼻子强灌，以免发生意外。

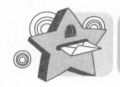 家庭常备药箱

　　家庭常备小药箱，主要以防止意外小事故为主，备一些常用的医疗用品和常见药物，父母了解的医疗知识多少不同，常备药箱的内容也不尽相同。懂得多一些，学过初级护理或医疗卫生常识的，可以备得内容丰富一些，应对的情况和能够处理的能力也就多一些。缺少医疗知识和一般急救处理、外伤处理常识的，常备药箱也就会简单一些。并不一定人人都懂得医疗常识，现代社

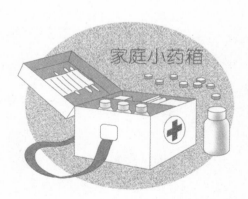

家庭小药箱

会的社区医疗服务较周到和细致，家庭有常备药箱，主要是作一些初级的处理，有备无患。

　　一般说来，家庭药箱可参考准备如下内容：

洗护用品：安全指甲剪，吸鼻器，比较温和的皂液（成年人用的洗手液和消毒液不适合宝宝娇嫩的肌肤），婴儿洗发精，婴儿用滋润乳液，儿童专用防晒霜，儿童专用的防虫剂。

医护用品：婴儿用直肠温度计（有直接数字显示的要比传统的水银温度计方便得多）。不含阿司匹林的儿童用液体镇痛药（如布洛芬），消炎软膏（缓解昆虫叮咬和皮疹），外用乙醇（酒精）（用来清洁温度计、镊子和剪刀），凡士林油或甘油（抹在直肠温度计上，做润滑用），有抗菌作用的药膏（对付擦伤或者摔破的创伤），医用剪刀、镊子（清理伤口中的碎片和脏物），不同尺寸和形状的绷带，薄纱布，纱布垫，医用胶布，杀菌棉花球，棉签，喂药器、小量杯或者量勺，压舌板（检查咽喉肿痛），热水袋和冰袋，小手电筒（检查孩子耳、鼻、喉和眼睛用），急救手册（应付各种突发的危险情况），催吐药（应对中毒的情况，但最好在医生指导下使用），治疗腹泻的药物（应对婴幼儿腹泻，按医嘱准备）。

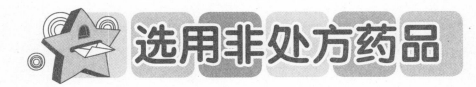

选用非处方药品

为了帮助妈妈做好家庭保健，大病到医院，小病自己看，介绍一些常见病、多发病的自我药疗，最重要的是要学会使用非处方药，又称OTC（Over-The-Counter）药品，可以在家庭日常生活中，没有医生指导的情况下治疗轻微的疾病。

特别要提醒的是，并不是所有症状、所有疾病都可以"自己诊断，自我用药"。同时还要认识到，包括非处方药在内的所有药物，都会具有某些不良反应。判断症状。通过自己获取的信息和拥有的常识，对不适症状进行判断，如鼻塞、咽痛、周身不适、体温高于正常，可能会判断患了"感冒"而选用抗感冒的药物。

正确选用药品。查看所购药品详细使用说明书，也可以在购买时向药剂师询问。

查看药品包装，不要购买"三无"产品，不要购买包装破损或封口已被打开过的药品，更不要购买过期产品。

详细阅读说明书，严格按说明书中标示的剂量使用，切不可超量使用，一定要看说明书中注明的禁忌。如果患有说明书中所列禁忌证，万万不能心存侥幸违禁使用。

还要注意药物说明书中的注意事项，如服药时应禁食的东西、服用时间、服用方法等都要仔细读懂。

注意保管好药品。通常需放置阴凉干燥通风处。需放置低温处的一定要按要求放置。

服药3天后，症状仍不见缓解或减轻，应当及时找医生。

药品不要放在孩子可以拿到的地方。

意外伤害应对

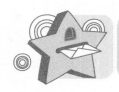

孩子活泼好动、天真烂漫，还不懂得保护自己。因此，在成长过程中经常受到意外伤害的情况总会发生，尤其是1岁到2岁的宝宝，最容易受伤。了解一些外伤处理知识，对于意外伤害就能应对自如。

 ## 眼部外伤

婴幼儿好动，家庭护理中发生眼部外伤的情况屡见不鲜。出现眼睛受伤要判断清楚受伤部位、受损伤程度，区别不同情况对症处理。

 ## 眼睑外伤

仅仅属眼皮受伤，可以按一般

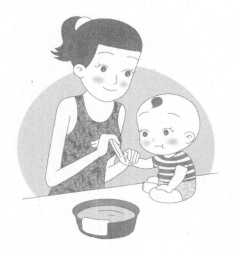

皮肤外伤处理，清洗伤口作消炎处理，不要沾水。眼睛如果受到碰撞或打击，眼皮出现外伤表象，要仔细察看眼眶有无骨折、眼球有无损伤，孩子有无头晕、呕吐、昏迷等。

 ## 结膜异物

屑粒、灰尘、沙粒等异物溅入眼内，孩子自感觉有异物，疼痛、流泪等刺激症状发生，翻转上眼睑可见异物。出现此症千万不可揉眼，以防异物滚动损伤眼球。可以把眼皮身前轻拉，让眼睛泪腺以泪水冲出异物，或用冷开水冲洗出。若无效时，让孩子闭上眼睛，眼珠向下，然后用食盐水冲洗，或用消毒棉签蘸盐水轻轻擦拭出异物，然后滴上抗生素眼药水。如果仍无效，送医院治疗。

 ## 角膜损伤

黑眼球外层是角膜，如果受伤会出现剧痛、畏光、流泪等现象，家庭护理中出现这种情况，不要让孩子用手动眼部，加滴护眼药水，对眼部用干净湿毛巾敷住，立即送往医院。

 ## 眼球撞击

眼球受撞击后可能发生挫伤或震荡伤，造成眼内出血，引起视物模糊、疼痛，甚至失明。发生眼球撞击后，要让孩子躺下，不要受震动，找救护车急送医院抢救。

 ## 锐器伤眼

如被锐器刺入眼内，扎破眼球，一定要在最短时间内送医院，不能冲洗伤口，不能拔出扎进眼睛的异物，也不要把脱出的眼组织推回眼眶内。用干净毛巾压住眼伤，保护不受压迫，急送医院抢救。要注意让病孩仰卧，搬送过程中要平稳防震荡。

 ## 强光灼伤眼睛

无意中被电焊弧光晃眼灼伤，或是被医用紫外线灯晃眼后，都会造成眼睛角膜和结膜上皮组织损伤。而且遇上耀眼的类似强光，婴幼儿往往会出于好奇多看上几眼。这类光线灼伤眼睛后，当时不会有什么感觉，一般在4~8小时后，受伤的角膜和结膜上皮细胞会坏死脱落，并发眼睑红肿，结膜充血水肿，眼部出现强烈的异物感和疼痛、畏光、流泪、难睁眼并视物不清等症状。严重者痛苦难忍，坐卧不安，不能入睡。对症处理使用0.5%的丁卡因（地卡因）眼药水止痛，滴入药水5分钟后，痛感就会消失，一般24小时后，眼组织上皮细胞就能重新修复如初。

摔伤

俗话说，孩子长大摔大，不摔跤的孩子几乎是没有的，幼儿在玩耍时难免摔摔打打。既然摔跤难免，常常会有一些外伤。家庭护理中应掌握一些外伤判断和急救处理知识，孩子跌跤受伤后，先检查孩子的伤处，首先排除骨折症状，确认肯定不是骨折，再进行伤口清理。

骨折

如果孩子跌伤较重，会出现明显骨折征象。表现为剧烈疼痛，患肢运动受限，患区压痛极明显，局部出现肿胀，皮肤变色，在关节脱位和严重骨折时，发生肢体变形。

如果肢体活动不能自如或明显受限，跌伤部位出现明显肿胀、畸形等，应马上去医院。在去医院过程中，应避免挪动骨折部位。如四肢骨折，应找一块木板把骨折两端固定在木板上；如腰部或胸背、肋骨骨折，应找一副担架，担架上放一块木板，或直接用木板把孩子抬到医院，尽快诊治。切忌背着或抱着受伤孩子移动，否则可能会因骨折部位活动错位而损伤神经、血管，加重病情甚至危及生命。

对骨折处出血，送医院前可采用压迫止血或橡皮筋管、橡皮带环扎肢体止血。每隔30分钟左右放松一次，以免影响血液循环导致肢体缺血坏死。

擦伤

孩子擦伤以肘部、手掌及膝关节处为多见，一般表现为出血和皮肤破损。如果擦伤浅，创面比较干净，范围较小，为使创面结痂，只需在伤口周围皮肤涂一些碘酒，再用75%乙醇（酒精）擦拭后用干净消毒纱布包扎一下即可。如果伤口有泥土或污物，则要用生理盐水或冷开水冲洗干净，涂碘酒后再涂上一些抗菌软膏，外敷纱布包扎。若2～3天内局部无红、肿、痛等炎症现象，就会结痂痊愈。如果擦伤面积太大，伤口上沾有无法自行清洗掉的沙粒、脏物，或受伤位置重要如脸部，要及时带孩子去外科做局部清创处理，并注射破伤风针剂。

 扭伤

最容易扭伤的部位是脚踝，孩子学步时、户外活动时，一定要注意保护脚。孩子扭伤后，表现为受损的关节肿胀，活动受到限制，疼痛与触痛会随着患部的活动增强，肌肉会不自主痉挛，几天后伤处还会出现青肿。

孩子刚刚扭伤时，要把扭伤处垫高，避免患处活动。切忌立即揉搓按摩。为减轻肿胀，应在第一时间内，用冷水或冰块冷敷约15分钟。然后，用手帕或绷带扎紧扭伤部位，既保护和固定受伤关节，还可帮助减轻肿胀。也可以就地取材用活血、散淤、消肿的中药外敷包扎。

要注意伤后48小时内，不可对患部做热敷。1～2天后可在患处进行按摩，促使血液循环加速，使肿胀消退。

特别要注意，由于扭伤常常伴有骨折和关节脱位，尤其幼儿容易发生桡骨头半脱位，如果疼痛日渐加重，应去医院就诊。

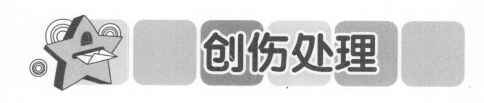

创伤处理

俗话说"磕磕碰碰，摔大长大"，幼儿不懂得自我防护，容易造成各种创伤。家庭育儿中遇上孩子受创伤是最常见的事。

如果孩子受了较浅的擦伤，注意要先把伤口用自来水或温开水反复冲洗净，再涂一点红汞（红药水）即可。然后每天涂2～3次，最好到医院注射一次破伤风抗毒素。

如果受到钝器打击或冲撞，皮肤未破但局部有青紫的包块，皮下发生了小血肿，轻的一般不用处理，但如果在胸、腹、腰、关节或脑部等处受到较重挫伤，则必须立即去医院治疗。

如果孩子被刀、剪、玻璃等锐利器物划破皮肤，可以在伤口上涂一点红汞防止感染。如果手指被切伤，应当把手举高，捏住指根两边，止住出血，在切伤处涂些红汞或在伤口周围皮肤涂上碘酒、乙醇（酒精），用干净的布包扎好。如果手指被切断，应当一面给孩子止血包扎，一面用干净布把断指包起，将孩子一起火速送往医院，大多数可以接上，同时需要医生处理，注射破伤风抗毒素。

头皮破伤不大，轻轻按压破伤处周围的皮肤，就能止血；然后把头发剃去或剪掉，局部涂消毒药水后包扎；破伤如果较大，则必须去医院处理。

刺伤若很浅，可以用酒精消毒过或火烧过的针头把刺物挑掉，涂上碘酒或红汞即可；如果刺得很深，最好暂不要拔出异物，以防发生出血，需要急速送往医院处理。

为预防孩子发生创伤，家庭中锐器如刀、剪、玻璃、斧头等，必须放在幼儿拿不到的地方，平时教育孩子不要玩尖锐的东西，不要用嘴含着筷子、冰棒棍、糖果棒等玩耍和奔跑，以免意外跌倒，发生刺伤。

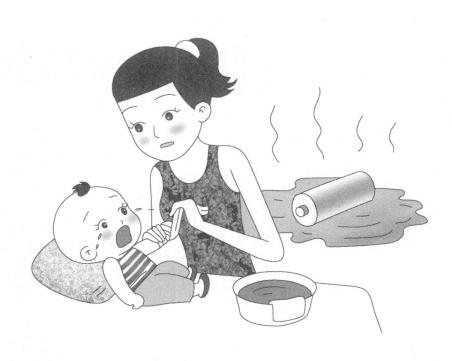

体能与早教

什么是感觉统合

每一个人都通过"感觉系统"、即神经系统来搜集外界信息，而这些信息经过脑部组织整合后，再形成有意义且适当的行为表现出来，这个过程就是"感觉统合"。

人出生后，感觉系统即已发育好，孩子能看见、能听见、能感觉；婴儿时期的孩子，大脑对这些信息的处理能力尚未发展，因此这些感觉对婴儿显得意义不大，必须逐渐依靠孩子亲身经历这些感觉信息，大脑开始组织处理接收的信息，并找出意义所在，才能算是感觉统合的发展过程。

平时要多观察孩子的各种行为，以期早发现、早治疗感觉系统失调行为，可以减轻照顾孩子的负担。

感觉统合失调的行为包括：动作笨拙、不协调，较晚学会走路或常跌倒、绊到自己的脚；不喜欢别人的拥抱或触摸，不喜欢洗头、理发；对刺激过度敏感，如果进入到人多的场所、光线强之处会过度兴奋，在有声音的情况下不能专心。对感觉刺激的敏感度过低，对各种感觉刺激反应慢，甚至不太有感觉，受伤跌倒时也不觉得痛、不会有反应；坐椅子常会跌下来；常把桌上的东西碰落到地上；容易分心，注意力集中时间短暂；做白日梦且无法注意周围事物，但听力正常；上幼儿园后，抄写或做习题时常会遗漏字句；画图、写阿拉伯数字或汉字时，左右、上下颠倒，如53写成35；活动量过多，动个不停；活动过少，动作缓慢；语言发展迟缓或口齿不清；智力正常，但对阅读或数学的学习有困难；做精细动作时协调性不佳；缺乏自信，易遭受挫折，容易发脾气。

假如孩子出现了上列某些症状，则可能是感觉统合有了异常，是神经系统的统合协调能力有问题，应当带孩子到医院接受神经系统评判。

所谓"感觉统合"，即指神经系统把身体的感觉及外界给予的感觉加以整合，使身体做出有效的动作及反应。

例如，孩子做运动接球，要接得好，就必须整合听觉(球来了)、视觉(看着球的轨迹)、本体觉(自己的手脚位置)、触觉(摸到球)、平衡感、协调性等，才能接好球。一旦这些信号的整合有了障碍，就会产生动作协调不良、精细动作差、左右不平衡等。

感觉统合的治疗，要先会评估分析孩子的问题到底在哪里，针对问题设计治疗课程及活动，一般多采取游戏方式进行，以刺激孩子感官的发展，让孩子从这些活动中，学习整合各种刺激信息，使大脑的感觉统合功能逐渐改善，进而改进孩子手眼协调、空间概念、注意力和解决问题的能力。

拥抱、安抚有助感觉统合。有人误以为刚出生的婴儿一哭就抱，易造成孩子黏人、离不开人等坏习惯。从感觉统合的观点来看，孩子哭了父母不理会、不抱，孩子的触觉发展可能会受影响。而成长后对于人与人之间的信赖程度也会大打折扣，从新生儿时开始到整个婴儿期，孩子哭闹时不宜不理会，最好能抱一抱，给予适当的安抚。

婴儿或学步期的幼儿，如果有易受惊吓、肌肉张力太低、不喜欢被拥抱、躁动不安、易怒、动作发展较慢等种种现象，可能是感觉统合功能有障碍的讯息，宜多加留意与关心。

如果发现宝宝可能有感觉统合的问题时，最好带孩子前往医院求诊，通过医生评估，了解是否真是感觉统合问题。有感觉功能障碍的孩子，在接受感觉统合治疗后，绝大多数都能达到一个适当的基点，使孩子能够健康成长。

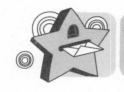

体商概念

智商=IQ，情商=EQ，这些当代比较时尚的词汇，早已被人们所熟悉，但体商=BQ，即个人身体的商数却鲜为人知。大家都知道IQ(智商)能够衡量人的聪明程度，EQ(情商)能衡量人的个性特征，那么，BQ是什么呢？

简单地说，BQ，即身体商数（body quotient）也就是对自己的身体健康状态有多少了解。人们通常用"体商"测量人的体能。传统习惯上，衡量一个人体力是用年龄来衡量的，男性60岁、女性55岁以后，被视为"老龄"，需退出工作岗位进行休息。年龄作为一个人的体力标准具有很大的局限性，随着人们生活水平提高、保健意识的加强，现代社会中70岁的人体力胜过50岁的人并非个别现象。

因此，体商作为年龄老化综合标准的补充有着重要意义，可以作为了解人体体力变化的标准。

体商的测定，不同于一般体质检查，不是对人的形态的测量（身高、体重等），而是需要测量相关项目：力量、速度、耐力、速度耐力、平衡能力、定向能力、柔韧性、协调性、灵活性、适应性，适应性又包含耐受颠簸、高山、时差、水土和睡眠适应能力等。

 ## 关注孩子体商发展

BQ可以在后天发展中受到干预和影响。

除了所熟知的智商、情商，现代越来越多的家庭开始注重从小培养孩子的"体商"，即提高其对体育锻炼的热心程度，以及参与运动的水平。

西方发达国家的人们普遍认为，孩子参与锻炼越早，体商的提高往往也越快；长大后更可能成为体育爱好者，或运动水平较高的"体育能人"。因此，孩子一出

幼儿期（13~24月龄）——语言能力发展的关键时期

生，便开始了"锻炼"。

在春、夏、秋季，出生仅2周的婴儿会被抱到户外，在树荫或柔和的阳光下享受日光或空气浴，每次约15分钟，每日1~2次，随着孩子的成长逐渐增加次数、延长时间，其间妈妈还会轻柔地摇动宝宝的小手、手臂、肩膀和腿。这一类户外活动让孩子有机会接触到大自然，有机会享受到新鲜空气、阳光等自然因素的刺激，从而促进孩子身心的健康发育。

 ## 让孩子做主

西方发达国家的家长，给予孩子自行选择参与哪种游戏或运动项目的权利，不包办、不强迫，尤其不勉强孩子参加家长喜爱或选择的项目。

 ## 鼓励孩子结交运动高手

体育运动，往往是群体活动，因而培养孩子的"合群"性格与培养体商有着有机的联系。因此，父母应当特别鼓励孩子结交更多爱运动、体能好的小伙伴，以便在伙伴的带动下，提高参与锻炼的主动性和积极性。

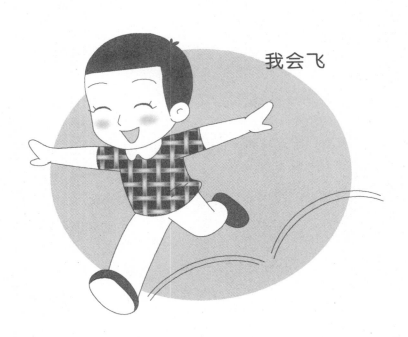

我会飞

聘请体育指导

这种"指导"大多由运动水平较强的大学生担任，他们比一般家长更能发掘孩子的运动天赋，能更有效地提高孩子的运动技能。

 ## 为孩子做好榜样

父母不爱运动的家庭中长大的孩子，也往往会比较"懒"。因此有一句口号：为了孩子能爱好锻炼，您自己也必须爱好锻炼。

 ## 帮孩子克服心理障碍

有一些孩子并非天生不爱运动，只是因为肥胖、手脚笨拙、反应迟钝或身材过于矮小等原因，导致运动中极强烈的自卑心理。对此，父母要及时开导孩子，努力让孩子明白"重在参与"的道理，不必过分看重运动表现或运动成绩。如果有必要，还会聘请心理专家指导。

 ## 鼓励孩子多接触体育信息

家长会要求孩子留意报纸上或电视上的体育新闻，让孩子自编幼儿园的比赛报道，带孩子去赛场看球，或给球星写信等。

 ## 宽容尤为重要

对于那些手脚不太灵活、体能不够充沛、运动水平也很低的孩子，只要能"动起来"便是好样的。

所以，对孩子的每一点进步、每一点成绩，都及时发现和鼓励。要允许孩子经常变换锻炼项目，以增强运动兴趣，不要动不动就批评孩子"缺乏恒心"。应当明白——最重要的是帮助孩子发现锻炼的乐趣，养成爱运动的习惯，因此而受惠终生。

体商素质很重要

从小就开始培养孩子的"合群"性格和较强的体商素质，是非常重要的。按照早教理论，根据年龄特点和生长发育规律，积极引导宝宝主动活动，能够促进孩子的基本动作和身体生理功能协调发展；大肌肉群的发展，让支撑器官得到发展，胸腔、腹腔得到完善。

从这个意义上说，适度的运动能让孩子增强体质、增强抵抗力，尤其是3岁以前宝宝的运动，有完善神经系统发展和健身的双重功效。

古语说，授人以鱼，不如授之以渔。从小培养形成体商意识，就是给孩子提供享用终身的健康财富。

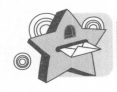 # 动作能力

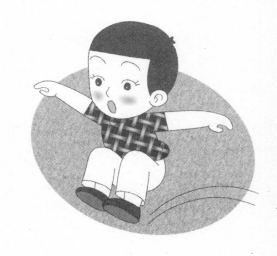

1岁以后幼儿，活动场所主要是地面上，在这个时期，球是幼儿最好的玩具，家人可以与幼儿相互扔球、捡球、接球、滚球、踢球等，还可以让幼儿与小朋友一起玩球，促进幼儿行走、跑、滚动、扔、投掷、弯腰捡拾等基本动作的发展，使幼儿上、下肢肌肉得到锻炼，动作更加灵活协调，培养幼儿的注意力、观察力。

几个孩子一起玩球，可通过游戏的集体活动，建立良好的关系，

培养相互合作的意识。给孩子玩各种套叠玩具、穿绳玩具、积木、积塑等，有助于锻炼幼儿小肌肉动作和手指的灵活性、准确性、培养注意力和观察力，套叠玩具有套塔、套碗、套环等。穿绳玩具包括木珠和塑料珠、塑料管、木线轴和花片等。玩这些玩具时，可先给幼儿做示范，然后让孩子学会自己玩，家长可在旁边作指导。玩的时候可教幼儿学会把铅笔插入笔筒内，开始用大口的笔筒，逐渐教孩子学会插入小口的笔筒，还可以教幼儿把小的物件装入小口径的容器中等。

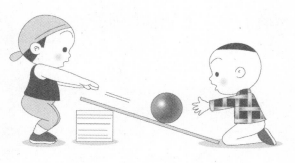

还可以利用走平衡木、滑滑梯来发展孩子的平衡动作，既培养孩子注意力，还能培养勇敢精神。开始走平衡木或滑滑梯时，家人要在旁边扶持和鼓励，逐渐放开手，让孩子自己玩，自制的平衡木可选择宽度约30厘米，长1.5米左右的木块，两头搭在两块大积木上，把大块木板的一头架高，自制成滑梯。

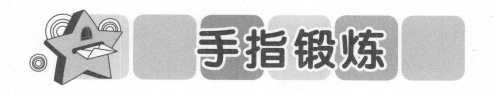

手指锻炼

手的动作，特别是手指的动作，越复杂、越精巧、越娴熟，就越能在大脑皮质建立更多的神经联系，从而使大脑变得更聪明。

训练孩子手的技能，对于开发智力十分重要。对待不同月龄的孩子，可以进行不同的手指游戏训练。

13～15个月的孩子

抓抓手

在给宝宝做抚摸的同时，有意识地帮助孩子伸、屈手指，让孩子"抓一抓手"，当孩子能理解后，会自己伸出手来"抓抓"。这时再说"抓一抓手"，孩子会迫不及待地显示自己的本领。这个动作用来锻炼宝宝手指的柔韧性，同时也调动宝宝动手玩的意识。除进行抚摸之外，还可以经常给予孩子手部皮肤以有力的刺激，比如把手交替伸进温度适宜的冷、热水中。或者让孩子多接触一些不同性质的物品，比如玩沙子、玩石子、玩布偶等。这样，可以锻炼孩子手部神经反射，促进大脑发育。

捏小球

准备一个空碗和一些小玩具，

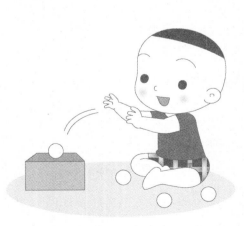

如小圆珠、小方块等，帮助宝宝练习拇指和食指的配合能力。让宝宝把这些小东西一个个拿起来，放到碗里。开始孩子可能只会用整只手去抓，这时可以帮助宝宝用拇指和食指做捏的动作，慢慢地孩子就能自己掌握，手指的动作也会由粗放变得细致，从而锻炼宝宝的拇指和食指之间的精细配合。宝宝在一次成功后，会大大增加使用手指的自信心，为以后更细致的动作做好准备。

家长或许已经习惯于把食物直接送入宝宝的口中，或对孩子自己伸手拿东西吃的行为横加阻止，这些行为恰恰会毁掉孩子锻炼手指的机会。父母应该鼓励孩子并提供充分的准备，找一些孩子最喜欢的手指食物，或一些柔软的硅胶玩具（直径在4厘米左右）等，让宝宝主动去拿。一旦孩子学会控制自己的手指，会不停地炫耀自己，对游戏乐此不疲。

15～18个月

穿成串

准备一根线和一些带孔的玩具，让宝宝把这些玩具一一用线穿起来。这个看起来很简单的游戏，对宝宝来说却是挑战。玩具

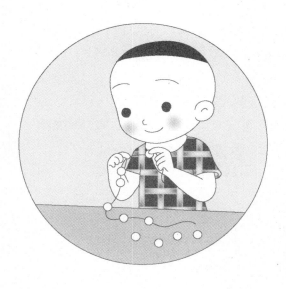

的孔不要太大，如果孩子的小手都能伸过去就不能做。这样做可以训练宝宝用两只手共同完成一项任务，对培养身体协调能力有帮助。给孩子提供的玩具不要太小，时刻注意不要让孩子吞咽了手中的小玩具。做之前，应先做示范，如果孩子做不到可以手把手地教，直到孩子自己能独立完成。一定要注意保护孩子的自信心，让孩子体会到手指精细动作游戏的乐趣。

套杯子

找几只大小各不相同的杯子，依大小次序把杯子套在一起，先让宝宝把小杯子从大杯子中一个个拿出，全部拿出后再把大杯子一个个套在小杯子上，反复几次。宝宝两只小手配合着拿杯子、放杯子，锻炼小手的同时能了解到大与小的区别。杯子最好不要用玻璃的，以免打破划伤宝宝。还可以选择不同颜色的杯子，让宝宝将同样颜色的套在一起，玩起来会更有趣。

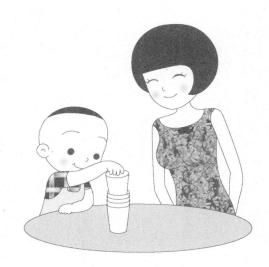

搭积木

把各种各样的积木放在宝宝面前，让宝宝从最基础的两三层搭起，等到孩子学会以后，逐渐增加积木，最后宝宝把自己建造的"摩天大楼"展现出来，从机械动作发展到主动思考、发挥孩子的想象力和创造力。让宝宝学会把大脑的意识体现到手指上，做出自己想要做的事。

要尽可能多地为孩子提供不同形状、不同大小的积木，让孩子更容易建成自己的"大楼"，甚至可以把积木换成纸箱、纸盒等更大的物品，为孩子提供更大创意空间。

为孩子选择玩具时不宜过小，一般玩具的直径应在4厘米左右，防止宝宝误吞咽玩具，家人要时时留意，以免玩游戏时发生危险。

训练要循序渐进。为宝宝选择适合自身年龄的游戏练习，成功时应多鼓励，失败时要多为宝宝创造练习机会，直至成功，不可操之过急。

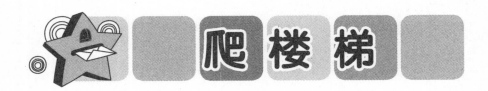

爬楼梯

孩子不能一步一级上下楼梯，一般出自恐惧害怕的心理和平时缺乏锻炼两个因素。因此，首先要消除孩子的心理障碍，让孩子多看成年人是怎样上下楼梯的，然后再循序渐进地给予指导和实践。

先在地面上练习。可以在地面上画一形似楼梯的格子。引导孩子一步一格地走进去。开始可以扶着孩子单手练习走，以后逐渐放手让孩子自己走，还可以在格子的终点放上玩具，让孩子走过去拿到，再走回来，往返练习。

爬滑梯的梯子。滑梯是玩具，孩子们大多都会喜欢玩，滑梯上玩的小朋友多，对孩子也是一种吸引力。滑梯的梯子每一级跨度较小，

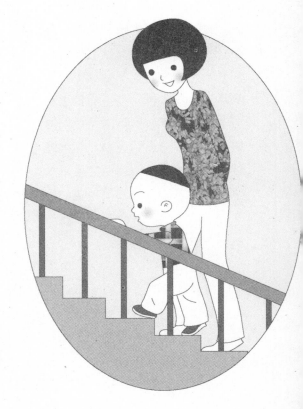

便于孩子练习。孩子上滑梯时，能双手扶着扶手走，紧张心理容易消除，孩子会乐意参加。

选择一段级数较少的楼梯让孩子练习。看一看楼梯有几级，鼓励孩子几步爬到顶。如是六级楼梯，可以6步走完。孩子上楼梯时在旁边数"1—1—2—3—4—5—6"。每数一个数，孩子跨一步，数字数完，孩子跨到顶。完成后可以奖励

一面小旗，然后再拿着旗子，倒数着往下走。"6—5—4—3—2—1"。如果孩子胆怯，可以先扶着小手陪着一起走。等到孩子能稳当地上下后，逐渐放手独行。

在指导孩子上楼梯时，要让孩子把脚抬得高一点，避免摔跤；下楼梯时，身体不要前倾，脚要踏牢后，再迈下第二步。

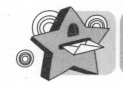

自理能力

1~2岁的孩子，已经具备独立个体的种种特征，日常生活中，有很多事情已经具备自理能力。进一步培养孩子的自理能力，是体力、智力综合能力的表现。

 ### 走得好

走，是大脑控制下的全身运动，走路能扩大孩子的活动范围，看到的东西和接受的刺激也就随之增多，同时也解放了双手。这样，双手可以参与各种活动，能刺激大

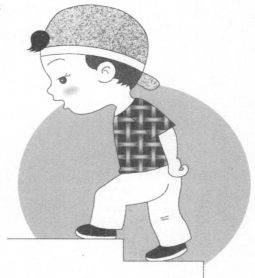

脑发育。行走时，要求孩子用足跟着地走，如果发现孩子是用脚尖走或走不稳，或抬高腿走，或1岁半还不会走，就要找医生诊治。

 ## 手和指尖的灵巧活动

练习拇指和食指的对捏动作，对孩子以后的生活、劳动、学习和使用工具都很重要。因此，要从幼儿1岁起，练习握笔、画画、捡豆豆、插棍子、搭积木等手指的精细动作能力。

 ## 训练与人交往的能力

1岁多孩子会走了，又处在模仿能力形成期。这时孩子可以跟在妈妈后边，一边模仿，一边活动，多做一做模仿动作，多练习说话。要注意多与小朋友交往，这样可以形成亲密的人际关系，也能促使语言交往能力发展得更好。

 ## 吃、睡、便规律化

具有这几方面的自理能力和生活规律化，是中枢神经系统发育成熟的表现，能促使幼儿体格发育健壮和大脑正常发育。要在这个时期，训练孩子学会用语言表达吃、睡、便的要求，学会用杯子喝水，会用勺子，会自己用手拿东西吃，会自己去小便，并能控制大便。

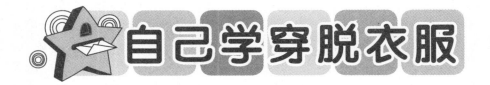

自己学穿脱衣服

孩子一般都会对脱鞋袜最感兴趣，在睡觉前，可以把做这件事当做游戏来教孩子。开始时，先帮助孩子解开鞋带，把鞋子脱出后跟，让孩子自己动

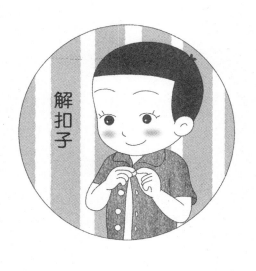

解扣子

手把鞋子从脚上拉下来，这样容易取得成功，会让孩子很高兴，产生信心，就会很愉快地配合做这件事。

脱袜子时，也要先帮助孩子脱过脚跟。

穿脱衣服，先从单衣开始学，先帮助孩子解开纽扣，再让孩子把手臂向后伸直，教给孩子怎么样拉袖子，脱出手臂，然后可以教孩子自己试着脱。脱裤子比较难，可以把裤子拉过臀部，褪到小腿处，再坐下来把裤腿从脚上拉下来。

每次做的时候，都要在旁边协助孩子，轻声地指导，一边脱一边告诉孩子这些衣物的名字：鞋子、袜子、衬衫、短裤、背心、毛衣等。

孩子脱衣服做不成功时，不要急躁，更不要对孩子说类似"你怎么这么笨"的话。因为学习穿脱衣服，目的是要教会孩子学习克服困难，培养孩子独立性格，而并不是简单地学做脱衣服这件具体的事。

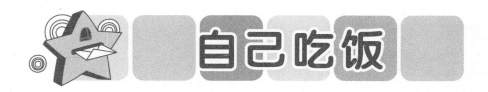

自己吃饭

到1岁左右，孩子会用手中的勺子来舀碗里的食物，还会模仿成年人把勺子里的食物送到自己嘴里，想"自己吃"，到了训练自己吃饭的最佳时机。不会自己吃饭的孩子，一般都伴有挑食、偏食、吃饭慢等一系列饮食习惯方面的问题，应当尽早养成宝宝自己吃饭的习惯。

吃饭，不仅能为孩子提供生长发育所必需的各种营养物质，孩子的饮食行为发展是否正常，还关系到孩子的精神和社会心理的发育发展。为孩子选择哪些食物、进食量、喂哺方式、时间、间隔、餐次等因素，与父母的素质、家庭养育传统及社会时代文化都有密切关系，这些因素可能对孩子生长发育产生积极影响，也可能会造成孩子喂养困难，损害孩子的身心健康，甚至引起将来在情感、心理、社会交往和体质发育等方面的不少问题。

正确的做法，是给孩子戴上一个围嘴，尽量防止弄脏衣服。孩子自己动手吃饭期间，完全避免弄脏衣服或抛洒状况，是不可能的，对此不要太在意。

在每一次喂孩子的同时，把饭菜也拨一点到孩子的小碗里，比如几粒米饭、一片菜叶，让孩子试着自己舀起来、送进嘴里，开始做不成功没关系，要允许孩子多次尝试，即使饭菜洒到地上，也不要过分批评宝宝，更不能因此而制止宝宝的尝试动作。只要有耐性让孩子试着做，就会惊喜地发现，孩子能够比较自如地完成这个动作，然后及时鼓励宝宝，夸奖孩子说："宝宝真能干，自己会吃饭了。"孩子听了会很开心，自己动手的积极性会更高。

随着孩子动手能力的逐渐增强，可以试着让宝宝独立吃一些食物。比如，小碗里饭菜所剩不多时，让孩子自己吃掉剩余的，如果孩子能够独立完成，要予以积极鼓励，让宝宝产生成就感，有助于自信心的培养。

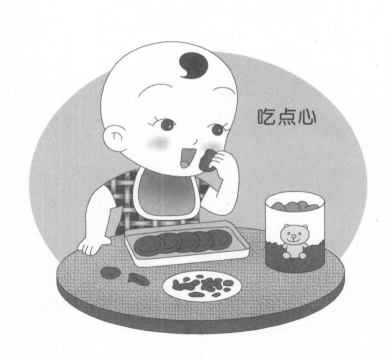

吃点心

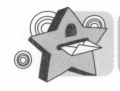

心理卫生

随着孩子的知识增长，孩子的脾气也在增大，遇到不称心的事时，会乱扔东西、发脾气，表示不服从和不高兴。当孩子发脾气时，不要呵斥孩子，这时孩子的注意力容易分散，用别的事情吸引一下，孩子会很快忘掉不愉快的事情。

对待这个阶段的孩子，家庭心理卫生教育十分重要，要注意做到：

 ## 锻炼培养独立生活能力

为幼儿提供独立行为锻炼的机会，大胆让孩子实践，父母可给予帮助、鼓励，但切不可包办代替。

 ## 为言语交际创造机会，促进思维活动发展

多与孩子交谈、聊天，尽管犹如自言自语，但对启发幼儿积极主动言语有很大帮助。可以在稍大一些时讲故事，提出问题。对宝宝的问题要做到有问必答，使孩子从家人回答的问题中获得言语技巧。这样做，宝宝言语活动的发展，必然会促进思维活动的发展。

 ## 情绪与情感发展

1周岁后，随着言语的发展和人际交往的需要，孩子渐渐产生了意志活动，如能有意地进行所愿意的游戏、跑跳等各种活动，能够主观控制住自己

的"淘气"行为等，这些都是意志活动的最初表现。有的2～3岁幼儿为了达到去动物园看猴子的目的，可步行1000~1500米路而不让抱着，这种情况下，应对宝宝所表现出的意志活动加以鼓励，并提供更多的机会和可能的条件。

 ## 注意力和记忆力的培养和锻炼

孩子的注意力、记忆力等心理活动开始形成。可以有意识地锻炼孩子的记忆能力。如使用宝宝喜欢的玩具、游戏有意识地吸引孩子的注意力，使宝宝在短时间内达到注意力集中；利用生动活泼的图书、画面给孩子讲故事，要求宝宝记住故事内容；经常反复地重复，锻炼孩子的记忆力。

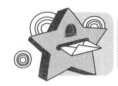 # 模仿是能力

模仿，是在1岁左右这个重要阶段，孩子从语言到社会能力等各方面技能发展的重要条件。

当然，不是所有的孩子都会积极热情地去模仿父母的每一个动作和身边的新奇事物。有的孩子在亲身尝试之前，会花较多时间去观察、去吸收和理解得到的信息，在确认自己可以做到的时候才开始尝试。

孩子的模仿能力从一出生就具有，但有目的性的模仿从1岁开始。新生儿会反射模仿成年人面部的动作，如吐舌头。而1岁时候的模仿，则标志着真正的模仿行为开始，是具有自我意识和目的的模仿。因为1岁的孩子已经懂得，模仿是一件有意义的事。

通常，男孩比较爱模仿父亲的言行，女孩更倾向于复制妈妈的一切。但也常会看到男孩喜欢玩妈妈的口红，女孩则拿着爸爸的电动剃须刀假装刮胡子的情况。当然，孩子的这一类模仿仅仅是出于好奇。在1岁这个年龄，孩

子就是学着做自己看见的行为，因为性别而形成的模仿差别，要到3岁时才会在孩子身上体现出来。

到15个月左右，大多数孩子已经具有足够的能动性和认知力，需要发掘一些可以模仿的东西。此时的孩子好动活泼，具有一定的手眼协调能力，只要被孩子发现、捕捉到的东西，就会产生兴趣去模仿。

1岁的孩子的模仿行为，一般有4个步骤：先是看和听，然后消化吸收信息，再尝试模仿，最后再做练习。以语言的学习为例，当孩子能说出"爸爸""妈妈"时，只是单纯地模仿听到的音节。时间久了，在无数次的反复"练习"中，逐渐明白了这个词的意义，并且应用在对话中，于是，模仿就获得了成功。

模仿能力，是孩子认知和发展独立性的基础。孩子在模仿父母或者成年人的动作、语言时意识到："我也能这样做！再试一试！"孩子发觉自己可以开始控制一些事情，通过模仿的行为、模仿的意识，学到的不仅仅是被模仿的事物，还有行为的自觉意识。

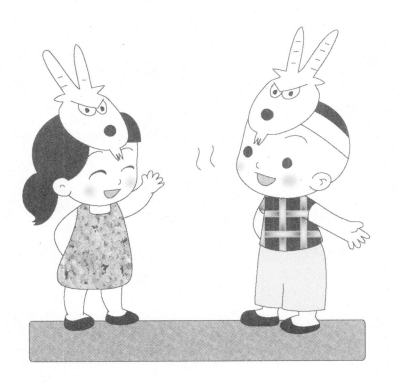

能吸引孩子模仿的东西，大多数跟父母有关。这个年龄的孩子，还很依赖父母，绝大多数时间和父母在一起。即使有户外和小朋友的活动，孩子对小朋友的兴趣总不如对父母的大。所以，与父母有关的东西会更多吸引孩子模仿。哪些事情引起父母的关注，也会激发孩子模仿。如果爸爸喊叫一声，把妈妈吓了一跳，孩子就可能故意模仿喊叫，欣赏妈妈的反应。

受到父母的鼓励，会增加孩子模仿的积极性。如果孩子戴了妈妈的帽子，全家人看见都鼓掌，夸孩子漂亮和聪明，于是孩子又会找出妈妈的头巾盖在头上。实际上，孩子最喜欢父母的笑容和赞扬，来自父母的肯定能给孩子很大的动力。

孩子还没有危险意识和判断危险的能力，做模仿有时会做过头，引发危险，如抽烟。

有一个爱模仿的小家伙，有时候也挺烦人。比如孩子把钱包从衣服口袋里拿出来，学着父母的样子玩那些信用卡和钱币。这样做不仅不卫生，还有误吞硬币的危险。这时最好用别的东西转移孩子的注意，暂时不再模仿。

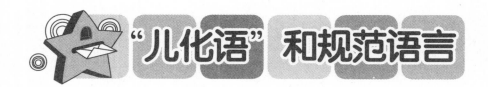

"儿化语"和规范语言

孩子在1~2岁时，通常喜欢用单词或简单句子表达自己的想法，如"糖糖"、"蛋蛋……要"。

细心的父母会发现，宝宝在这一段时期所用的语言，一般只有名词和动词。有时候一个词可以表示多种意思，名词也会作为动词来用。这种现象只会在宝宝1~2岁时出现，所以又称为"儿化语言"。

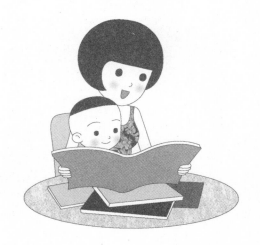

千百年来，几乎所有的母亲们都自觉地用"儿化语言"与婴儿交流，逐渐教给孩子掌握母语，用这种方法相当有效。其实，当父母与孩子以"儿化语言"交流时，会有意放慢说话的速度，复杂的长句也会被拆分成简单的短句和单词，同时还使出夸张的肢体语言。这样，孩子更容易理解词句的意义，从而使学习语言的速度明显加快。

事实证明，孩子更喜欢这样的说话方式，它有助于打破母子间的语言隔阂。不过，这并不表示孩子不能从规范化语言中学习，只是用"儿化语言"可以使孩子学得更快一点。父母在使用"儿化语言"时，应当尽量避免过多地模仿婴儿无意识的发音或一味地简单重复，减弱家长在语言学习中的引导作用。

什么时候开始对孩子使用规范语言，则要了解宝宝的语言发展过程。

 ## 儿化语言期

1～1.5岁，宝宝多使用单词句，且多为名词，如"饼饼"、"凳凳"等。

1.5～2岁，宝宝多使用简单句，表现为"名词＋动词"的形式，如"狗狗跑"、"妈妈抱"等。这一段时间，正是幼儿语言发展最迅速的时期。正因为儿化语言的简单，不必考虑复杂的语法结构，这个时期的宝宝，学习的词汇量会猛增。因此，2岁的幼儿期被称为"口语爆炸期"，有人做过统计，这一时期，宝宝每90分钟就能学会一个新词。

 ## 规范语言萌芽期

孩子一般从2岁开始，学习语法结构、了解用词组织成句子的规律。

从这个意义上来说，宝宝是在2岁以后，才开始学习并掌握最基本的语言应用。这段时间，宝宝的进步显而易见：使用的句子结构从简单到复杂；句子结构从不完整到完整；句子长度从短到长。

从宝宝的语言发展过程来看，在1～2岁的时期里，和宝宝的语言发展相呼应，父母也尽可以使用"儿化语言"，不必着急使用规范语言。

但是，由于宝宝从2岁开始学习用比较复杂的句子表达想法，与此相对应，父母最好使用比较规范的语言，给予宝宝更好的语言学习环

幼儿期（13～24月龄）——语言能力发展的关键时期

境。

在宝宝1～2岁期间，父母使用"儿化语言"，可以和宝宝处在平等的基础上，给宝宝一种受尊重的感觉，有利于培养宝宝的自信；更容易和宝宝交流；重点突出名词和动词，有利宝宝把物体或动作和词汇联系起来，对周围环境进行分化；有利于增加宝宝的词汇量。

在宝宝长到2岁以后，就应当逐渐使用规范语言和孩子说话，这样做才有利于宝宝语言能力的发展。使用规范语言的环境，更容易帮助宝宝完成语法结构的学习；有利于宝宝的认知发展，"因为……所以……""虽然……但是……"这样的句子中含有一定的逻辑意义；规范的语言环境，对宝宝的认知水平有潜移默化的影响；有利于宝宝人际交往能力的发展。

语言是一种沟通工具，口齿清晰、表达清楚的宝宝，才能很好地与人进行交往。成年人的日常会话，常常是宝宝的模仿对象，只有自然的、规范的对话才能给宝宝良好的示范。

综上所述，既然儿化语言和规范语言各有各的用处，父母就不用急于使用规范语言，只需让宝宝顺其自然地发展。

要注意的是，2岁前后宝宝的语言，一定要分别对待。

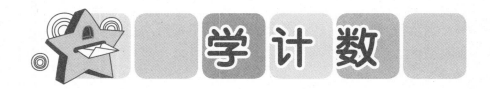

学 计 数

数字，是很抽象的，教孩子计算时，得事先准备一些教具。比如实物、图片、瓶子盖、小盒子、数码筹码、扣子等。玩的时候，动手数一数，摆一摆。在学习"多、少、一样多"的概念时，可以摆一摆看，妈妈摆出3个瓶子盖，让孩

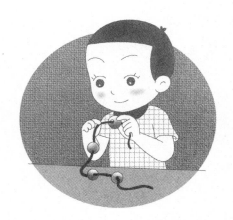

子摆扣子。先把扣子摆在瓶子盖里面，数上一数，看一看是不是一样多。再要求孩子把扣子摆在瓶子盖下面，一个对一个的摆齐，反复练习，让孩子知道，3个瓶子盖和3个扣子一样多。

还可以为孩子专门制作一些教具，可以在卡片的一面写上数字，背面涂上相对应的圆点，让孩子从少到多，逐步形成数字的概念，用以引导孩子对数的认识由感性到理性，由具体到抽象，反复练习一段时间后，使孩子懂得数字的意思。通过实物反复练习，使孩子逐渐摆脱实物的支持，只需要在语言的引导下，就能运用头脑中已经形成的数的概念进行判断。

开始时，孩子的思维活动不能脱离具体的物体和自己的动作，脱离了实物和动作，就不会想，不会记忆。因此，一定要广泛地采用教具来教给孩子数的概念。在教孩子计算的过程中，一定要把动作和语言讲解结合起来，一边摆放实物，一边说着、数着。做完示范后，让孩子摆，摆放实物时，也要求孩子边摆边说，把动作和结果都说出来。

教会孩子不管做什么，都应当让孩子把动手做和口说、眼看、耳听等多种感官活动联系起来，只有让孩子既动手又动脑，才能提高学习效果。

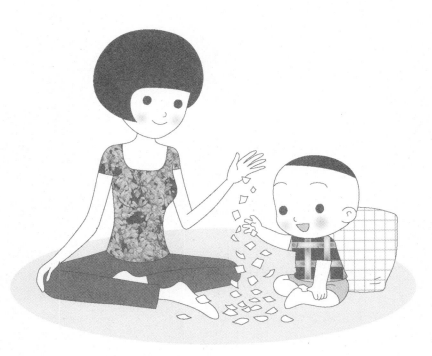

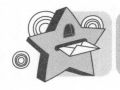

婴儿听到各种类似语言中的元音、辅音的声音，并会试着模仿。如果父母与孩子交谈，就能扩充这些早期发音的数量和范围。婴儿有时候还会发出一些社交性的声音，如果父母用微笑、话语和点头回答孩子，这种交流就能不断地得到发展。倘若父母毫无反应，孩子会显出失望神态。

在1～2岁时，有两种类型的语言得到发展。一种是接受性语言，或称理解语言；另一种是产生性语言或称讲话。首先发展的是接受性语言，满周岁的孩子对父母的某些语言能做出反应。比如，能听懂"吃自己的饼干"、"递给我"、"放下"等。

18～20个月的孩子开始自造语言，自己构成一套用以反应的词和一套用以表达的词。满20个月时，平均能使用50个词和10个短语。

产生性语言，能增加孩子与家人之间的交流，使孩子更有能力去控制周围环境。模仿家庭成员的词语，是语言发展的一种方式。不过，孩子的语法形式往往是自创的。比如，孩子的父母不会说"我下去"，孩子从自己的词汇中挑选一些词，把它们排在一起。说"我下去"时，意味着已吃完饭了，要下椅子。这说明语言发展不完全是模仿的，它取决于孩子的创造性和交谈动机。父母、兄弟姐妹的兴趣和热情，是学习语言的积极反馈，能鼓励孩子继续交谈。

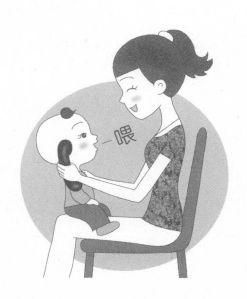

语言发展的个体差异很大，某些孩子可能已在用一个单词来指称许多客体；而另一个同龄孩子却还在咿呀学语，发出一些类似句子，但又听不懂声音，或许尚未经历讲单词的阶段，就突然说出清晰的句子来。

不同的孩子使用语言的能力也各不相同。可能，一个2岁孩子会不停地说："宝宝要甜饼，宝宝有球"，而另一个则会更早使用"我"这个概念。

耐心教孩子掌握新词语，每一次教3~5个新词，不怕重复，反复训练，在生活场景中，教给孩子理解新词语的意义，训练举一反三的能力。

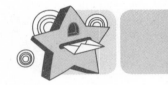

自我意识

自我意识是人类特有的意识，是人对自身的认识，和自己与周围事物的关系的认识，它的发生和发展是一个复杂的过程。自我意识不是天生具备，而是在后天学习和生活实践中逐步形成的。

婴儿早期还没有这种意识，不认识自己身体的存在，所以会吃手，抱着脚啃，把自己的脚当玩具玩。以后随着认识能力的发展，孩子逐渐知道手和脚是自己身体的一部分。

1岁以后孩子开始有自我意识，知道自己的名字，能用自己的名字来称呼自己，表明孩子开始能把自己作为一个整体与别人区别开来。开始认识自己的身体和身体的有关部位，如"宝宝的脚"，"宝宝的耳朵"等，还能意识到自己身体的感觉如"宝宝痛"，"宝宝饿"等。

1岁左右的孩子学会走路以后，能逐渐认识到自己能发生的动作，感受到自己的力量，如用手能把玩具捏响，用自己的脚能把球踢走，这些都是幼儿最初级的自我意识表现。

大约到了2岁，幼儿学会说出代

词"我"，"你"以后，自我意识的发展会出现一个新的高度。这时候，孩子不再把自己当做一个客体来认识，而真正把自己当做一个主体。到3岁以后，孩子开始出现自我评价的能力，能对自己的行为评价说好与坏。

自我意识，是人类个性的一个组成部分，它的发展有着许多社会因素的作用，在孩子自我意识的形成和发展中，要教会孩子自己教育自己，完善自己的个性。

孩子渐渐地长大了，开始意识到自己是一个独立的个体，有了自己的独立意识，想要尝试自己去做事，想要学会自立。帮助宝宝的自立希望变成现实，也是能力培养的过程。

真正培养孩子的独立性，鼓励宝宝照顾自己，就要允许孩子不断地去探索周围的世界，挑战不同氛围的极限。所以，家庭环境的安全性对于宝宝的自立尝试非常关键。

能走路好动的孩子，总是爱"惹祸"，但是，与其看到孩子去摸危险的物品，大呼小叫地急忙制止，不如把家庭中所有能带来危险的物品都收敛起来，给孩子提供安全有趣的玩具，既能给孩子更大的自主权，父母会更加安心省事。

 ## 由宝宝做主

有时候给孩子设置一些限制很必要，但有时候让孩子成为家庭事务的决策者，则不失为一种新鲜的尝试——即使孩子的决定听起来很幼稚、很可笑。如果在大热天，孩子却决定穿滑雪服，尽管随孩子去做吧，穿上以后知道热，自己就会脱下来。然而，在给自主权，让孩子做决定的过程中，宝宝却会有学习和认知的机会。

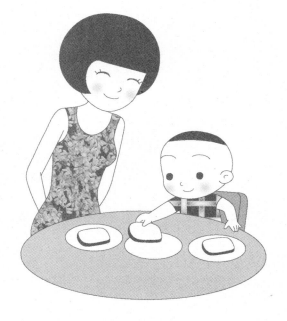

及时引导有助自立。成功地做好一件事情，会让孩子很有成就感。在这一过程中，需要细心仔细地引导孩子：把一件事情分成几个层次，协助孩子先做什么，再做什么，逐一完成。

例如，引导孩子帮助妈妈清理餐桌，先给孩子讲明白要领：首先要把盘子拿到水池里，然后再拿杯子，最后再把筷子拿过去。说完以后在一旁观察，看孩子自己做完整件事，不要忘记好好地夸奖孩子，成功的喜悦会让孩子下一次再做的时候，兴趣盎然。

 ## 邀请参与家务

有时候，孩子会对一些家务事非常感兴趣，如做饭、打扫、洗衣服等，孩子很想参与和帮忙，这时候可不要拒绝，可以邀请孩子一起来做。要想好让孩子做一些什么，既不要帮倒忙，同时又满足孩子的好奇心，比如在厨房里帮助搅散鸡蛋、帮妈妈拿一件器具、帮着把餐垫放在桌子上。

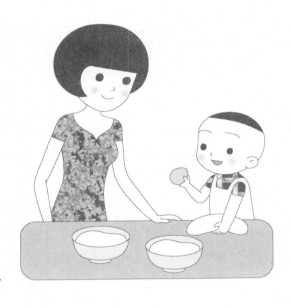

 ## 给予自由，不插手

如果安排了一件事给孩子，就放手让宝宝自己做，即使花费相当长的时间，却不要失去耐心、急于插手代劳。

早上要上班，时间很急很紧张，而孩子却没有时间概念，不妨给宝宝一个时间限制：5分钟把睡衣叠好。这样做会比总是妈妈代劳要好，能让宝宝更有成就感。

表达爱意

不断地让孩子感觉到父母浓浓的爱，宝宝会在爸爸妈妈的鼓励中，逐渐树立起自信心。要不断鼓励孩子独自尝试新鲜事物，不过如果孩子寻求帮助的时候，千万不要推辞，因为父母永远是孩子最坚定可靠的后盾。

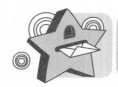 # 动手益智

随着活动范围增大，可以给孩子选择一些小铲、小桶、小圈环等玩具，从而增加孩子玩的内容，开发孩子的智力。

为了锻炼孩子手脑协调能力，在家长的监护下，可以用小瓶装上五颜六色的扣子，让孩子把扣子倒出来，再装进去。还可以给孩子准备两只方盒，里面放一些小木棍和小玩具，把球投进一个较大的箱子内，看谁投进去得多。这样，通过弯腰、蹲下、站起来、举手、投掷等动作的训练，可以达到促进大脑和体能的锻炼。

能让孩子百玩不厌的玩具，是能够充分发挥孩子创造力和想象力的玩具，应当是"材料"性质的玩具。可

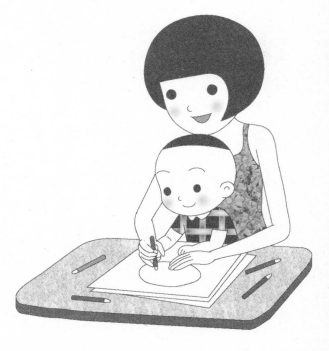

以让孩子使用这些材料类自由地做成任何东西。最好用沙子、黏土、水、木板、手工纸、绘画颜料、积木、纸板等。多给孩子提供这样的材料类玩具，孩子会自由地埋头于创造活动中，不会产生厌倦感。

孩子在这个时期的活动以兴趣为转移，持续时间短，只要是孩子感兴趣的，就会主动、有积极性,情绪也会保持在最佳状态，也能克服困难。而只要是孩子不感兴趣的事，就是能做好，也不愿意做。

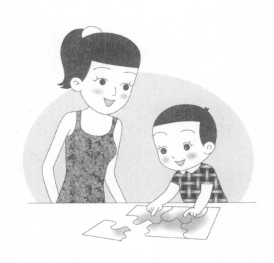

要把"教育"、"学习"这一类枯燥乏味的活动，转化为孩子感兴趣的活动，变被动为主动，由孩子自己以浓厚兴趣来调动积极性。

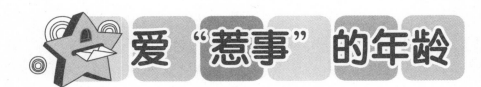

爱"惹事"的年龄

爱"惹事"、频繁地"闯祸"，是1岁以上孩子的共同特征。育儿专家普遍认为，孩子还是淘一点好！

孩子1岁半前后，独自行走和听说能力不断提高的时候，周围环境中的一切事物，凡是能接触到的一切东西，都会吸引着孩子去看一看、摸一摸、翻一翻、听一听、尝一尝……探索一下，研究一下。

走来走去，东摸西撞，对孩子的动作、认知能力以及智力的提高都有益。孩子的手、脚、眼睛和全身的协调能力，是在这样的东摸一摸、西撞一撞之中得到锻炼和增强。因此，应当热情地、耐心地满足宝宝的好奇心和大胆对事物的探索行为，使孩子从观感上的好奇过渡到理智的兴趣。这种好奇和兴趣，有助于孩子注意力的集中和成长、观察能力的提高，能够进一步引发孩子的求知欲，是推动孩子主动学习，探求知识和了解世界的内在驱动力。

如果对孩子的好奇心表示冷淡、厌烦，甚至动辄就因为孩子好动、"惹事儿"、"闯祸"而高声斥责既无知又无畏的宝宝，无异扼杀了孩子智慧火花的萌发。如果这个阶段的孩子缺乏好奇心，会影响到成长后的注意力集中、观察能力提高、思维活跃、想象力丰富等素质的提升，对成年以后的智力发展和学习都有很大障碍。

惹事、闯祸频繁阶段，是孩子成长过程中的必由之路，不要怕孩子在家庭中惹事，只要保证宝宝的安全，放手让孩子在家庭中惹一点事、闯一些祸——那点损失，与孩子成长和智力、体能发展相比，太微不足道了。

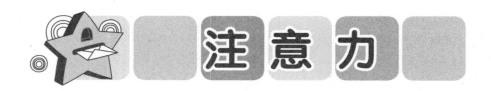

注意力

活泼好动，一刻也静不下来，注意力不集中，是幼儿的天性。渐渐地，孩子能够静下来，全神贯注地关心某一件事、做某项活动了，旺盛的精力能够集中到某一点上了，证明孩子的智能发展又上升了一步，注意力开始形成了。

幼儿注意的能力是随着年龄的增长而不断增强的。1岁半～2岁年龄的孩子，已经开始能集中注意力看图片、看电影、看电视、玩玩具、念儿歌、听故事等。但集中注意力的时间较短，一般只在15分钟左右，而且以无意识注意力为主。

幼儿记忆能力也是随着年龄的增长而增强。这个阶段的孩子，记忆的内容仍然比较简单，只能记忆一些零散片断，记忆面也较狭窄，一般都是孩子自己熟悉的生活内容，如做游戏、分吃东西、玩玩具、看动画片等，当看到熟悉的小鸭子、小白兔、苹果、橘子等图片时，能够记住并能叫得出名称，但记忆的时间较短，很容易忘记。

这个阶段幼儿注意和记忆的特点是形象化，色彩鲜艳、新奇、强烈的刺激，容易引起孩子们的注意和记忆。如到公园看动物时，孩子会对各种动物都很感兴趣，所以注意力非常集中，回来以后，在较长的时间内还是会谈论自己看到的动物。

玩玩具和做游戏，也是孩子最感兴趣的事，也能引起孩子们的注意。有不少种类的游戏，只要玩过几次，孩子就能记住玩法。另外，对孩子本身有关的事物也容易引起注意与记忆，如刚刚入托儿所的孩子能在10天内记住自己的座位、床位、活动室、厕所等地方，并能记住某某老师和小朋友的名字。

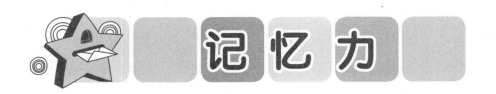

记忆力

成年人有成年人的记忆方法，孩子也有孩子的办法。别看幼儿虽然小，记忆能力却很高超，成年人记不住的东西，孩子能毫不费力地记进大脑，储存起来。

幼儿的无意记忆占优势，孩子利用这种方法，获得大量的识记材料。在看电视、听收音机的同时，就能把其中的音乐旋律储存进大脑里。

无论在家里，还是在幼儿园，孩子都会自然而然地记录成年人的语言、故事、儿歌、歌曲，在与成年人交往的过程中，记忆大量的词汇。孩子往往会令家长吃惊：小家伙还不到3岁，怎么净说一些大人的话？孩子们把画册上、影片中、美术展览、生活用品中的图形能够反映到自己的个体意愿画中来，创作出生机勃勃的儿童作品。聪明能干的小家伙，不会写字，也不识字，却能到广播电台熟练而生动地讲故事、唱歌、表演……而且往往是一次成功。

孩子这种高超的记忆，功劳在于家长和幼儿教师的培养。

在家里，根据孩子无意记忆的特点，父母可以使用大量直观而形象的教具，吸引孩子的注意，加强孩子的记忆。在讲故事前，制作一些相应的图片，生动活泼地讲述能使孩子入迷地听，讲不到3遍，孩子就能记住。还可以教给孩子做各种科学小实验，让孩子在亲自动手的实验活动过程中，观察千变万化的现象，在富于趣味性的学习中，把各种自然现象记进脑海里。每学一首儿歌，不光教孩子唱，也教孩子学跳，在舞蹈动作的配合下，在活动中记忆歌词。学习计算时，要准备各种绒布图片、实物，教会孩子运用实物运算，然后，给孩子一只计算袋子，让孩子伸手摸一摸，里面装着孩子平时喜欢玩的小石头、小瓶盖、计算筹码，让孩子动手摆弄摆弄，3个加上2个，应当是几个？孩子很快就能记住10以内的加减法运算。

在有计划的教育下，孩子的有意记忆不断得到发展，使记忆和智力发生初步的质变。有意记忆的发展，也标志着言语系统的调节功能出现新的水平，内抑制得到新的发展。

根据孩子的情况，家长可以不断地向孩子提出新的识记任务。讲完故事以后，反问孩子：故事里面都有些谁？他们都说了些什么？做完实验后，可以问：水变成了什么？知道它是怎么变的吗？在不断提问的启发下，使孩子的记忆更有目的性。

从记忆中的方法来看，幼儿的意义识记好于机械识记，那种认为孩子死记硬背能力强、只是靠机械记忆的看法是不准确的。

在理解的过程中，有很多实际经验参与，使各种神经联系之间形成连锁反应，并且经过大脑活动进行了概括性处理。这样的记忆，要比孤立的记忆联系更加巩固。因此，教会幼儿理解，然后再教孩子记住，会记得牢固。教孩子唱一首儿歌时，可以先联系孩子自身理解和经历、认识，给孩子先讲明白内容，再教孩子朗诵就会事半功倍。再如，教孩子学数字，可以利用形象记忆的方法：1像小棍子，2字像小鸭，3字像耳朵，4字像小旗，5字像钩子，6字像豆芽，7字像镰刀，8字像麻花，9字像小勺……让孩子在形象化、趣味性的记忆过程中，很快就能掌握数字的外形和写法。

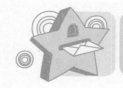

培养数字概念

对于1~2岁的孩子，建立数字概念和了解抽象概念，是不是太难了一点呢？

其实，早一些让孩子认识简单的数字、颜色和一年四季、白天黑夜等抽象概念，是开发早期智力、认识事物的较好方法。

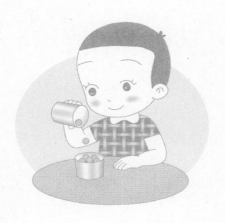

1岁以后的孩子，逐渐形成了初步数的概念，对于抽象的数字"1"开始有了初步认识，知道用一个手指头来表示自己"1岁了"，还能知道一个苹果、一件玩具等，但对于数字的理解还不够牢固。

因此，对1岁以后的孩子，可以有意识地进行相关方面的训练。可以拿出一块糖，让孩子说"是一块"，伸出手指表示"1"。拿出一块积木，用笔画出一条线。对于数字"1"掌握熟练以后，再教孩子认识数字"2"，把数字"2"和两个实物、伸出两个手指头表示，认识"2像小鸭子"。

教孩子学习数字，可以用押韵的儿歌帮助孩子记忆，"一二三，三二一，一二三四五六七，七六五四三二一"，边背边拍手，做这样正数和倒数的儿歌，对于孩子将来学习加减法会有帮助作用。一般情况下，孩子是先学会背数，然后再学会点数，再过渡到认识数字。

"一去二三里，烟村四五家，楼台六七座，八九十枝花"，是宋朝理学家邵雍的《蒙学诗》，在二十个字中巧妙融入了十个数字，教孩子朗读和背诵有益于数字概念积累。

孩子长到1岁半左右时，就能开始区分简单的颜色、形状和大小，能认识红颜色和绿颜色，分辨出圆形、方形、三角形等简单的形状。这段时间，是训练孩子认识颜色、形状感知能力的好时机，可以让孩子能够从颜色、形状、大小来区别每一件事物的差异，进而逐步培养锻炼和提高孩子分辨事物的能力。

教孩子认识颜色，一般可以按照红、黄、蓝、绿、白、黑色的顺序，逐一进行训练。孩子在日常生活中接触最多的就是玩具、食物和家庭用具，可以因势利导、经常不断地把这些常用物品的颜色和名称教给孩子，经过反复的强化，就能让孩子认识到越来越多的颜色。

在孩子已经认识到几种颜色的基础上，可以用硬纸块剪成不同形状，涂上不同的颜色，让孩子识别。当然，开始时孩子只能借助于已经知道的颜色来区分不同形状的彩色硬纸块，训练到一定的程度以后，就可以用圆形、正方形、长方形、三角形、半圆形等彩色硬纸块混在一起，让孩子辨认和挑拣出来。等到完成这一步以后，则可以用不同形状、不同颜色的纸块混到一起，教孩子按形状或颜色分类，由浅入深、循序渐进地提高孩子的辨别能力。

建立对于抽象事物的概念，认识一年四季和白天黑夜的概念，也是能够在日常生活中通过简单的儿歌来了解的。先知道一年四季的变化，知道：春暖花开，农民伯伯要种庄稼。夏天雷雨交加，江河湖水上涨。秋天水果成熟，庄稼丰收在望。冬天寒风吹，雪花飘飘。四季各自有特点，然后，可以带上孩子在不同的季节里，去郊外或公园里，感受四季的变化特征，增加感性认识。

还可以教给孩子，每天都有早晨、中午和晚上。早晨红红的太阳从东方升起来，该起床了。中午要吃午饭，太阳处在天空正南方向。晚上太阳落山，天黑了，又要上床睡觉。

数字、颜色、一年四季气候变化、一天中的早午晚，是适合这个月龄的孩子建立最初的基本抽象概念。

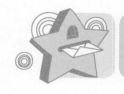

空间方位概念

近两岁的孩子，应当逐渐发展空间知觉能力。

一般说来，孩子都先是学会分辨上下，然后分辨前后，最后才能懂得左右。

为了发展孩子的空间知觉能力，要有意识地训练孩子。平时，就有意识地给孩子发出指令："把桌子底下的画片捡起来。""把床上的毛巾递给我。"这样让孩子理解上和下的概念。

和孩子一起玩游戏时，可以对宝宝说："后面有人追来了，我们快往前面跑吧！""宝宝在前面跑，爸爸在后面追。"使孩子理解前与后的概念。

戴手套的时候，一边给孩子戴，一边说："先戴上左手，现在，戴好了左手，宝宝把右手伸出来，咱们再来戴右手吧！"以此类推，给孩子穿袜子、穿鞋时，也可以一边穿一边问："先穿左脚呢，还是先穿右脚？"在日常生活中反复训练，加上孩子自身肢体方位的参与，有利于孩子很快地就记住左和右的概念。

让孩子掌握空间概念，即抽象，又困难，如果仅仅是空洞地给孩子讲上下、前后、左右的概念，孩子会很难理解。只有结合平素生活中的实际，反复训练，孩子就能逐渐形成意识、掌握概念。

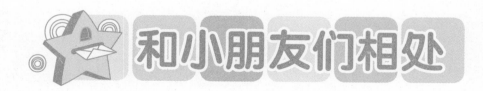

和小朋友们相处

单家独户养育孩子时，还不太明显，往往一旦进入幼儿园后，有的孩子总会显得害羞、胆怯、孤僻、沉静、性情懦弱，人称"不合群"。这样的孩子多数是因为在1岁左右，忽略了交往能力的培养。

一般说来，开始学会走路的宝宝，都会对小朋友发生兴趣，最愿意和人亲近，却还不能很融洽地在一起游戏，到一起也是各玩各的。但对于孩子的交往能力，应当从此刻开始培养，可以从几个方面入手。

宝宝能走路时，要给创造与小朋友接触的机会。可以每星期带孩子去几次商店，有可能的话，每天都到有孩子玩的地方去。宝宝虽不能同别的孩子一起玩，却会很愿意在旁边看着小朋友们玩，孩子可能会站在很近的地方盯着看，或很严肃地把手里的东西递给别人，然后又拿回来。有了初步的这种"旁观游戏"练习，到大一些时，宝宝就能和别的孩子一起玩得很开心。

帮助孩子结交玩伴，鼓励小伙伴交往，给予孩子自由选择玩伴的权力。可以经常请一些小朋友到家里玩，让孩子们一起做游戏、听故事、唱歌、跳舞、画画、逐步培养宝宝与同伴交往的习惯。玩的过程中，孩子们闹了纠纷也不必紧张，最好的办法是从中调停，让孩子们自己解决矛盾，友好相处。

孩子最初与小伙伴的交往，会出现一些不友好的态度，或双手推小朋友出去，或者抢夺别人手中的玩具，或一大堆玩具自己霸占，不愿分给别人。这些不良行为，是曾经受到成年人影响的结果。如家庭成员之间不礼貌的训斥、吵架会影响到孩子，只会引发孩子的与人交往能力的形成。应当从正面教育孩子，让孩子学会谦让、容忍、礼貌等行为，养成良好的交往习惯。

如果不给孩子提供社会交往的机会，总是把孩子关在家里独自玩。孩子会变得越来越内向，逐渐失去天真活泼的性格，痛失情绪教育、培养情商的良机。

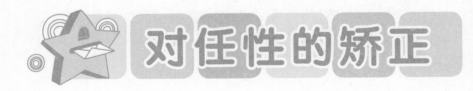

对任性的矫正

一般说来，幼儿由于心理发展还不成熟，对很多事情缺乏认识和判断能力，多少都会有一点任性。

从心理学角度来看，成年人如果任性，属于个性偏执、意志薄弱和缺乏自我约束能力的表现。而环境，则是导致儿童产生任性心理的主要原因。孩子的任性心理不是天生的，而是家长不加约束，放纵教育的结果。孩子的任性如果发展到一定程度，就有必要加以纠正。

如果儿童任性心理得不到纠正，会妨碍孩子的心理健康和心理的正常发展。因为任性会导致无法正确认识和判断事物，个性固执，不明事理，妨碍生活能力的发展，不善于与人交往，难以适应环境，不被别人接受而陷入孤独之中，经不起生活的考验和挫折，对孩子健康成长不利。严重的还会由于性格容易冲动而走极端。

孩子任性的表现千差万别。因此，解决任性的方法也应当因人因时因事加以实施，旨在给孩子提供适当的约束，增加孩子的心理自控能力，可以参照以下几种方法：

 ## 转移注意力

孩子注意力集中的时间比较短，父母可以利用这一特点想办法转移孩子的注意力，改变孩子的任性行为。例如，一名跟着母亲购物的儿童，在商场里玩得很上瘾。母亲急着赶回家，可孩子就是不愿意走。如果母亲说"我们回家吧。"孩子可能会坚持要在商场玩。如果母亲说"走，妈妈带你去坐汽车。"孩子可能就会愉快地答应，然后由妈妈领着坐公共汽车回家。

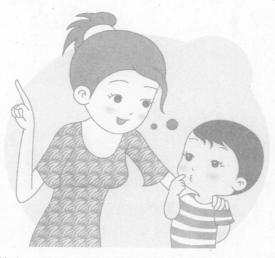

 ## 情绪上理解，行为要约束

如在吃饭的时候，孩子忽然想起爱吃的菜今天没有，生气地拒绝吃饭。

即使冰箱里有材料，母亲也不应该迁就孩子，马上就给孩子做。应当明确地表示，饭菜准备好了，就不能随便更换。如果孩子继续闹，可以饿上一顿，等到孩子感到饥饿时，自然会找食物吃。

 ## 暂时回避

有些孩子会因为自己的不合理要求没得到满足而纠缠不休，这时，家长可以暂时不去理会孩子，要让孩子感觉到，使用哭闹的方式是无效的，孩子就会停止这种方式。事后可以与孩子坦诚地交流，跟孩子讲明道理。

当然，解决孩子任性的方法很多，但解决任性问题的关键，在于培养孩子认识和判断事物的能力。

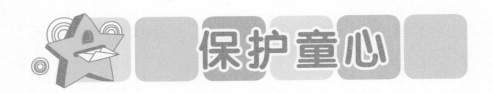

保护童心

童心，是人类最美好的天性之一，童心是纯洁无瑕的，不能用世俗的察言观色、言不由衷去污染它。有些家长喜欢问孩子：爸爸好还是妈妈好？等到孩子说出"爸爸(妈妈)好"时，另一位家长马上就会表示不高兴，时间一长，孩子会知道说"爸爸妈妈都好"。家长的这种情绪喜好，也是一种无形教育，潜移默化地影响着孩子，久而久之则会使孩子失却纯真。

童心是无拘无束的，不能把孩子管得像一个小大人，让孩子小小年纪就学得矫揉造作，不再自然流露思想感情。孩子没有束缚地说出童稚妙语，更显得亲切可爱。在父母类似无意中的喜好，剥夺了孩子童心时，可能会连同想象力、创造力、美好的个性和品德都一起缺失掉。为了使孩子的身心能健康地成长，要保护好孩子的童心。

美育是奠定孩子养成美好人格的重要基础，是家庭教育中不可或缺的重要内容。下面的方法可供参考：

学一点家庭科学育儿知识，为孩子营造一个有益于心理健康成长的家庭氛围。例如，美化居室和周围生活环境。培养孩子良好的卫生习惯和生活规律。

从自身做起，谨言慎行，注意语言美、服饰美和行为美，力戒粗俗，做孩子的榜样。

掌握孩子的心理变化。赞赏孩子好的言行，纠正孩子不正确做法，寓情理于故事和游戏之中，让孩子多了解什么是好的品行。

为孩子做一点美育投资，买一些内容健康向上、图文并茂的书籍和刻有高雅音乐的光盘，经常带上孩子参观艺术展览，游览锦绣河山和名胜古迹，通过正确的鉴赏活动，提升欣赏品位，保护孩子美好的心灵和纯真的童心。

4

幼儿期

（25～36月龄）

——模仿能力
发展最快的时期

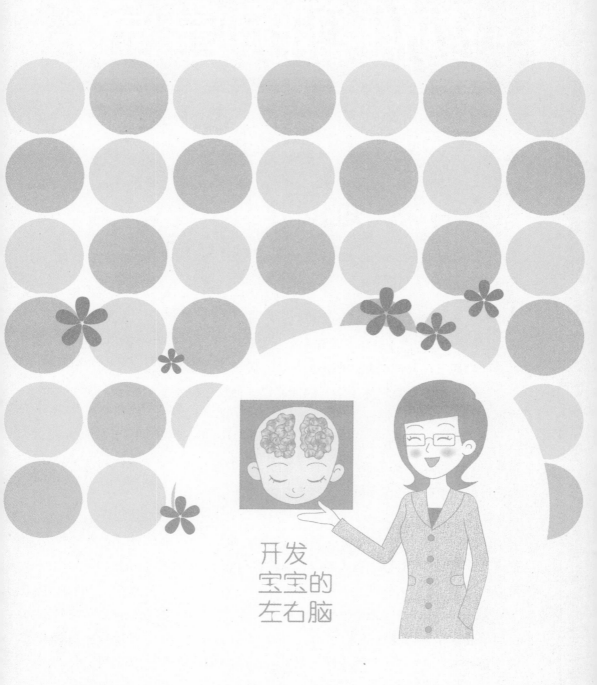

开发
宝宝的
左右脑

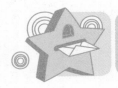

认知世界
——25～30月龄

　　2岁以上的孩子，身体生长进入衡速生长阶段，神经系统的发育较快，大脑的功能正在逐渐成熟。孩子的身长、体重均处在衡速生长阶段，但身长增长的速度相对高于体重增长的速度，即使原来胖乎乎的孩子，现在也开始"苗条"起来。

　　孩子的运动技巧有了新的发展，不但学会了自由地行走，跑、跳、攀登台阶，动作的运动技巧和难度也有了进一步的发展；手的精细动作也有了很大的进展，能够比较灵活地运用物体，如握笔、搭积木、自己拿勺子吃饭，甚至学会使用筷子等。

　　在语言发展方面，孩子进入了口语发展的最佳阶段。孩子说话的积极性很高，爱提问，学话快，语言能力迅速发展，掌握了最基本的语法和词汇，可以用语言与成年人交往。

　　孩子自我意识有了很大的发展，孩子知道"我"就是自己，产生了强烈的要摆脱成年人的独立性倾向，什么事都要抢着自己去干，喜欢自己脱衣服、叠被子，尽管干不好也不要人帮忙。有时会表现得不听家人的话，对家人的要求或指令会产生对抗或违拗，孩子已进入心理学上所称的"第一反抗期"。

这个阶段的孩子，产生了较为复杂的情感及行为，希望与人交往，希望有小伙伴。但是，如果真让孩子们一起玩，却又很难玩到一块儿，主要是由于孩子的社会适应能力还有限，多让宝宝和小朋友一块儿玩有好处。

这个年龄阶段的孩子，有了较好的注意力和记忆力，能够较长时间专注地听故事、看电视、看电影等，能很快地背会一首儿歌、古诗，跟随成年人到某个亲友家后，再次路过时，能说出这是谁家。

这个年龄的孩子，有的已开始不愿意睡午觉，但精神很好，精力充沛，晚上睡得较早，睡得也较沉，就不必强求孩子睡午觉了。

2~3岁是幼儿心理发展的一个转折期，心理学家称这一时期为人生"第一反抗期"。不少父母也感到2岁左右的孩子不听话、不服管、脾气大。

这个时期孩子心理的主要特点：

 ## 认识能力的发展

2岁左右的孩子开始出现"头脑"中的心理活动，也就是表象、想象和思维。这些都属于高级的认识活动。也就是说，这个年龄的孩子有了高级认识活动的萌芽，使认识能力发生了本质的变化，导致孩子整个心理发展的转折。

 ## 表象出现的时期

表象，是指人头脑中所保持的客观事物的形象。如1岁左右的孩子虽离开妈妈时会哭，但容易哄，因过一会儿就会忘记了妈妈。2岁左右的孩子就不同，会在头脑中回忆起妈妈，看到与妈

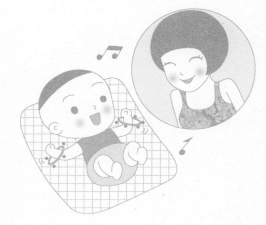

妈相关联的东西也会想起妈妈。因此，2岁的孩子爱哭，因为孩子的表象和回忆发展，不能笼统地指责孩子不听话、任性。

 ## 延迟模仿出现

延迟模仿，比直接模仿层次要高，即使榜样不在眼前时，孩子也能模仿见到过的榜样。因而，有时2岁左右的孩子会做出一些莫名其妙的动作。随着思维的真正发生，孩子会出现探索和求知的萌芽，常常会说出一些成年人不认可的"歪理"。其实，这正是随生活经验和思维的发展，孩子在头脑中形成了自己的标准。家长们切不要认为这是孩子对自己的反抗。

这个年龄阶段的孩子的体重、身长、头围及胸围的正常参考值如下

时间	男孩特征	女孩特征
2岁	体重平均为12.60千克，身长平均为87.6厘米，头围平均为48.2厘米，胸围平均为49.4厘米。	体重平均为11.90千克，身长平均为86.5厘米，头围平均为47.2厘米，胸围平均为48.2厘米。
2.5岁	体重平均为13.70千克，身长平均为92.3厘米，头围平均为48.8厘米，胸围平均为50.2厘米。	体重平均为12.90千克，身长平均为91.3厘米，头围平均为47.7厘米，胸围平均为49.1厘米。

体格发育

幼儿期体重的增加较婴儿期逐渐减慢。1~2岁全年约增加3千克。2岁以后每年约增加2千克。

2岁以后到12岁儿童的体重，可以用公式估测：体重=（年龄×2）+8（千克）。

幼儿期身高则1~2岁全年约增加10厘米，2岁以后身高估算公式：身高=（年龄×5）+80（厘米）。

 ## 头围、胸围的指标

出生第2年与第3年头围共增加约3厘米，3岁时头围约49厘米。

胸围

1岁半~2岁时胸围约与头围相等，以后逐渐超过头围。超过的差数约等于儿童的实足年龄数。

 ## 牙齿

一般2岁~2岁半乳牙全部长出，共20枚。

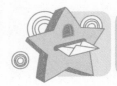

"淘"出个性
——31～36月龄

　　2.5~3岁年龄阶段的孩子，体格生长处于较慢的衡速生长期，但心理成长发育的速度加快。

　　这段时间仍然是幼儿口语发育的关键期，孩子说话和听话的积极性都很高，语言水平也进步很快，掌握了基本语法结构，词汇量和句型也在迅速扩展，爱听故事、儿歌、诗歌等。

　　孩子的注意力和记忆能力也较以前有所提高，能较长时间地注意看电视、看电影、做游戏或听故事等，并能记住一些简单的情节片断，感知思维能力也逐步活跃。

　　这个时期的孩子个性逐渐显露，在自我意识发展的基础上，孩子的自我评价及道德品质开始有了初步的发展，能够判断"好"与"不好"、"对"与"不对"，并能用语言来控制和调节自己的行为。由于语言和动作发展日趋成熟，认识范围不断扩大，好奇心和求知欲不断增强。因此，孩子很希望与人交往，愿意与小朋友一起玩。

　　在这个阶段，孩子的独立愿望很强，并具有一定的自我服务能力和从事一些简单劳动的能力，如可以自己吃饭、穿衣、洗脸、洗手、扫地、擦桌子及帮助家人取送东西、拔草、浇花等。

　　孩子的运动技巧有了新的发展，动作日臻成熟，会跑、攀登、钻爬，两手也更加灵活，能玩一些带有技巧性的玩具。

　　这个年龄的孩子由于智力的发展，兴趣爱好广泛，往往兴趣不在吃上，有的孩子会出现厌食或边吃边玩的现象。

　　2.5~3岁年龄阶段的孩子，身高、体重均仍处于较慢的衡速生长阶段。

男孩子

2岁半时体重平均13.70千克，身长平均92.3厘米，头围平均为48.8厘米，胸围平均50.2厘米。

3岁：体重平均为14.70千克，身长平均为96.5厘米，头围平均为49.1厘米，胸围平均为50.9厘米。

 ## 女孩子

2岁半时体重平均为12.90千克，身长平均为91.3厘米，头围平均为47.7厘米，胸围平均为49.1厘米。

3岁：体重平均13.90千克，身长平均95.6厘米，头围平均为48.1厘米，胸围平均为49.8厘米。

 ## 孩子的能力

2岁半以后的孩子，最明显的能力是运动功能的发达，所以当孩子眼睛一睁开，就开始吵吵闹闹。这时已经能够用单脚保持平稳2～3秒，双脚同时起跳，着地能不摔倒。从现在起一直到3岁，孩子一般都采用双脚同时起跳的方式，能够双脚交替一步踏上一阶楼梯，有时也需要手扶栏杆或由人牵引。

孩子胳膊和手上的劲也越来越大，能扔出一些略重的玩具、书本、沙包等，能提、拿一些重物，如妈妈的包、一本厚书等。对物体的操作也日趋精细、准确，大多数的孩子已能在1分钟内正常用线穿上5～6个珠子，在25分钟内把5～7个小球装进瓶子里，说明孩子的动作有了一定的速度。

2岁半的孩子大多数能进行颜色命名，但正确率不高。孩子逐渐表现出较明显的颜色偏好，一般说来，易受孩子喜欢的颜色是红、黄、绿、橙、蓝。多数孩子能用语言说明物体的大小，还能正确选择物体的大小。

对时间的知觉，有较大含糊性和局限性，孩子从成年人那儿学到了一些有关时间的词语，却不能用在正确的地方，说明孩子对时间概念的认识还不够清晰。

孩子的注意力从1岁起就开始不断地发展，一般来说，1岁半时能集中注意力5～8分钟，2岁10～20分钟，2岁半10～20分钟，到了3岁时间更长一点，孩子开始能长时间地注意一个事物，自己也能独立地玩较长的时间。

孩子对于语言和知识的吸收非常有兴趣，常常会问："这是什么？那是什么？"借此逐渐吸收知识和新的语言。这时家长若能因势利导，孩子就能顺利成长。在知识方面，家人要尽可能地回答孩子的问题。

孩子近3岁时，到了学习语言的关键时期和器官协调、肌肉发展及对物品发生兴趣的敏感期，是改进动作、时间、空间概念加强的时期，是感觉精确化的敏感期，是学习第二语言的敏感期。

3岁左右的孩子表现出：乖巧，渴望交友，求知欲强。这时是孩子性格培养的关键时期，也是吸收性思维和各种感知觉发展的敏感期。这时孩子的成长速度会令父母惊讶，孩子会突然变得乖巧懂事，与父母之间有了沟通和协调。孩子不再像以前那样到处乱窜、乱扔东西，而是变得安静，亲近家人，显示出令人欣喜的成长。此时，帮助孩子与小朋友平等友爱地玩、更多亲子间交流，是培养孩子社会性的良机。要设法带孩子到公园或广场等孩子较多聚集的场所，使孩子学会融入群体中。

这个时期的孩子若缺少玩伴，可能会在心理上制造"想象中的朋友"，面对着房间墙壁或图书好像与人说话似地游戏，这并非不正常的现象，而是渴求玩伴的心理表征。

由于语言能力的增强，思维的发育，孩子们更渴望得到说话的乐趣，此时让孩子学习第二语言或进行亲子间的交流十分必要，与孩子玩接龙、猜谜等游戏，会对孩子是很大的鼓励。可以多让孩子看画册，看图说故事，孩子进入了求知与渴望扩大对外界了解的阶段，要尽可能给予关爱和指导。

养育知识

营养保障

　　宝宝正处于生长发育阶段，营养状况如何，将会直接影响到孩子的成长。幼儿饮食需要最大限度地讲究营养平衡。

　　营养平衡，是指食物量的平衡和营养物质平衡两个方面。食物量平衡及每天要按不同比重安排好8大类食物；营养平衡即每天的膳食中6种营养素的含量比例搭配要恰当，才能满足幼儿生长发育的需要。要满足幼儿食物数量和营养质量的平衡，应该着重处理好以下几个问题。

制定营养平衡的食谱

　　根据幼儿每天各种营养素的需要量，进行食前的营养预算和食后的营养核算，结合季节特点选择食物，安排好由于幼儿的偏食习惯容易导致缺乏的4种营养素（维生素A、胡萝卜素、钙和维生素B_2）供应；干稀、荤素、粗细、甜咸搭配要合理，少吃甜食和油炸食品；以谷物类为主，动物性食品为辅；粗粮细粮要合理搭配，这样不仅营养互补，粗粮所含纤维素较多，能刺激肠胃蠕动，减少慢性便秘，促进幼儿成长发育。

科学烹调保持营养

　　科学烹调是保证膳食质量和保持食物营养成分的重要环节，通过科学的烹调方法做成的饭菜，既色、香、味、形兼备，合乎营养卫生的要求。要科学地清洗蔬菜，注意先洗后切，不要切后再洗，以减少水溶性营养素的流失。有色叶类蔬菜最好在水中浸泡一段时间，有效去除寄生在蔬菜表皮的虫卵和残留农药。

　　减少蔬菜营养素流失的烹调原则，是武火急炒，使叶菜类的维生素C平均保存率达60%~70%，胡萝卜素的保存度则可达76%~96%。烹调时应注意，加盐不宜过早，过早会使水溶性营养素流失。营养素的保存与烹调过程和技巧有关，不科学的烹调会使营养素流失。

要味美更要营养

　　既要饱口福讲味美，又讲究营养，对于生长发育旺盛的幼儿更重要。事实上，蔬菜被人称为维生素的宝库。

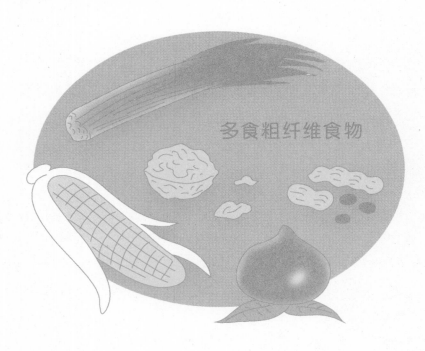

多食粗纤维食物

日常膳食中，要适当增加蔬菜的用量，孩子不欢迎时，可以把蔬菜掺到包子、饺子里，让孩子不知不觉吃下蔬菜；还可以把红萝卜粒和火腿肉粒、黄瓜、鸡蛋做成炒饭，同样能受到幼儿欢迎。又如粗细粮搭配，每周安排1~2次玉米脊骨汤，午点可吃玉米，孩子们也能吃得津津有味。

幼儿膳食合理搭配，看起来并不复杂和深奥，做起来却并不容易。只有以科学态度注意喂养技巧，掌握好进食的质和量，才能为孩子提供充足的营养，保障孩子健康成长。

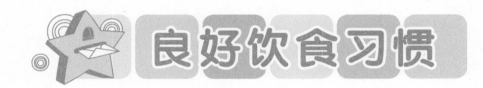

家庭培养幼儿良好的饮食习惯，包括内容很多，要注意防止孩子挑食和偏食，尽早教会孩子独立进餐，养成定时进餐习惯，控制零食和冷饮、甜食，养成生活规律的习惯。

防止挑食和偏食

孩子应当从各种食物中获得全面必需的营养，挑食和偏食会造成幼儿营养不良，还会使孩子成长以后难以适应不同的、特别是艰苦的环境，养成对周围事物挑剔的不良习惯。挑食与偏食，是娇生惯养的结果，是一种毛病，造成这种毛病的关键在于家长。因此，纠正这种毛病也应当由家长来完成。

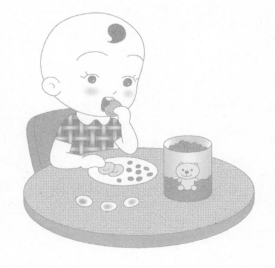

对于孩子不爱吃的食物，要变换口味做了给孩子吃，并且要反复告诉孩子这种食物吃了以后对身体的好处，帮助孩子从多角度品评这种食物。不爱吃某种食物是心理问题造成的，一般家长不爱吃什么，孩子也不吃什么。因此，家长不要让孩子知道自己不爱吃什么食物，千万不要当着孩子的面，评说哪一种食物好不好吃。

孩子如果特别喜欢吃某种食物，要加以节制，不要由着孩子的性子，一次吃得很多，以免吃伤了，以后见到这种食物就反感。

尽早让孩子独立进餐

孩子自己进餐，能促进幼儿进食的积极性，避免依赖性。在孩子6个月时，就可以自己抱着奶瓶喝水；1岁时可以用杯子喝水；1岁半以后可以用勺子自己吃饭；3岁时可以使用筷子。学习进餐的过程，是一个很长的过程，对孩子来说并不简单。孩子开始学习时，手的动作不协调，常常会吃得脸上、手上、身上、桌上到处都是饭菜，比家长喂还麻烦。尽管如此，家长宁可在一旁打扫收拾，也要坚持让孩子自己吃。

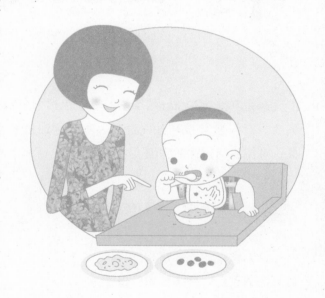

定时进餐，适当控制零食

肚子饿了才想吃饭，有些孩子成天零食不断，嘴上、胃里没有空闲的时候，没有体验过饥饿感，致使消化系统不能"劳逸结合"，造成消化功能紊乱。应当培养孩子按餐吃饭、定时进食的习惯，到了该吃饭的时间，食物消化完了，就产生了饥饿感，同时，消化系统的活动也有了规律，这时会开始蠕动，分泌消化液，为进食做好了准备，吃饭才会很香。

 ## 节制冷饮和甜食

孩子们大都喜欢吃甜食和冷饮，这类食物的主要成分是糖，有的还含有较多的脂肪。冷饮吃得多了伤脾胃，含脂肪多的食物在胃内停留的时间比较长。冷饮吃多了，会影响消化液的分泌，影响消化功能。还会造成胃肠功能紊乱、胃肠炎症等。

甜食冷饮可以安排在两餐之间，或者饭后吃。不要在饭前1小时以内吃，不宜睡觉前吃。

 ## 讲究烹调，使食物味道鲜美

食物的烹调要适合幼儿的生理、心理上特点，可以促进孩子的食欲。孩子的消化能力、咀嚼能力差，饭菜要做得细一些、软一些、烂一些。食物要色美、味香、花样多。外形美观的食物，能引起孩子吃饭的兴趣。孩子好奇心强，变换花样，就会因为新奇而多吃。如把煮鸡蛋做成小白兔，把包子、豆包做成小动物形状等。

 ## 生活要规律

要注意让孩子有充足的睡眠、适量的运动，还要定时排便。充足的睡眠能保证神经系统的正常发育，孩子的食欲、精神状态和体质强弱，很大程度取决于睡眠是否充足。睡眠不足，就会食欲不振。适量的活动能促进新陈代谢和能量的消耗，使食物消化吸收加快。定时排便能预防便秘。睡眠、活动和排便等良好习惯的形成，都有利于养成良好的饮食习惯。

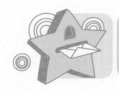

孩子的营养

现代女性，都懂得不少营养知识，对于"绿色生活"、健康理念大多数人都有自己的独特见解。到了怀孕和育儿阶段，对于营养学知识，更是普遍关注理解得比较全面和具体，为了宝宝的健康，充当孩子称职的"营养师"，基本上都不成问题。

2岁半以后，幼儿的乳牙刚刚出齐，咀嚼能力不强，消化功能较弱，而营养的需要量相对较高，所以，要为孩子选择营养丰富而且易消化吸收的食物。饭菜的制作要细、碎、软，不宜吃难消化吸收的油炸食物。

每天的食物中，要有充分的优质蛋白。幼儿旺盛的物质代谢及迅速生长发育都需要充足的、必需氨基酸较齐全的优质蛋白。幼儿膳食中蛋白质的来源，一半以上应来自动物蛋白和豆类蛋白。

热量适当，比例合适。热量是幼儿活动的动力，但供给过多热量，会使孩子发胖，长期供给不足，则会影响到生长发育。幼儿膳食中的热量来源于三类产热营养素，即蛋白质、脂肪和碳水化合物（糖类）。三者比例要有一定的要求，幼儿的要求是：蛋白质供热量占总热量的12%～15%，脂肪供热量占25%～30%，糖类供热量占50%左右。

各类营养素要齐全。在一天的膳食中，要有以谷类食品为主，有提供优质蛋白质的肉类、蛋类食品，还要有供给足量维生素和矿物质的各种蔬菜。

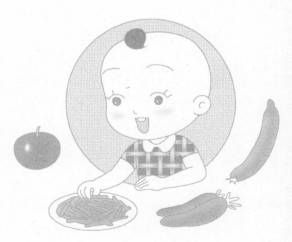

每个孩子的情况不同，2岁以上的孩子每天食量，一般来说应当保证主食100～150克，蔬菜150～250克，牛奶250毫升，豆类及豆制品10～20克，肉类35克左右，鸡蛋1个（约60克），水果40克左右，糖20克左右，油脂10克左右。

　　另外，要注意给孩子吃一点粗粮，粗粮含有大量的蛋白质、脂肪、铁、磷、钙、维生素、纤维素等，都是幼儿生长发育所必需的营养物质。可以吃一些玉米面粥、窝头片等。

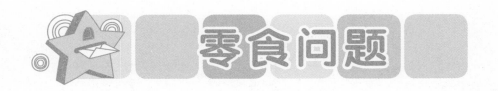

零食问题

　　幼儿生长发育快，新陈代谢迅速，对营养摄入和食物的需求量极大。因此，零食，作为正餐的补充，每个孩子都不可避免地要吃一些。

　　怎样吃零食有益，对于家庭来说很重要，是人们普遍关心的问题。

　　各类奶制品如酸奶、纯牛奶、奶酪等，均含有优质的蛋白质、脂肪、糖、钙等营养素，因此，应当保证孩子每天都食用一定的量。酸奶、奶酪可作为下午的加餐，牛奶可在早上和睡觉前食用。

　　水果含有较多的糖类、无机盐、维生素和有机酸，经常吃水果能促进食欲，帮助消化，对幼儿生长发育极为有益。最好给孩子在每天饭后吃适量水果。2岁以上的孩子可以洗净手，让孩子自己拿着吃。选择水果时要选用成熟、没有腐败变质的水果。不成熟的水果含琥珀酸，琥珀酸会强烈刺激胃肠道，影响幼儿的消化功能，而熟透过期发生腐败的水果，会引起胃肠道炎症。

　　糕点包括饼干、蛋糕、面包等，富含蛋白质、脂肪、糖类营养素，选择糕点时须知，各式奶油花类糕点含有色素、香精附加剂，幼儿吃糕点要注意总量控制，可以作为下午加餐，以补充热量。糕点虽然口感好，孩子爱吃，却不宜作为主食，让孩子任意食用，尤其是不能在饭前吃。

山楂制品包括山楂糕、山楂片、果丹皮等，既含维生素C，又能帮助消化，饭后适量进食，可以帮助消化，促进孩子食欲。

糖果含有多量的糖，能提供一定的热量。但幼儿不宜多吃，尤其是饭前不宜吃糖果，因为糖果能使孩子有饱腹感，影响孩子进食正餐的量。

应当注意，各类果仁虽然富于营养、果冻因为口感好而孩子们喜欢吃，但却不宜给孩子食用，因为容易造成孩子呛咳、窒息，产生不良后果。如果要吃，一定要有成年人在一旁照看着才行，而且不能让孩子边吃边跑、跳或逗笑，以防呛入呼吸道发生危险。

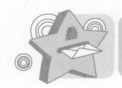

为孩子挑食

这里说的"挑食"，是挑选适合孩子吃的食品。2~3岁的幼儿，虽然生长发育速度较1岁以内有所减慢，但还是比较快；消化吸收能力较婴儿强，但还不如儿童，如何为孩子挑选合适的食品有学问。

幼儿2~3岁时，20枚乳牙已出齐，咀嚼能力还差一些，必须注意挑选较柔软、易消化的食物。

为满足对优质蛋白质的需要，还应该继续喝牛奶或豆浆等；每天吃1个鸡蛋；猪肉、牛肉、鸡肉、猪肝都要切细煮烂；鱼肉容易消化，蛋白质吸收率甚高，但要注意鱼刺卡喉。

每天应给孩子食用豆

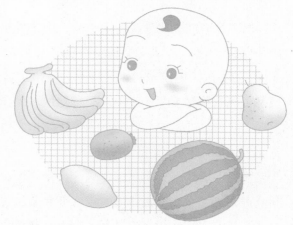

腐、干丝等豆制品，以增强蛋白质的供给。蔬菜要选用有颜色的、营养较丰富的青菜、胡萝卜等。

日常的膳食中，主要提供热量的是谷类。孩子胃肠的消化吸收没有问题，米饭、馒头等主食品对孩子较适宜，带馅的包子、饺子等食品较受幼儿欢迎。

在六大类营养物质中，富含维生素和无机盐的还有蔬菜类，尤其是橙、绿色蔬菜如小青菜、小白菜、韭菜、芹菜叶等营养价值更高。

孩子已经具有一定咀嚼能力，只需要把蔬菜切成细丝、小片或小丁，既能满足幼儿对营养素的需求，又适应幼儿咀嚼能力锻炼。

油炸食品不易消化；酸辣食品刺激性大；腌制的、熏制的食品也不易消化，在制备过程中，营养素有丢失，还会产生有毒物质；脂肪过高、过甜的食品常使食欲减低；硬豆、花生、瓜子、球糖等容易呛入气管造成窒息，不宜给幼儿食用。

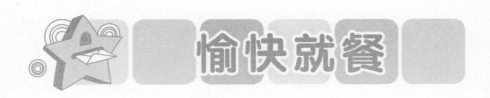

愉快就餐

让孩子每一餐都愉快进餐，是家庭气氛调节方面的事，但是更加关系到孩子的健康。

幼儿期的孩子，语言能力的发展处在萌芽阶段，能自己动手做些事，如坐便盆、用勺吃饭等，却还做得不很成功，孩子处在自我意识的萌芽时期，某种要求得不到满足，又不能用语言表达自己的意愿时，孩子会哭闹不安。反映到餐桌上，有的孩子会喜笑颜开，有的会愁眉苦脸，也会打闹不停。

就餐时，中枢神经和副交感神经适度兴奋，消化液开始分泌，胃肠蠕动产生饥饿感。为接受食物作准备，然后完成对食物的吸收和利用，有益于孩子的生长发育。

就餐时孩子情绪的好坏，对中枢神经系统有直接的影响，孩子生气时易形成食欲不振、消化功能紊乱。孩子因哭闹和发怒，会失去就餐中与父母交流的乐趣。精心制作的美食，既不能满足孩子的心理要求，也达不到营养摄取目的。因此，家庭要创造良好的就餐环境，让孩子愉快地就餐。

孩子单独进餐时，往往会吃得不香。家庭气氛冷清，孩子往往难有较好的食欲，时间长了会产生孤独感，影响行为和性格的正常发展。

有些家长在吃饭时教育孩子，没完没了地批评，会使孩子食不甘味，食欲锐减。久而久之，使孩子形成进餐的厌烦心理。

餐桌上的无度奖惩也应避免，采取物质刺激法，引诱孩子进餐能一时奏效，但易产生负效应，一离开奖励就不拿碗筷。采取强迫的手段，逼迫进餐则孩子会心情焦躁，吃不下饭菜。

餐桌上应当排除干扰，让孩子专心吃饭。在餐桌上玩笑嬉闹，会造成食物卡在咽喉或呛入气管等意外事故。幼儿注意力容易转移，如进餐时过多地说笑、看电视，孩子吃饭的注意力容易被分散，进餐兴趣也会随之消失。

"愉快进餐"是基本进餐原则，一天忙下来以后，全家人乐陶陶地聚坐在餐桌旁吃饭，是家庭共享天伦之乐的好时机。

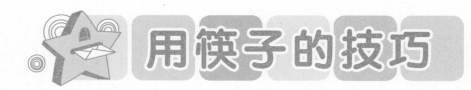

用筷子的技巧

人在使用筷子时，需要牵动手指、掌、腕、肘部的多个关节和多块肌肉，来做综合活动，还要有众多的神经和血管组织来参与和完成使用筷子的动作。人的手指灵活运动，能刺激大脑中的运动中枢，由此提高思维活动能力。因此，让孩子早一点学习使用筷子，是提高智能的好方法。

孩子长到1岁半以后，多数能学会用勺子吃饭，虽然孩子的手指、手腕的控制技能还不太纯熟，但是发育的成熟程度已经基本能胜任学习使用筷子。当然，让这个月龄的孩子学用筷子会很困难，但是只要孩子能建立起充分的兴趣，总是想学着爸爸妈妈那样吃饭，就能够熟能生巧。

当然，让孩子学习使用筷子吃饭，是一个循序渐进的过程。开始时，只要孩子能够把饭菜送到嘴里，就是一种初步的成功。父母要及时给予肯定和赞扬，然后，因势利导地教给孩子使用筷子的技巧，逐渐学会挑、扒、串等基本手法。

 挑

让孩子学着父母拿筷子的手法，把两根筷子并拢，直插进菜盘子底，挑起一筷子饭或菜，小心翼翼地送进嘴里。这种手法，是使用勺子到用筷子过渡的基本用法。

 扒

孩子的小碗里剩下不多的一点饭，往往是吃饭时的难题，扔也不是，吃则孩子因为近饱而兴趣索然，而宝宝现在还没有能力用小勺子或筷子把它吃光。应当及时教育孩子珍惜粮食，告诉孩子吃饭时要养成好习惯，不要剩饭。同时，手把着手教孩子用筷子把碗里剩下的饭菜扒进嘴里。从手把手教起，过渡一段时间，孩子就能学会用筷子扒饭，逐渐掌握使用筷子扒的技巧。

 串

在吃比较软一些的菜时，可以在餐桌上教孩子，学会用筷子把菜戳透以后，串在筷子上，串透以后，自己举起来送进嘴里吃。这类菜肴如丸子、鹌鹌蛋、马铃薯或萝卜块、藕片等。但是，必须注意的是，让孩子学习用筷子串透菜吃时，一定要有父母在孩子身边，注意保护孩子的安全，防止筷子误伸进喉咙过深，造成伤害。

学习筷子使用手法，能变化出这么多花样来，特别能够激发孩子的兴趣，使曾经让不少家庭烦恼的宝宝吃饭问题、学习使用筷子的过程，变成一种妙趣横生的游戏。

每一次使用筷子成功，父母都要肯定和表扬，就更加能使孩子有兴趣天天学、顿顿练，使用筷子的技巧也相应会得到提高。在日常生活琐事中，学习了生活技巧，锻炼了手部精细动作能力。

学习使用筷子，虽说是孩子自己动手的一个探索和实践过程，但是，父母可以起的作用也很重要：

 ## 有意识展示，吸引孩子模仿

可以在孩子面前演示使用筷子的技巧和手法，让孩子觉得好玩、有趣，调动孩子的兴趣，只要有充分兴趣，孩子就能发挥模仿性强的特点，主动学习。

 ## 食物因素

孩子学习使用筷子时，应当尽量在烹调上下一点功夫，以色、香、味来吸引孩子的注意。孩子看到自己爱吃的食物，又能自己动手吃到嘴里，手的技巧会进步得更快一些。

 ## 选择筷子

初学时，最好使用有棱角的筷子，因为呈四方形的筷子夹住食物以后不容易滑掉。还要尽量选用本色、无毒害的安全筷子，不要使用刷过鲜艳彩漆的筷子。

随时学用

使用筷子的技能，不一定仅限于在餐桌上，平时，和孩子一起玩用筷子夹起小球的游戏，也同样能达到锻炼的目的。

如果孩子从一开始就有明显的"左撇子"倾向、或有用左手的偏爱，在学习使用筷子的时期，不要急于纠正，无论用左手还是右手拿筷子都行。如果采取过于强求和强制纠正的做法，会影响和阻碍到孩子语言能力方面的发展。

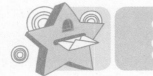

孩子口味重

只喜欢吃零食不喜欢吃饭；爱吃汉堡、薯条，不爱吃白饭和青菜；爱喝饮料不喜欢喝白开水……城市的孩子们普遍喜欢吃重口味的食物，是常见的现象。

"口重"是指孩子口味过于喜欢吃太咸的食物。要解决孩子这个饮食上的问题，先认识什么是属于重口味的食物。

一般而言，新鲜的食物中除了一些具特殊味道的食物如辣椒、生姜等，食物在没有调味之前，多不具有刺激性口感。

食物在经过处理、烹调的过程中，会使用盐、糖、酱油等调味料，延长食物的保存期或增加口感。此外，为了添加特殊风味而使用辣椒酱、番茄酱、醋等调味料，加强食物的适口性，满足口味喜好，这些调味料使用量多时，会盖过食物本身的风味，成为重口味的食物。

人类的味觉与生俱来，舌头上的味蕾能分辨出酸、甜、苦及咸味。这4种味觉，要经过接触与训练，慢慢增加接受程度。就咸味来说，含盐分的调味料越多，人对于咸味的耐受程度会增加。

孩子开始接触食物，来自于主要的照顾者，如父母、爷爷、奶奶、保姆等，并没有自己选择食物的能力。等到孩子长大后，多数要接触自己熟悉的食物，平时习惯吃的食物口味，成为第一选择。如果孩子一开始接触口味偏重的食物，饮食偏好重口味食物的机会就高。

重口味的食物对孩子的健康有一定影响。调味料的使用较多，相对口感较生，钠盐摄取量增加，与身体中的液体及血压平衡关系密切，摄取高钠饮食后体内的细胞会出现脱水现象，产生口渴的感觉，血压也会上升，形成高血压。

油炸及含糖量高的食物，会使人热量摄取过多，形成肥胖的体型，相关慢性病如糖尿病、高血脂、痛风等也有可能发生，这些问题是关心孩子们健康的家长不能不注意的。

孩子的口味，是逐渐养成的，从小养成良好的饮食习惯，能减少慢性病发生。在孩子平日的饮食中，适当地搭配一下菜色的做法，口味重的菜可以搭配清炒、凉拌、炖或卤的菜，使口味均衡。给孩子做菜，也应当以清淡为主，重口味为辅。

孩子的饮食应以清淡为主。饮食调味品，应做到四少一多的原则，即少糖、少盐、少酱油、少味精、多醋。应该尽量避免咸、腌食品和含钠高的加工食品。味精、酱油、虾皮等含钠极高，是出于风味和营养的需要，宜限量进食。

1~6岁的幼儿每天食盐不应超过2克，1岁以前以不另加盐为宜。幼儿饮食中应该加食盐，只是尽量避免过多。对于有心脏病、肾炎和呼吸道感染的孩子，更应严格控制饮食中的盐摄入量。

控制孩子的食盐用量，既可以照顾到口味，又能减少用盐。烹调起锅时，少加盐或不加盐，在餐桌上放一瓶盐，等菜肴烹调好端到餐桌后再放盐。因为就餐时放盐，主要附着在食物表面，来不及渗入内部，而人的口感主要来自菜肴表

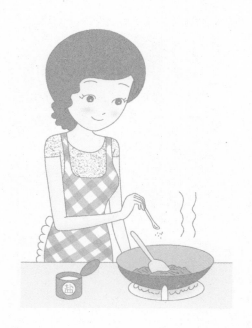

面，吃起来咸味足够。

这样做既控制用盐量，又能避免添中的碘元素在高温烹饪中的损失。

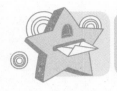

吃糖要适量

糖类食物，又称碳水化合物，与蛋白质、脂肪并列为人体必需的三大产能营养素，孩子每天所需热量的一半来自于糖类食物。

糖类食物不仅来自糖，而且来自谷物、面粉、蔬菜、水果等；不同的食物含糖量也不同。孩子每天摄取的糖类食物需适量，既不可缺也不宜多。一般说来，2岁内每天每千克体重12克即够；2岁以上以每千克体重10克左右为宜。如果糖类食物摄入量不足，会直接导致孩子发育迟缓，包括体格发育与智力发育皆落后于同龄儿。原因是由于糖类食物不足，产生的热量跟不上孩子生长发育的需要。

吃糖的认识误区：

 ## 糖尿病是糖吃多了吗

近年来儿童糖尿病发病率上升，父母归咎于吃糖过多是误解。糖类等三大产能营养素均需接受胰岛素的调控，因而胰岛素在决定一个人是否罹患糖尿病方面起关键作用。儿童高发的糖尿病，是因为胰岛素缺乏所致，与吃糖多少无关。

 ## 肚子饿了来颗糖

肚子空空时吃一颗糖，感觉上不饿，却会促使胰岛素过度释放，导致血糖快速下降，甚至形成低血糖，迫使机体产生另一种激素——肾上腺素，使血糖恢复正常。胰岛素和肾上腺素两种激素碰撞的结果，会使孩子头晕、头痛、出汗、浑身无力。此外，糖类食物进入空空如也的胃肠，会降低体内的蛋白质吸收能力。

 ## 煮奶时加点糖

牛奶中含有赖氨酸，与糖在高温下化合后，会产生有毒物质过糖基赖氨酸。因此，煮奶过程中不宜加糖，须待牛奶煮好后、不烫手时再加糖。

 ## 中药太苦加糖

加糖能改善中药的口感，利于孩子接受，却影响中药的疗效，不宜施行。

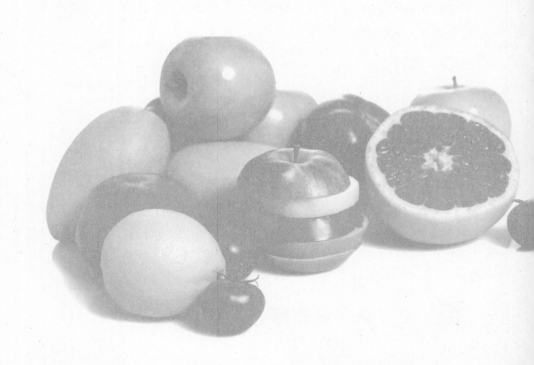

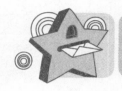

家庭环境

成功的早期家庭教育，给孩子丰富多彩的生活环境和条件，是孩子快乐进取的基础。

环境具有强大的影响力，能给孩子耳濡目染、潜移默化的力量；环境是立体化的、从头到尾的"三维教材"，孩子在不同的环境中，会长成不同的个性。孩子成长，需要良好的人际、智慧和意志环境，给孩子建设一个有利成长的环境是有利一生的事。

 人际环境

民主、平等、和睦、欢乐。孩子是家庭中平等的一员，不要娇宠溺爱，也不要受到冷落。全家人应当做到互相关爱，分工劳动，遇事商量，共同享受生活的乐趣；全家人还应当习惯于互相赞美良好的行为表现，运用礼貌语言和幽默感使生活充满生机；全家人可以经常开故事会、朗诵会、运动会，表演各种节目，还可以请亲戚、朋友、小伙伴来家里做客和一起玩，尽情享受亲情和友情。

 智慧环境

丰富、整洁、优美，爱阅读、提问和动手。要给孩子准备好小书桌、小书柜、玩具柜、科技百宝箱、大地图、地球仪、科学实验器具，给孩子一个植物园、动物园会更加完美。生活环境要整洁优美；特别是孩子的生活环境要有色彩鲜艳的图案，美丽的风景画，优美的书法作品，"表扬栏"能对孩子有积极的鼓励作用，同时别忘记给孩子设立一个锻炼身体的环境。全家人可以经常一齐读书、讨论，一起动手做玩具和小实验，不断鼓励孩子。对于2岁半以后的孩子，家庭可以每天设立20分钟的"静悄悄"时间，各自在自己固定的位置专心做事情，不说一句话，过后评定成绩。

 ## 意志环境

按时起居、规律生活、自我控制。养成孩子良好的行为习惯，可以和孩子一起制定各种作息时间，如早起、早锻炼，制定作息时间表，有利于孩子养成有动、有静的活动习惯。培养孩子按时吃饭、洗漱、排便、睡眠、劳动、看电视的习惯，逐步做到不催促，不提醒，培养孩子责任感和坚持力。3岁以后的孩子看什么电视，要事先和孩子商量好，以儿童节目为主，在规定的时间内不多看也不少看；3岁以前的孩子每天以10分钟为宜，3岁以后每天20～30分钟为宜。

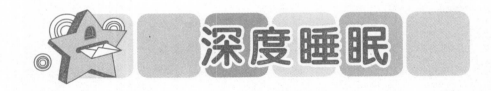
深度睡眠

睡眠，是人类恢复体能最重要的方式。而深度睡眠，是衡量睡眠质量的关键。

睡得好不好，影响到孩子的发育正常与否。换句话说，孩子的深度睡眠程度不同，会影响到孩子能不能长个头、未来身材高大还是矮小。

儿童身高与生长激素的分泌有着重要关系。生长激素能够促进骨骼、肌肉、结缔组织和内脏的生长发育。生长激素分泌过少，势必造成孩子身材矮小。而生长激素的分泌有其特定的节律，人在进入慢波睡眠即深度睡眠1小时以后逐渐达到高峰，一般在晚上22时至凌晨1时为生长激素分泌的高峰期。因此，如果希望孩子长得高，孩子睡觉最迟不能超过晚上21时，使孩子尽快进入熟睡即深度睡眠，紧紧抓住生长激素的分泌高峰期。

适合的睡眠环境，卧室光线要暗，温度适宜，环境安静。孩子睡觉时，可以放一点轻柔的催眠曲。

良好的睡眠习惯：尽量少让孩子看电视，特别是临睡前不要看电视，以免大脑兴奋而抑制生长激素的分泌。睡前不要给孩子加餐，以免血糖水平提高，导致胰岛素分泌增加，会减少生长激素分泌。睡前少让孩子喝水或饮料，以免夜里频繁排尿，干扰正常深度睡眠。对于低龄小婴儿，切忌睡前抱在怀里又摇又拍，也不要让孩子含着奶头或吮着被角睡觉。

睡眠不足，会影响孩子长个子，一般要求1岁半到3岁的孩子每昼夜睡12～13小时。

年龄越小，需要的睡眠时间就越长，新生儿平均每天要睡18～20小时，除了吃奶之外，几乎都在睡觉，婴幼儿每天需要睡眠时间：

2～3个月每天睡16～18小时；

5～9个月每天睡15～16小时；

1岁14～15小时；

2～3岁12～13小时；

4～5岁11～12小时；

7～13岁9～10小时。

随着年龄的增长，孩子的睡眠时间逐渐缩短。

睡眠是一种生理性保护，新生儿视觉、听觉神经均发育不完善，对外界的各种声光刺激容易产生疲劳，所以睡眠时间长。

随年龄的增长，孩子身体各个系统发育逐渐完善，接受外界事物的能力和兴趣也越强，睡眠时间也逐渐缩短。试验证明，人在睡眠时生长激素分泌旺盛，正是使孩子得以发育、功能得到完善的重要因素。所以婴幼儿多睡眠，对生长发育有好处。

人与人之间存在个体差异，同龄的孩子，每天睡眠时间可能会相差2~3个小时。有些孩子虽然睡得少，但精力旺盛、没有困倦表现，就不必担心。如果孩子睡得少而精神萎靡、不爱活动，就应好好找原因，是因为环境影响还是床铺、被褥不合适，要立即调整。

孩子在病后，特别是退热以后，机体需要恢复，睡眠时间会延长，经过充足的睡眠，身体会很快复原。

让孩子安睡，要提供良好、舒适的睡眠环境，有利尽快入睡，提高睡眠质量，得到充分的休息。

晚饭不要吃得太饱，睡前1~2小时内，不要吃不易消化的食物，睡前不要饮水太多。

每天按时就寝，养成按时睡眠的好习惯。

睡前洗澡，若冬季室温较低，每天睡前应洗脸、洗脚，清洗外阴，有利于入睡。

室内光线要暗，拉上窗帘，不要开电视、收音机和高声说话。

临睡前不做剧烈活动，不讲新故事、看新书，以免过度兴奋难以入睡。

保持室内空气新鲜、湿润，可以睡得快、睡得香，不要在室内吸烟。

被褥、枕头要清洁舒适，被褥应每1~2周晾晒一次，床单每1~2周换洗1次。

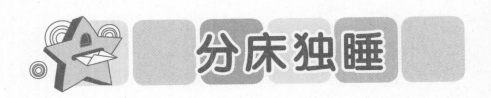

分床独睡

分床而睡，是每一个孩子都要面临的问题。有的孩子六七岁了，还赖在家长床上不肯走，过晚地分床睡，会带来一系列心理问题。为保证幼儿心理健康发育，父母与孩子分床睡不要超过3岁。

一方面，2~3岁之间，正是孩子独立意识萌芽和迅速发展时期，安排孩子独自睡，对于培养孩子心理上的独立感很有好处。这种独立意识与自理能力的培养，对孩子日后社会适应能力的发展有直接关系。

另一方面，孩子四五岁时，到了男孩恋母、女孩恋父的时期，这个时期的恋父恋母情结比之前单纯的喜欢和父母在一起有所不同，不但会表现得对父母更加依恋，而且具有排他性。因此，3岁之前分床是顺水推舟，否则到四五岁时，再分就很难。越大越难，如果强行分床，就容易出现心理问题。

对待2～3岁之间幼儿的分床问题，要注意：

讲明道理并做准备：先要让孩子明白，独睡是一个人长大了的标志，而不是父母从此不再爱孩子了。此外，还要逐渐培养孩子晚上睡觉不乱踢被子或小便时醒来知道叫人的习惯。

布置小床和卧室

可以给孩子布置一个快乐的儿童天地，在墙上挂上各种五颜六色的图案，再把孩子平时喜欢的玩具挂在床边，入睡时，可以暂时开一盏弱光灯。还可以根据孩子的需要不断变换室内和小床周围的摆设，让孩子总是充满新鲜感。

循序渐进

先分床，再分房，让孩子慢慢适应。必要时给孩子一只绒毛熊作为替代安慰物。诱导孩子晚上睡眠时，可以讲一个小故事，可以轻轻拍一拍背，让孩子有一种安全感，安静入睡。有的家长在分床后，一见孩子哭闹，就难以坚持，又让孩子回来同睡，这样做只会适得其反。孩子和父母分床而居并巩固成习惯，不是一夜间能顺利完成，反复也难免。但家长只要下定决心，就要持之以恒，好习惯才可能日趋巩固。

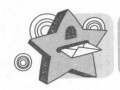

选择内衣

针织内衣，一般是儿童贴身穿着的服装。外来轻微的刺激，都会对宝宝稚嫩的皮肤有可能造成影响。因此，宝宝内衣质量的好坏直接关系到孩子的健康。

在为宝宝选择内衣时，首先应当考虑安全性，尽量选择颜色浅的内衣，一般来说，这样的衣物染色牢度较好。在选择白色纯棉内衣时要注意，真正天然的、不加荧光剂的白色，是柔和的白色或略微有点发黄。

儿童针织内衣多为纯棉品，选购时要考虑缩水问题。注意选择缩水率低，款式较宽松的内衣，但尺码不必太大，否则会影响孩子的肢体活动。

给孩子选择内衣要注意款式，晚上睡觉最好穿用连裆内衣，可以保护肚脐不会受凉；由于孩子的头较大，适宜选择肩开口，V领或开衫容易穿脱。此外，还要注意内衣的颈部、腋下、裆部缝制是否平整。

选购有装饰物的内衣时，必须检查饰物的牢固程度，不宜给孩子穿饰物过多的内衣。

注意内外包装上的固定物，如各种丝线、针头、装饰扣、别针等，穿着之前应当全部取下，缝制在内衣内侧的标签最好在穿着之前去除，以免伤到孩子细嫩的皮肤。

应选择使用说明齐全，标注明确的商品，这样的产品质量相对有保证。

新购买的儿童内衣应当充分洗涤一次后再穿，可以洗掉衣服上的"浮色"和织物中残留的大多数游离甲醛，同时也可除掉衣物在生产、销售过程中可能附着的脏物等，更好地保护孩子的皮肤。

洗涤孩子的内衣时，应当与成年人衣物分开洗，最好使用婴儿专用洗涤液或肥皂，成年人使用的消毒液不能用来给孩子洗衣物。

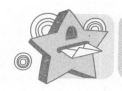

为孩子洗衣服

由幼儿的皮肤特点决定，清洗孩子衣物与洗成年人衣物不一样，幼儿皮肤只有成年人皮肤厚度的1/10。孩子的皮肤薄、抵抗力差，稍不注意会引发问题。因此，清洗孩子的衣物时要特别注意：

除菌剂、漂白剂不可用

有一些洗涤剂包装上写着能除菌、漂白字样，因而会激发人们的想法，是不是洗衣时加入这些东西更好呢？回答是：NO。洗涤和漂清的过程再长、再仔细，也难免会有残留物质，对孩子的皮肤不利。

晒晾

婴幼儿衣物可以在阳光下晾晒，虽然阳光暴晒可能缩短衣服寿命，却能起到消毒作用，况且幼儿长得太快，衣服使用时间短一些没关系。

漂洗很重要

无论用什么洗涤剂清洗，漂洗都是不能马虎的程序。一定要用清水反复漂洗两三遍，直到水清为止。

污渍尽快洗

孩子的衣服上，总是会沾上果汁、巧克力渍、奶渍、番茄渍等，这些污渍不易清除，只要刚刚沾上，应当马上就洗，通常容易洗掉。如果过一两天才洗，污渍就可能深入纤维洗不掉。

内衣外衣分开洗

内衣与外衣一定要分开洗涤，通常情况下，外衣要比内衣脏一些。深色与浅色也要分开洗；免得造成染色。

不与成年人衣物混洗

孩子的衣物，不能和成人的衣物一起洗，因为成年人衣物上沾有更多细菌，混同洗涤时细菌会附着到孩子的衣服上。要单独洗孩子的衣物，要有专用的盆。

选择专用洗涤剂清洗

市场上有许多婴幼儿衣物的专用洗剂，虽然价格贵一些，却对孩子的身体有好处。不会伤害皮肤，造成过敏。如果没有专用洗涤剂，用肥皂也可以。注意要按照商品标示的洗涤说明洗涤，如稀释的比例、浸泡的时间等。

手洗为优

洗衣机是洗全家人衣物的，机筒内会藏有许多细菌。婴幼儿衣物经洗衣机会沾上细菌，有一些细菌对成年人没有危害，对婴幼儿却有麻烦。因为孩子的皮肤抵抗力差，容易引起过敏或其他皮肤问题。

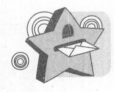

洗头的难题

培养孩子洗头的习惯，会让众多的家长们头痛，因为孩子总是害怕把头放进水里、甚至靠近水。解决孩子怕洗头的问题，可以采取下列方法：

在卫生间里，先让孩子帮助洗家长的头，熟悉洗头的程序。

耐心细致，对于每个程序反复督促，反复练习，帮助孩子形成较巩固的卫生习惯。

如果孩子刚剪过头发，在洗头时，可以先玩一玩理发游戏，装做要把头发修剪成各种发型，用游戏来激发孩子洗头的兴趣。

可以选择不同的地点洗头，可以站在板凳上，在厨房的洗手池里，也可以在卫生间用淋浴的方式洗。

孩子如果怕泡沫流进眼睛里，最好用不含刺激性的洗发精，不要让孩子眼睛和脸部浸到洗发精泡沫。

洗头时，可以抹上洗发精，慢慢地把热水冲到孩子头顶时，给孩子一块手巾，让孩子保护好鼻子和眼睛。

让孩子拿着淋浴器洗头，诱导孩子自己洗头的能力。

培养孩子卫生习惯时，要布置出令孩子愉快的卫生环境。准备好孩子的专用洗漱用具，包括洗脸盆、洗澡盆、洗脚盆、毛巾类如洗脸毛巾、浴巾、擦脚巾、专用的漱口杯、牙刷、梳子。要注意选择大小形状和花色不同的各种盆和毛巾，以便让孩子辨别自己专用的。使孩子明白洗漱用具专供个人使用，形成良好的卫生习惯，有效防止传染性疾病。

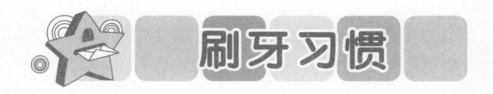

刷牙习惯

2~3岁的孩子，可以培养刷牙的好习惯。

实际上，孩子早就开始模仿父母们早晚刷牙了，但是真正开始学习刷牙，最适合在这个年龄阶段，可以专门为宝宝购买儿童使用的牙刷、牙膏，来教孩子学习自己刷牙。

教孩子刷牙时，家长和孩子各拿一把牙刷，家长一边做示范动作，一边讲解。应当采取竖刷法，顺着牙齿的方向才能把牙齿缝隙中的食物残渣清除掉。刷牙时要照顾到牙齿的各个面，还要把牙刷的毛束放在牙龈与牙冠处，轻轻压着牙齿向牙冠尖端刷。刷上牙时由上往下，刷下牙由下往上，反复6~10下。要把牙齿的里外上下都刷到。刷牙的时间不要少于3分钟。

孩子开始刷牙时，可以不用牙膏，等到孩子掌握方法以后，再加上牙膏。

学习刷牙要养成每天早晚各刷牙一次的习惯，晚上刷牙以后，不宜吃食物。每次吃完饭后，要用温开水漱口，以保证口腔清洁，预防龋病。

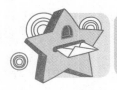

打扮孩子

日常生活中，除了保持清洁之外，适当地打扮，会使孩子变得更加漂亮，更加活泼可爱。

孩子的服装应整洁卫生。整洁与卫生，是美育的重要内容，能给人以美感和愉悦。如果孩子的衣服整洁，即使质地和式样一般，也会招人喜爱。反之，一个孩子的衣服质地与式样都非常华丽，但看上去却皱巴巴、脏兮兮的，照样让人觉得不舒服。

应适合年龄和活动需要，有利于孩子的生长发育。孩子天性活泼好动，给孩子穿的衣着要裁剪得体，美观大方，不要讲究质地高档和式样新奇。另外，孩子衣服的装饰品不能太多，否则，让活泼好动的孩子戴着装饰品去爬、跑、跳、攀登、做游戏，会限制到活动，令孩子的自然美减色。孩子正处在生长发育迅速的时期，不应当追求时髦，给孩子穿着过于宽松式或紧身式的服装，不利于孩子的生长发育。

幼儿的服装色彩要鲜明、协调，色彩对比不能过于强烈，以免孩子有眼花缭乱的感觉，不利于正常活动。

孩子的穿着打扮应当符合孩子的性别认同。有的家长因为喜欢男孩子，把自己的女孩子打扮成男孩子样，剪短发、穿男孩式样的衣服。也有家长恰恰相反，把男孩子打扮成女孩的样子，给男孩扎小辫子、穿裙子。这样打扮不仅有害无益，还影响到成年后的身心健康。此外，孩子最好不要留长头发，因为平时梳理和保持卫生比较麻烦。

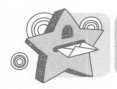

爱护玩具

2～3岁的孩子，可以选择较复杂的拼图、可拆卸的玩具，促使孩子思维和想象力的发展。要选择符合卫生要求的玩具，玩具无任何毒性，无锋利的边角等，还要结实耐用。选择玩具应当考虑益智作用和物美价廉，理想的玩具并不一定贵，只要能引起和培养幼儿的兴趣，发展孩子的智力即可。

买新玩具后，要教给孩子正确的玩法，培养自己动手的兴趣和信心，才能使玩具发挥应有的作用，切忌只由父母演示，只让孩子看而不让孩子自己动手。应当让孩子懂得玩具的性能和特点，不同材料制作的玩具有着不同的性能和特点，由于孩子不懂这些，往往会无意中把玩具毁坏掉。因此，父母应当事

先告诉孩子这件新玩具的特点和性能，讲明正确使用的方法，反复几次，孩子就能使用和保护自己的新玩具。

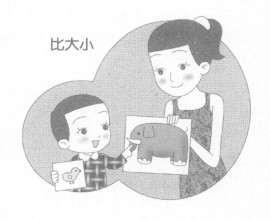

比大小

还要教会孩子收拾和保管玩具，家庭一般要为孩子准备一个固定的地方，专门放置玩具。孩子玩玩具时，可以拿出一两件，玩后，由孩子自己放回原来的地方，反复

做上几次，孩子就能养成良好的习惯，不乱扔乱放，随意损坏。还可以带着孩子一起维修玩具，教给孩子一些简单的维修技巧。既培养动手能力，还能让孩子对自己修理过的玩具更加爱惜。

2～3岁的孩子由于好奇心驱使，常常爱拆玩具，家长见到了不要指责和训斥孩子，要善于引导，利用孩子的好奇心，对于能拆卸的玩具部位，启发孩子自己装好。注意不能让孩子养成只拆不装或以拆卸玩具为乐的习惯。

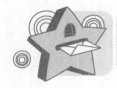

玩具安全

玩具，是孩子成长过程中的亲密伙伴，但人们往往容易忽视玩具也会给孩子的身心健康带来的危害。玩具给孩子们带来的不仅是快乐，随着大量新奇玩具的出现，由此带来的健康隐患日益成为人们倍加关注的问题。

隐藏在玩具中的祸患

 铅

铅是目前公认的影响中枢神经系统发育的环境毒素之一。儿童胃肠道对铅的吸收率比成年人约高5倍，由于儿童的中枢神经系统发育未完全，所以，对铅毒比成年人敏感。铅中毒影响孩子的思维判断能力、反应速度、阅读能力和注意力等，使孩子学习成绩不好，辍学率增加。老师经常抱怨的学习成绩不好的学生，有可能就是脑中的铅在作怪。而含铅喷漆或油彩制成的儿童玩具、图片是铅暴露的主要途径之一，导致婴幼儿铅中毒。

现在的玩具基本上都用喷漆，如金属玩具、涂有油漆等彩色颜料的积木、注塑玩具、带图案的气球、图书画册等，即便毛绒玩具娃娃或小动物的眼睛、嘴唇也是含铅油漆喷的。孩子抱着玩具睡觉、亲吻玩具和玩过玩具不洗手就拿东西吃，都容易造成铅中毒。

噪声

随着新奇玩具的大量出现，尤其是噪声大的玩具，对婴幼儿的听力危害越来越大。儿童对声音的感应要比成年人灵敏。许多新的玩具都发出各种声音，有的噪声高达120分贝以上，玩具电话竟达到123分贝的噪声，长此以往对儿童的听力有极大伤害。

一些看似安全的玩具使用不当也会对婴幼儿产生危害，比如经过挤压能吱吱叫的空气压缩玩具，在10厘米之内发出的声音可达78~108分贝，相当于一台手扶拖拉机在耳边轰响。

正常人的谈话声为30～40分贝，高声说话为80分贝，大声喧哗或高音喇叭为90分贝。一般情况下，40分贝以下的声音对儿童没有不良影响，80分贝的声音会使儿童感到吵闹难受。如果噪声经常达到80分贝，儿童会产生头痛、头昏、耳鸣、情绪紧张、记忆力减退等症状。婴幼儿的健康成长，需要安静舒适的环境，如果长期受到噪声刺激，会出现激动、缺乏耐受性、睡眠不足、注意力不集中等表现。

重金属

有些玩具在表面涂用金属材料，对儿童的危害相当大。金属材料中含有砷、镉等活性金属，幼儿喜欢舔、咬玩具，如果这些元素含量超标，长时间会对儿童造成伤害。砷进入肌体后易与氧化酶结合，造成孩子营养不良，易冲动，也会引起胃溃疡、指甲断裂，脱发；镉进入人体后极不容易排出，慢性镉中毒会造成贫血、心血管疾病和骨质软化；汞会对人体的脑组织有一定危害，严重的会危及造血和肝肾功能。

病菌

调查发现，现在孩子们手中的绒毛玩具90％以上有中度或重度病菌污染。相对于塑料类玩具来说，绒毛类玩具消毒较困难，极容易再度沾染病菌，而消毒后的塑料类玩具再度沾染病菌的可能性就会小很多。有鉴于此，对于绒毛类玩具应当经常消毒清洗，以免成为新的感染源，尽量少玩绒毛类玩具。

此外，由玩具造成的意外伤害也不容忽视。要避免意外伤害的发生，必须靠家长的监护。要特别注意，不能拿体积过小的东西如螺丝钉、纽扣，带危险性的东西如剪刀、打火机给孩子玩。时下有些商家为了吸引眼球，销售一些"恐怖玩具"或"情色玩具"，会给儿童的身心发育带来一些负面影响。

 安全玩具挑选

玩具产品必须标明适合儿童使用的年龄范围。选购玩具产品时，要注意标志，最好是正规厂家生产的玩具，对于"三无"（商标、厂家、许可证）产品要拒绝购买使用。

儿童玩具并不是越多越好、越复杂越好、越贵越好。

选择玩具要注意的内容：

有锐利尖点和边缘的玩具，应避免让8岁以下儿童使用；

3岁以下儿童，应避免选择有小零部件的玩具。避免使用体积过小的玩具，以免被吞食后，塞卡住孩子的喉咙，玩具规格当长在6厘米、宽在3厘米以上；

飞镖、弹弓、仿真手枪、激光枪等玩具一定要加强管理，防止儿童在使用过程中伤人；

儿童玩具使用的材料，不能含有有毒和危险的化学品；

定期检查孩子的玩具，特别要注意避免给孩子玩有尖锐的边缘和尖点的玩具、有破裂的木头表面的玩具，要及时把破裂或分离的玩具修补好。玩具的电池要定期更换，以免电池内化学物质影响孩子健康；

不要购买一些有损儿童身心健康的玩具、含有色情内容的玩具；

选购玩具要注意是否易于消毒和洗涤，皮毛制的动物形象玩具，不能洗涤消毒，容易带菌，不卫生，不宜选用。

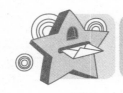

安全教育

宝宝2岁后理解力增强，应当在日常生活中及时进行安全教育，让孩子懂得什么是危险、怎么避开危险。

 防意外

告诉孩子，什么东西会带来伤害。如孩子要玩暖瓶时，要告诉孩子开水会烫伤皮肤。当着孩子的面，倒出少许开水，稍停片刻，让孩子摸一下，让孩子有感性认识。

虽然孩子对高处也有恐惧，但出自好动与好奇，常会忘掉危险。要经常提醒孩子不去危险的地方，不做危险动作。如不要从窗台上俯身下望，不要站在窗台边，不要从阳台向下探身，不要试着从高台上跳下等。孩子做出可能发生危险的动作时，要严加制止。

要让孩子知道躲避汽车，不在马路中间玩，不横穿马路和猛跑，要告诉孩子碰上汽车的躲避方式。

汽车过来时，妈妈不要只是急忙抱起孩子，最好牵着孩子的手，避到近侧的路边，让孩子亲身体验到应当怎么应对。过路口时，要让孩子记住走人行道，看红绿灯。教给孩子儿歌：红灯停，绿灯行……

生活中有许多导致意外的因素，如小扣子、小玩具会被孩子吞入口中而卡着，锐利的物品会扎着孩子，电源插座会电着孩子……因此，防意外教育要随时进行。

 防走失

告诉孩子家庭地址、爸爸妈妈的姓名、自己叫什么，最好能知道父母的电话号码和单位，3岁以内的孩子完全能记住。

孩子在室外做游戏时，家长要在旁边看护，如果一时有事，也要托付给成年人，并叮嘱孩子不能跟不认识的人走，即使熟人也不要跟人离开。带孩子去公园、商场要防止走失。一旦发现孩子不在身边，要马上找到保安，配合迅速寻找和广播找人。

 ## 防伤人

孩子和小伙伴的游戏中常会不知轻重，容易伤着对方或被对方伤害。在动手打架时，会出手或用器物致使对方受伤甚至致残。因此，要教育孩子尊重别人，利用平时讲故事给孩子讲这方面的内容，告诉孩子不能拿石头、棍子打人，不能用手去抓挠对方的眼睛，不要用力去推小朋友，更不要咬小朋友，等等。还要让孩子懂得避开攻击，告诉孩子不和拿棍棒的小朋友玩，小朋友动手打架时要躲开，避免抓伤、打伤自己。

 ## 分界线

孩子往往不清楚什么是勇敢，什么是鲁莽，特别有不少影视类传媒中打打杀杀的镜头颇多，"英雄人物"能力超群，刀枪不入、凌空飞行……孩子的理解能力差，看到这类镜头要告诉孩子不应该模仿。如果孩子鲁莽地做了有危险的事，要及时想办法防止出危险，并妥善处理。

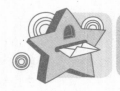

生长性疼痛

又称"幼儿生长痛"，医学上叫非特异性肢痛，与幼儿的生长发育有关。

1～3岁的孩子体重增加的速度超过身高增长的速度，所以一般都显得胖而可爱，医学上把这个阶段称为"第一增重期"。

孩子3岁以后，身高增长的速度会加快，由于此期间孩子骨骼生长的速度极快，远远超过骨骼周围神经、肌腱的生长速度，结果会使肌肉、神经发生不协调疼痛，疼痛部位一般在双膝及附近肌肉，偶尔位于大腿或双踝部，有的也可能出现上肢疼痛。一般疼痛部位比较固定，多在晚间或孩子入睡以后发生，疼痛程度差异性很大，孩子可能因为疼痛突然惊醒，持续数分钟甚至数小时，经过按摩可以减轻疼痛症状。一般局部无红、肿、发热改变，疼痛可以自行缓解。

孩子恢复正常后，便不再感到疼痛，既能跑又能跳，活泼如初。病理化验和X线检查均不会有特殊发现，随着孩子年龄的增长，身长增高速度减慢，疼痛逐渐减轻、消失，不会留下后遗症。

幼儿生长性疼痛，应当与病理性疼痛相区别，病理性疼痛的特点是：疼痛在活动时加重，休息时减轻，腿的病变部位有红、肿、热、痛等异常变化，且腿部活动受限制。诊断幼儿生长疼痛要做化验和X线检查，以排除风湿性关节炎、化脓性关节炎，这类疾病需及时治疗。

生长疼痛由于与生长发育有关，是一种暂时性的生理现象，一般不需要治疗，疼痛发作时可以局部按摩或热敷，也可以引导孩子玩玩具、做游戏来转移注意力，同时还应该向孩子说明道理，让孩子知道这种疼痛是生长发育过程中的正常现象，不必害怕。

如果孩子疼痛发作频繁、且疼痛较重，可以口服水杨酸类止痛剂，若用药后仍有疼痛，则需到医院作详细检查，排除病理性疼痛或其他病症。

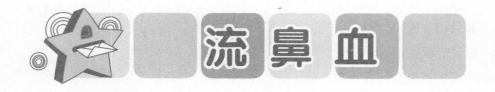

流鼻血

孩子流鼻血，一般多由于鼻中隔的前部受伤所致，这个区域有数条动脉血管交会，一旦流鼻血往往出血量多，流血不止。容易流鼻血的孩子一般分为几种：

感冒，会使鼻黏膜的**抵抗力降低**，加上感冒的附属症状如鼻塞、流鼻涕、鼻脓等，会使孩子感到极不舒服，做出一些直接伤害到鼻黏膜的动作，如用力擤鼻涕、挖鼻孔等，造成损伤流鼻血。

孩子鼻过敏时，总觉得鼻子发痒、流鼻水、鼻塞，会经常挖鼻子，使鼻黏膜受伤而流血。

由于孩子经常抠挖鼻孔，使鼻子入口及鼻前庭等反复受伤、结痂，再沾上鼻屎，孩子总有不适感，更会情不自禁地抠挖，恶性循环，久而久之鼻子入口处和前庭部会产生溃烂，容易流血。

血液疾病，虽然孩子鼻子没有受伤，但却时常流鼻血，通常流血速度较缓慢，次数很频繁，这种形态的流鼻血，常是由血液疾病所致，发现类似情况，须立刻到医院做血液检查，以防万一。

不要看到孩子鼻子大量出血，家长就乱了方寸，最好立刻用拇指及中指同时紧压两侧鼻翼，使出血的部位受到压迫而停止流血，大约5分钟后松手，看看是否止血，若继续流血，再重复紧压鼻翼5～10分钟，多数能止血。若仍不止，必须赶快找耳鼻喉科医生急诊。

有的家长看见孩子流鼻血，常用卫生纸或棉花塞入孩子鼻腔止血，但因压力不够或部位不对，不能止血。此时家长会让孩子平躺下来，误以为可帮助止血，其实这么做并不合适。因为孩子一躺下来，原本往外流的鼻血就会向后进入口腔，流向喉咙，反而会使孩子呼吸困难，或吞入大量血液，刺激胃壁引致呕吐且带血液，更引起惊慌失措。

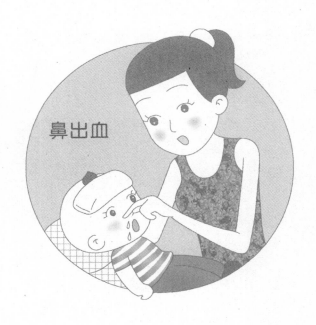

鼻出血

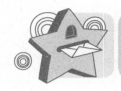

惊睡症

有的孩子常常在入睡后15～30分钟突然惊醒、叫喊，有时会出现喘息或呻吟，并常伴有双目圆睁、表情恐惧、意识蒙眬、面色发白、额头出汗或全身大汗淋漓等症状，这时对受惊的孩子劝哄往往没有反应，强行唤醒问哭叫原因，孩子又往往表情茫然，回忆不起惊叫的原因，只说很害怕，然后又迅速入睡。有些孩子仅是偶尔发作，也有的孩子经常发作。这种情况称为"睡惊症"，是一种睡眠障碍。

引起睡惊症的原因很多，主要与幼儿的大脑皮质层发育还没有成熟有关。当生活环境发生突然改变，或受到意外事故惊吓，或睡前过度兴奋，或平素学习紧张、承受压力大，或睡觉前看了恐怖电影、电视、听鬼怪刺激故事时，就会诱发睡惊症。

防治睡惊症，要让孩子从小养成良好的睡眠习惯，按时作息，睡前不要过度兴奋或过量进食，不要责骂体罚，不要看恐怖影视剧，不要给孩子讲惊险、恐怖的故事。

要保持和睦的家庭气氛，对学习有困难的孩子，要端正心态，家长勿期望值过高，以免给孩子造成过大的思想压力，应积极帮助孩子采取各种措施克服困难，不要因学习成绩差而训斥孩子。

平时应让孩子多参加活动，使孩子在心情愉快的情况下接受一些视觉、听力及运动等方面的刺激，提高孩子对周围事物的反应性及动作的协调性，促进大脑发育。

随着年龄的增长，大脑发育逐渐成熟，心理的承受能力逐渐培强，睡惊症可自然消失，家长不必过分担心。

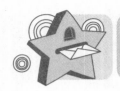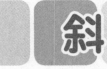

斜 视

幼儿斜视大多为共同性斜视，又分内斜视和外斜视两种。所谓"对眼"就是内斜视，多由远视引起，而部分外斜视可能与近视有关。

共同性斜视，多发生在视功能发育最快的2～3岁。初生的婴儿多为远视眼，要看较近的物体，需要视力调整。由于婴儿眼肌发育尚未完善，大脑功能也不成熟，多数情况下，两侧眼球运动不能协调一致。因此，新生儿出生数周内，因双眼单视功能不完善，常会出现暂时性斜视。随着年龄增长，6个月左右的孩子，双眼单视能力发育即趋于完善，逐渐不再斜视，双眼成为正常的正视眼。

少数孩子远视度数比较大，无论看远、看近物体均不清楚。平时看远近物体时，眼睛必须加强调节，才能看清楚，因此也增加两眼向内集合的作用，久而久之，固定下来，会引起内斜视。

斜视不仅影响容貌仪态，重要的是会导致弱视。幼儿发生斜视之初多属间歇性。当孩子精神紧张、疲劳、情绪不佳、发热或受到外伤时，大脑兴奋性增高，会引起两侧眼球运动暂时不协调而出现斜视。时间久了会逐渐发展为固定性斜视。

出现共同性斜视后，常有复视，孩子看东西时感受到的是双影。由于孩子年幼，语言能力差，无法准确表达，不能及早发现和治疗，斜眼的视力便逐渐减退，造成弱视。

一旦发现孩子出现斜视，应当及时纠正，不能等长大了再说。全部矫治过程，最好能够在6岁之前完成，以取得眼位、视力均理想的疗效。矫治斜视同时，应矫治弱视或远视。医生会根据具体病情，采取配眼镜、视觉功能训练等措施，并同时治疗原发病。

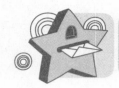

弱视及早发现

弱视，是儿童常见的眼疾，仅发生在视觉尚未发育成熟的幼儿期，发生率为2%～5%。弱视的危害在于，多数患者在儿童时期没有能及早发现和治疗，失去了形成良好视力和立体视觉的机会，使成年以后的学习、生活和职业生涯等受到影响。

弱视，是指眼部没有明显器质性病变，但矫正视力低于0.9者。依矫正视力不同，可分为轻度(0.8～0.6)、中度(0.5～0.2)和重度(0.1以下)。

发生弱视由先天性原因所致，也可能因这视觉发育关键期进入眼内的光刺激不够充分，从而剥夺了黄斑（即人眼视网膜上形成视觉最清晰的部位）形成清晰物像的机会。也有的因为两眼视觉输入不等，引起一只眼看到清晰物像，另一只眼则为模糊物像，两眼之间竞争造成一眼或双眼的视力减退。

引起弱视有3种疾病，即斜视、屈光不正和眼发育病变。

斜视，会令幼儿双眼看到的物像完全不同，引起视觉混淆，久而久之形成弱视。临床发现，内斜视患者，即黑眼球向鼻子方向移位者，弱视发生率高于外斜视，即黑眼球向外侧方向移位者。

屈光度参差也是儿童弱视的常见原因。屈光参差，是指一只眼或双眼有屈光不正现象，包括远视、近视或散光，而且两只眼度数相差较大，通常近视、远视度数相差200°，散光度数相差100°。屈光参差的幼儿双眼视网膜成像大小不等，进入大脑后不能融合，大脑主动抑制度数深、视力相对差的那一只眼，天长日久形成弱视。高度远视患者比高度近视患者更容易形成弱视。

第3类医学上称为形觉剥夺性弱视。比如婴幼儿时期的角膜混浊、先天或外伤性白内障、完全性上睑下垂等。这些疾病影响光线进入眼内，妨碍了外界物体对视觉的刺激，抑制视觉发育，引起严重弱视。

儿童弱视治疗的关键和其他疾病一样在于"早"，即早发现和早治疗。

6岁以前，是儿童视觉发育的敏感期。既是容易形成弱视的时期，也是弱视治疗效果最佳时期。孩子年龄越小，疗效越好。错过这一时期，治疗效果会大打折扣，弱视甚至会伴随孩子终身。

幼儿视力从出生后就要开始检查，3个月内婴儿可以观察其注视周围人面孔的能力；3～6个月的婴儿可以伸手主动抓取自己感兴趣的东西，也具有了保护性的眨眼反射；6～12个月的婴儿可用能否辨识不同直径的小球来粗测视力。2岁以上儿童，可以使儿童专用的图形视力表测视力；3岁以上的儿童，就可以使用视力表来检查。家长要观察孩子看东西时，眼睛的方向感、光感等是否正常，这样的检查最少每半年一次。如果发现或怀疑孩子患有明显眼病，如不能分辨事物、角膜混浊、白内障、上睑下垂等，应当立即到眼科就诊，进行相应治疗和后续的屈光矫正。

针对不同类型弱视的治疗方法，有遮盖法、后像疗法、红色滤光镜疗法等。弱视治疗的成败主要取决于孩子配合。因此，家长应该帮助幼儿配合医生进行矫正屈光不正、弱视训练等活动，以提高孩子的视力。

遮盖法：把视力好的一只眼睛遮盖住，强迫用弱视的那只眼睛看事物。经过一段时间的强迫刺激，弱视眼的视力可以有所提高。也可以采用交替遮盖法，即健康眼和弱视眼交替遮盖法。这种方法简便易行，如每周遮盖健康眼5～6天，遮盖弱视眼1～2天，效果较好。

后像疗法：在强光刺激下视物10秒钟后，闭上眼睛仍感觉到该物体还呈现在眼前，这种影像医学上称作后像。医学上利用这种后像的原理，用后像镜的强光刺激，一般

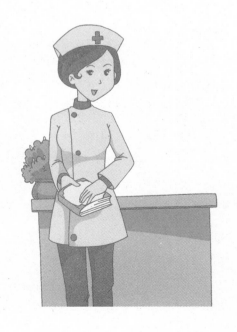

照射20～60秒，使视网膜上产生后像，从而提高黄斑中心凹的视功能，起到治疗弱视的作用。

红色滤光镜治疗法：用600～640微米波长光线的红镜戴在弱视眼前，同时完全遮住健康眼，练习写字、画图等作业，每天1～2次，每次10～15分钟，逐渐延长时间到数小时，能够达到治疗弱视的目的。

治疗弱视的方法很多，到底哪一种最好，最适合自己的孩子，要根据每个孩子的具体情况，包括弱视的性质、程度、年龄和视力屈光程度来选择。但是，一定要注意，6岁以前，是抓紧治疗弱视的最佳时机。

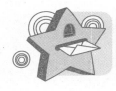

意外受伤处理

当孩子意外受伤，应当尽量缩短等待接受治疗的时间，防止伤口恶化的情况。因此，了解如何迅速采取急救措施很重要。

手边缺少必要的急救工具时，利用日常生活用品处理孩子的伤口：

幼儿意外割伤

用消毒棉或布按住伤口止血，直到血液不再流出，然后换一块干净的消毒棉或布把伤口包牢。如果伤口较深、流血较多、伤在关键部位，处理后要立刻送孩子到医院治疗。

手臂受伤或骨折

处理手臂或骨折的伤口，在肘关节可以弯曲的情况下，把受伤的手臂用绷带或枕巾悬在胸前。固定好手臂后，立刻去医院骨伤科。

扭伤或拉伤

若无出血性外伤，可以用冰袋做局部冷敷以止痛化淤，对于青肿部位用弹性绷带或局部包扎，固定受伤部位后应去医院。

 ## 轻微割伤或擦伤

如果手边没有创可贴，处理轻微割伤的最佳方法是让伤口自行痊愈。用湿纸巾或清水轻轻地把伤口周围擦洗干净即可。

 ## 眼部受伤
或眼内有异物

用清水把受伤眼睛冲洗干净，然后用眼罩或折好的棉手绢遮住眼部，并轻轻固定在头部。眼外伤无小事，应立刻就医。

 ## 烧伤或烫伤

处理伤口时，应当先用冷水冷敷患处至少10分钟，然后再用保鲜膜包裹患处，或用烫伤药膏均匀地涂于患处。如果幼儿烫伤或烧伤的面积大于一枚邮票，则应及时就医。

 ## 手指戳伤

发生手指关节扭挫伤后，用冰块裹布冷敷在伤处，每次敷10～15分钟，即能消肿。如果受伤时间已经超过三四个小时，就不要再冷敷。冷敷以后，可以贴上消肿止痛贴剂。可以用厚纸裹住伤指，以免伤指再活动，严重的要请医生诊治。

 ## 手指夹伤或砸伤

如果无出血，也可以照手指戳伤的方法处理。

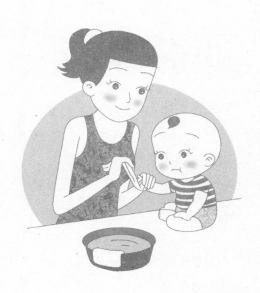

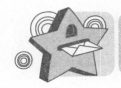

毒虫蜇伤处理

幼儿好动好奇，被毒虫蜇伤的情况，在家庭护理中常有发生。发生情况后，不要过分紧张，以防吓着孩子。要根据被蜇伤的部位、伤口情况、孩子玩耍的具体环境判断清楚究竟是什么毒虫蜇伤了孩子，以对症治疗。

常见的虫蜇伤有被蜂、毛毛虫、蜈蚣、毒蝎、蜘蛛等毒虫蜇咬。一般蜇咬伤都在暴露部位，局部红肿，有刺痒感或灼痛感，明显可见虫叮咬痕迹。

蜂蜇伤，包括黄蜂、马蜂、蜜蜂、胡蜂等各种蜂虫的蜇伤。孩子被蜂蜇后，伤处有出血点或红色疙瘩、水泡，被蜇部位周围皮肤红肿，剧痒或刺痛难忍，严重者会引起发热、头晕、恶心、呕吐、四肢麻木，还有可能出现全身性变态（过敏）反应。发生蜂蜇后，可先找到受蜇准确部位，用镊子小心把蜂刺拔出，不要碰破伤处皮肤上出现的水泡。拔出蜂刺后，用温开水反复清洗伤口，冷敷伤口局部，减轻疼痛。如果出现过敏症状，则要送医院处理。

有一些毛毛虫浑身带刺，却五颜六色鲜艳夺目，婴幼儿见到后误接触，受到蜇刺，引起局部皮肤刺痛、刺痒，严重者受蜇部位大片发生红疹或水泡，引发全身性变态（过敏）反应。遇上这类情况，先用清水为孩子洗净局部皮肤，仔细检查是否有毛刺扎在皮肤上，有的要一一拔除，然后，用风油精、清凉油、花露水等敷抹患处，如果孩子仍觉刺痛刺痒难耐时，可局部冷敷止痒后再敷药。

蝎子蜇伤后非常痛，伤处有出血点，周围皮肤红肿，如果引发淋巴炎症，还可能有一条红线沿伤处部位延伸。受蜇伤严重者，会出现高热、头痛、恶心呕吐、四肢抽搐、呼吸麻痹等症状。发现蝎蜇伤后，立即要用手把毒汁挤出，或用拔火罐等办法吸出毒液，然后用清水洗净伤处，立即送往医院处理。

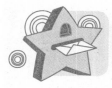

有些孩子受到情绪刺激时，会大声哭闹，随即出现屏气，口唇、面色青紫，两眼上翻，手足舞动，不省人事的"晕死"症状，一般历时2～3分钟后缓解，医学上称为"屏气发作"，俗称"气死病"。

屏气发作，是幼儿神经症的一种表现，也是出现在特殊阶段的现象。

孩子出现屏气发作时，不要惊慌，可以稍稍用力击打宝宝面颊部，疼痛感和意外刺激传入宝宝大脑时，宝宝就会先深吸一口气，然后哭出声来，发作便会停止，青紫也随之消失。

在运用击打法时需注意：击打宝宝面颊部时需稍用力。如果力量不足，不能引起面颊疼痛感，就不会产生刺激，起不到效果。

拍打屏气发作的幼儿面颊时，部位要低一些，不能高，部位太高有可能打到外耳，损伤鼓膜，影响听力。

屏气发作时，宝宝看上去"不省人事"，实际上孩子"脑子糊涂心里清楚"，对家长的情绪反应很敏感。家长越是表现出惊慌，发作过后越是迁就孩子，以后孩子的发作会越频繁、越严重。

当然，最好的办法是锻炼宝宝的神经承受能力，要受得起刺激，经得起斥责。

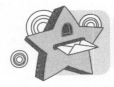

体质较弱的孩子

孩子体质弱的原因很多，有先天的因素，也有后天养育不当所致。

对身体较弱的幼儿来说，注意掌握好饮食、睡眠与运动三项要素，是增强体弱幼儿体质的良策。

饮食是孩子生长发育的物质基础。要想增强幼儿的体质，就必须做到保证全面均衡营养，让孩子吃多种多样的食物，不挑食、不偏食。纠正偏食：饭前给孩子讲个故事，对饭菜做一些有趣的介绍。饭量要因人而异，遵循"从少到多，少盛多添"的原则。善于鼓励，让孩子吃饭时开心，树立吃好吃饱的信心。

充足的睡眠，对幼儿健康尤为重要。如果孩子睡眠不足，不仅身体消耗得不到补充，而且由于激素合成不足，会造成体内环境失调，从而削弱孩子的免疫功能和体质。

为保证体弱幼儿的睡眠时间和质量，应当合理安排孩子的作息制度，早睡早起；家长夜间做事时，不要让灯光、声音影响孩子的睡眠；睡觉时，被子不宜盖得太厚，防止孩子踢被子，头不要捂在被子里面；室内空气要保持清新，坚持开窗换气；必要时，每天可以安排1~2小时的午睡时间。

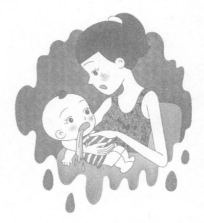

一般说来，体弱的幼儿多数爱静不好动，因此每天要保证孩子2~3小时户外活动时间。天冷时活动前，先摩擦孩子的面部和双手，使皮肤有个缓冲的适应过程。活动时，做到动静交替，活动量由小增大，循序渐进；为增加体弱儿童的运动兴趣，可以让孩子和同龄小伙伴一起玩，增加活动的积极性。

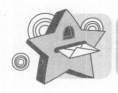

抗菌与防病

人们谈到细菌、病毒往往会色变，因为它们会侵害人的肌体，让人生病，影响正常生活。其实，细菌也分有益菌和有害菌，在人体消化道内，就存在不少帮助分解、消化食物的有益菌群，如双歧杆菌、乳酸杆菌等。人体内各细菌群落都有一个平衡状态，如果这个平衡被打破，孩子就会出现腹泻等症状。如有时孩子患呼吸道疾病，服用很多的抗生素，结果连体内一些有益菌也被杀灭，而一些有害的菌群，却因为没有了天敌而会在体内迅速繁殖，或出现变异，能使药物越来越失去效力，导致细菌的耐药性也越来越强。

如果人类一辈子不接触细菌，就没有任何抗病能力。人需要接触自然，自然界也有很多有利因素如氧气、绿色植物、糖类（碳水化合物）等，虽然有一些细菌和病毒混在灰尘中间、土壤里或物体表面，却不能因为怕这些东西而不去接触自然。

人的抗病能力就像防卫能力一样，是逐渐养成的。主动形成抗病能力的方式，是注射防疫疫苗，被动方式就是去接触这些细菌和病毒，逐渐地认识它，机体自身就会形成对它的识别和抗病能力。从这个意义上讲，让孩子过度"干净"反而更易生病。孩子平时接触细菌过少，免疫系统缺乏识别能力，身体抵抗疾病的能力就较弱。

孩子需要良好的生活环境，但是好环境不等于真空环境，更不是要给孩子营造"远离细菌"的环境，要想增加孩子的免疫力，除加强身体锻炼，注射疫苗等方式以外，也可以让孩子在一定的"脏"环境中磨炼摔打，通过与细菌的适当接触，让机体免疫系统认识细菌，进而形成强大的、战胜细菌的免疫功能。

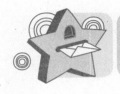

预防免疫

为了孩子少生病，是否有必要接种新型疫苗，如水痘疫苗、乙肝疫苗等？怎样为孩子打预防针才算合理？了解一些预防免疫常识很有必要。

为孩子选择计划外免疫接种，应当考虑：

当地是否出现某种传染病流行？以前是否接种过？除流感疫苗保护期只有一年，多数疫苗都有比较长的保护期。

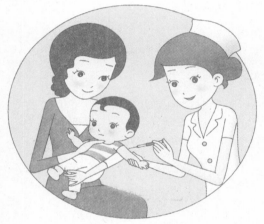

是否属于重点保护人群？例如，流感疫苗和肺炎疫苗的重点保护人群是65岁以上的老年人、7岁以下的幼童和体弱多病的人。

有无接种禁忌证？每种疫苗的使用说明书上，开列有禁忌证，即什么情况下不能接种。

是否处于疫区？例如，出血热疫苗，一般只有生活在疫区和要前往疫区的易感成年人才需要接种。

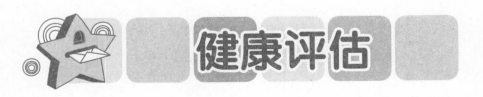

健康评估

每一个孩子在生长发育过程中都是独立的个体，不可能个个都身强体壮，会有许多因素影响到生长，但只要孩子健康活泼、精神饱满就好，不必事事强求。要知道，高高壮壮与白白胖胖并不与健康相等，孩子身体素质好才是最重要的。

细心的父母会买一只体重计，每次洗澡前孩子脱光衣服时，都给孩子量体重，想凭借详细的资料精确掌握宝宝生长的情况，其实没有必要。一般而言，建议家长在孩子出生后的头2个月，每周量1次体重，在以后的10个月中，每月量1次就可以，到上小学前，一年有2次的体重记录就足够了。

评估孩子的生长有许多方法，其中最有用的是生长曲线图。使用生长曲线图前，得先做一些准备工作：精确算出孩子实际的年龄，正确量得身长、体重、头围或胸围等数字。除了体重以外，定期记录身长、头围、胸围等数据也相当重要。体重与身长曲线的图形，能使医生对生长迟滞的孩子有详细了解。

通过上述内容，可以对如何评估孩子的生长有所了解，但光了解不够，能够持之以恒地测量并记录孩子的生长情形最为重要。

衡量1～3岁幼儿期孩子体格发育的情况，一般有以下几个指标：

体格发育：幼儿期体重的增加较婴儿期逐渐减慢。1～2岁全年约增加3千克。2岁以后每年约增加2千克。

2岁以后到12岁儿童的体重可用公式估测：

体重＝（年龄×2）+8（千克）。

1～2岁身高全年约增加10厘米，2岁以后身高估算公式：

身高＝（年龄×5）+80（厘米）。

头围、胸围的指标：出生第2年与第3年头围共增加约3厘米，3岁时头围约49厘米。

胸围：1岁半到2岁时胸围约与头围相等，以后逐渐超过头围。超过的差数约等于儿童的实足年龄数。

牙齿：2岁半乳牙全部长出，共20颗。

体能与早教

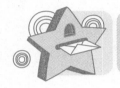 耐寒锻炼

要增强幼儿的抵抗力，除了在生活中注意饮食结构、保持规律睡眠，还有一种相当有效的锻炼方式，就是冷锻炼，又称耐寒锻炼。冷锻炼能刺激促进新陈代谢，增强心肺活动功能，供给身体热量，提高免疫和抗病能力。适合3岁以下孩子的冷锻炼有：

 冷空气浴

少穿衣服或不穿，直接去户外接受冷空气的刺激。气温与体温的差别越大，刺激作用越强，对身体影响越明显。每天1次，每次3分钟，适应一段时间后，逐渐增加到10～20分钟。冷空气中含有较多的氧，能为机体提供充足的氧气，从而增强机体组织细胞的生命力，供给身体热量。

注意不要在饭前空腹或饭后饱胀时进行，早饭后半小时，是最恰当的锻炼时间；户外温度不宜过低，18～20℃为宜；如果孩子有着凉迹象，须立刻停止。

冷水擦身

先用冷水洗手、洗脸，以后用冷水擦上肢和颈部，逐渐达到冷水擦身。对身体健康有促进作用，可加速血液循环。

擦身的顺序应从手部至臀部，或是从脚至腿部，然后再擦胸、腹部，最后擦背部；水温宜从33～35℃递减，可每天低1℃，最低水温可降到16～18℃；

 ## 冷水冲淋

用低于体温的水给孩子冲淋，淋完后立即擦干全身。宜在早饭后1个半小时内进行，每天一次。

注意水温从33～35℃递减，减至22℃。室内气温不低于20℃，室外气温不低于22℃；不要冲淋头部。2.5岁以上孩子可逐渐尝试冲淋。

耐寒锻炼的原则，是要循序渐进，不可急躁，否则会适得其反；从小开始，从温到冷，循序渐进，逐步适应冷锻炼；冷锻炼时，要注意防止穿堂风的直吹；空腹和饭后都不宜马上进行冷锻炼；如果孩子出现嘴唇青紫、全身颤抖的现象立即停止，擦干身体，运动到皮肤发热；锻炼过程中，如果孩子出现身体不适的症状，可以中止几天，痊愈后再锻炼。

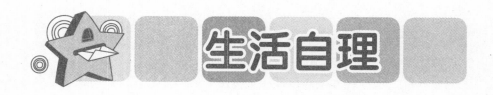 # 生活自理

孩子的生活自理能力，和其他方面的能力一样，是从小培养和训练出来的。有一些孩子的生活自理能力差，原因主要在家长身上，是由于父母的"包办"而剥夺了孩子锻炼的机会。

在家长的眼里，孩子总是"小孩子"；总认为孩子什么也做不了，因此，什么都代替孩子做。也有一些家长怕麻烦，嫌孩子做事

慢、做得不好就替孩子干所有的事。其实，这些做法都是不对的，应该放手让孩子做自己的事，自己吃饭、自己穿脱衣服和鞋袜、自己洗手洗脸，自己整理玩具等力所能及的事。一般说来，孩子们都会非常乐意做这些事，家长应当因势利导、放手让孩子做。刚开始，孩子肯定做得不太好，可能会把饭撒一地，洗手洗脸把衣服弄湿等，出现类似情况，千万不可训斥孩子。因此这样做会扼杀孩子独立动手的意识和从小就应当树立的自信心。

正确的方法，是给予孩子引导、鼓励和支持，并用一些恰当的方法，耐心地教给孩子生活自理的技能。例如，把每件事的顺序、要领、方法解释给孩子听，边讲解边示范，然后再让孩子自己练习，家长在一旁加以纠正。还可以通过让孩子练习搭积木、穿珠子等，来训练孩子手的动作，使孩子在实践中提高生活自理能力。

只要家长放开手，训练得当，2岁以上的孩子能够自己吃饭、穿脱简单的衣物，如开襟上衣、松开短裤等。

学会穿背心和套头衫

培养幼儿自己穿衣服的能力。找前面有图案或动物的背心和套头衫，先教孩子识别前后，同时看清前开口比后开口大一些，把两手伸进袖洞或背心的袖口内，双手举起，把衣服的领口套在头上，用手帮助使衣服套过头穿上。

这种学习适宜从夏季开始。夏季衣服较简单，天气暖和，孩子的动作再慢也不用担心受凉。夏天让孩子学会穿衣服和松紧带裤子，到秋季逐渐加衣服时，也正好进入渐渐熟练的过程。

学会擦屁股

培养孩子大便时，自己解开裤子，蹲在便池或坐在抽水马桶上大便，便后，学习自己擦屁股。开始练习时，家人可以在旁边监督，但不要代替孩子做。让孩子自己拿手纸擦，若不能擦干净，再给孩子纸再擦，直到干净为止。如果做得好，要及时表扬孩子能干，自己的事情自己会做。

学习做家务和学说文明用语

在家庭中，应当培养幼儿帮助家人做事情的习惯。如家长扫地，让孩子拿簸箕，家长擦拭家具，孩子擦玩具。吃饭前，可以让孩子按照人数摆放餐具，吃完饭后，帮助收拾餐桌，送往厨房洗碗池等。成年人在与人交往中说"您好！"要让孩子学习说，对家中的长辈要称呼"您"。接受帮助时要说"谢谢！"早出晚归要分别道"早上好！"或"晚安！"分别时候要说"再见！"孩子接受别人赠送礼物时，要听从家长的命令，并要学会道谢。

 ## 学习刷牙漱口

教孩子刷牙时，家长和孩子各拿一把牙刷，家长一边做示范动作，一边讲解。应当采取竖刷法，顺着牙齿的方向才能把牙齿缝隙中的食物残渣清除掉。刷牙时要照顾到牙齿的各个面，还要把牙刷的毛束放在牙龈与牙冠处，轻轻压着牙齿向牙冠尖端刷。刷上牙时由上往下，刷下牙由下往上，反复6～10下。要把牙齿的里外上下都刷到。刷牙的时间不要少于3分钟。开始时不要用牙膏，等到孩子掌握方法以后，再加上牙膏。每天早晚各刷牙1次，晚上刷牙后不宜吃食物。每次吃完饭后，要用温开水漱口，以保证口腔清洁，预防龋齿病。

 ## 学习用筷子

给孩子一双小巧的筷子作为玩具餐具，和孩子一起玩"过家家"游戏时，让孩子练习用手握筷子，用拇、示、中指操纵第一根筷子，用无名指和小指固定第二根筷子，练习用筷子夹碗里的糖块或枣子，反复练习。用餐时也准备一双筷子，只要孩子能把食物送到嘴里，就要加以赞扬和鼓励。

 ## 学习给娃娃更衣

无论男女孩都喜欢娃娃，而且更喜欢与自己性别相同的娃娃。家长可以替孩子购置塑料的光身子大娃娃，自制衣服以备更换。孩子学习为娃娃更衣，可以学习自己穿脱衣服。娃娃的衣服最好稍宽大一点，用松紧带固定，宽大的套头衫、松紧带裤子等。或用粘贴尼龙代替扣子，更便于穿脱。平时鼓励孩子自己脱掉衣服时，也可能学习穿无扣的套头衫和背心，鼓励孩子自己穿无跟袜子和鞋子。

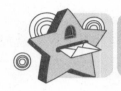

探索的兴趣

2岁以上的孩子，自主意识不断增强，渴望着能独立活动。孩子喜欢自己走路和做自己爱做的事，应该多多加以鼓励。孩子看到路边成堆沙子、石头或别的什么东西，都会引起强烈的兴趣，总是会想走到跟前去看一看，摸一摸。

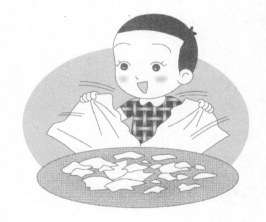

孩子不会像成年人那样感到危险，因为正处于对任何事物都感兴趣的阶段——孩子这种对环境充满好奇，积极探索的态度极其可贵，可以帮助孩子通过对感兴趣事物的观察，发展自己的两大项智力：注意力和认识能力。

这时候的孩子，因此也会特别容易跌跤、闯祸，应当在注意孩子的安全同时鼓励冒险精神和探索兴趣。可以适当采取一些安全措施，通过看图片、讲故事等方式，提醒孩子注意安全，小心跌跤。

这个时期是培养孩子的勇敢性格和冒险精神的关键时候，决不能随意阻止孩子的行动，从而使孩子形成胆小怕事、处处退缩的性格，因此失去对环境积极探索的可贵精神和兴趣。

保护孩子探索的兴趣的有效方法之一，是支持孩子在安全状态下探索新鲜事物，尝试各种体验。尽管事先知道，这些冒险行为会有多次失败，然而，不去尝试，就永远也不会成功。面对孩子的失败，父母如果能在"帮助和保护孩子"的愿望和孩子"完成冒险的需要"之间找到平衡点，必定会有利于孩子建立良好的自我意识。

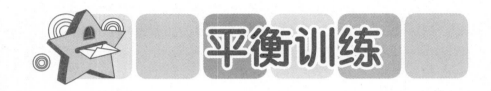

平衡训练

人的平衡能力，不是与生俱来的，而是需要从幼儿阶段开始实行训练。为了能使孩子平衡能力发展得较好一些，可以对幼儿阶段的孩子进行平衡训练：

 ## 在日常生活中训练

孩子学会走路以后，尽可能让孩子自己走，不要总是手搀着孩子或抱着。开始孩子可能走不稳，也可能会摔跤，但是，孩子自己能学会逐渐调节，知道如何能走得稳当，从而建立起平衡力。孩子逐渐学会了爬楼梯，也应当进一步让孩子自己走，爬楼梯也是一种训练孩子平衡能力的好方法。还可以让孩子在躺在床上的父母身上训练登高能力，即使从身上掉下来多次，孩子也不会厌烦。

孩子能走稳以后，可以练习左右转、急转、骤停等，当孩子能够蹦蹦跳跳时，开始训练孩子用单个侧脚跳着走，也可以站在最后一级台阶上，从上往下跳，类似动作反复做，能很快提高孩子的平衡能力。

辅助作用。

有意识地练平衡

现代城市居住的小区、公园里，矮矮、窄窄的水泥平面各式各样比比皆是，随处可见，花坛边、平衡木、独木桥、滑梯、荡顶、秋千、转轮等，也包括马路边上的轮椅专用走道等。让孩子在这些随处可见的地方练习走，是锻炼平衡的好方法，而且，孩子也会喜欢这种游戏式的训练方式，会很喜欢练走平衡。对于稍有高度的地方，开始可以拉着孩子的手练习，走一段时间后就放手让孩子自己走。这样做，不但锻炼了孩子的平衡能力，还能纠正"内八字"、"外八字"步的不正确走路姿势，起到良好的

通过游戏训练

在日常生活中，除了上述方法，还可以和孩子一起做游戏，如"登高训练"、"朝下跳"、"不倒翁"、"过小桥"等游戏，寓教于乐、寓练于乐之中，在玩乐中提高平衡能力，促进动作发展和智能发展。

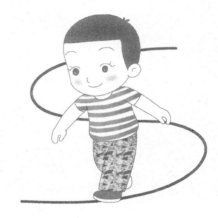

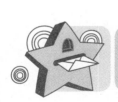 练 跑

跑步，能锻炼肌肉，增加呼吸运动次数。一般喜欢跑步的孩子，身体都能发育得比较匀称。

日常生活中，常见到2岁左右的孩子，几乎都是用满脚掌跑，跑起来摇摇晃晃，手脚动作协同不明

显，尚属于跑不稳的时期。

对跑不稳的孩子，应当手持玩具引导孩子小跑着到自己面前来取，孩子边跑家长边退，跑一会儿要休息一会儿。跑的距离和次数、时间因人而异，不要让孩子太疲劳。

2岁以后的孩子跑的动作比较协调了，并且能跑得较稳、较远一些，家长可以和孩子一起做游戏，在游戏中示范跑或带着跑步，还可以通过听音乐、按节奏快慢等方式，教给孩子如何正确地运用双

手，交替摆动着跑，教孩子怎样跑才不累，使孩子在娱乐中学会跑。但应当注意，跑步的时间不宜长，并且要把走与跑相结合起来。

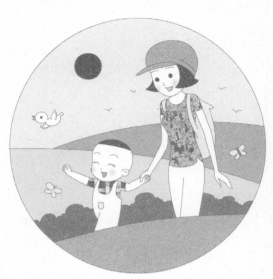

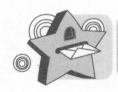 # 学双脚跳跃

学会双脚跳，对孩子的身心健康发育有重要作用。

从生理学的角度来看，跳跃，是一个复杂的条件反射建立过程。孩子在克服自身体重跳起来时，需要付出很大的努力。

跳跃，能锻炼孩子身体大肌肉群和预防肥胖。从心理学的角度看，孩子学会跳，能产生愉悦情绪，增强自信心，产生勇敢精神。

一般在2岁左右，就可以让孩子进行跳跃动作的学习。在学习跳跃之前，要做一些准备工作，要让孩子养成跌倒后自己爬起来的习惯；要有在家人的保护下，玩各种大型玩具的能力；还可以旁观一些大孩子们跑跑跳跳的

游戏，从而激发孩子学跳的愿望。

具体方法可以试一试：

让孩子扶持双手进行双脚跳，然后，家长用双手拉着孩子的双手，和孩子一起用力跳起来，跳一会儿，休息一会儿。要注意，千万不能提拉孩子的双手、用力做双脚跳动作。

让孩子扶一只手，做双脚跳跃动作，可以在上一个动作的基础上，慢慢地让孩子扶持着物体跳跃，也可以从最低一级台阶上，扶着栏杆朝下跳。

独自双脚跳。可以让孩子拿着玩具，或者做小白兔游戏、猴子摘果等游戏的形式来练习。

教孩子学习跳跃的动作，一定要注意遵循由易到难，循序渐进的原则。要逐渐教给孩子正确的跳跃动作，特别是在双脚落地时，要教会孩子两个脚掌先着地，两腿稍曲，成半蹲状态，然后再站直。

掌握正确的方法，并且对孩子进行适当的帮助，能促使孩子学好跑步和跳跃的动作，促进身体健康发育和动作能力发展。

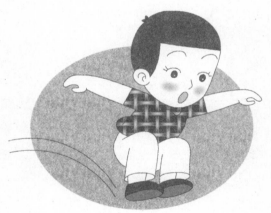

双脚跳

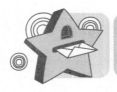

口齿不清

口齿不清，是刚学说话的孩子比较常见的语言缺陷。不少父母以为孩子的口齿不清，是因为年纪尚小，其实不然，虽然，说话含糊是年幼孩子学说话中常见的问题，但是，引起孩子说话含糊的原因有很多。

对这么小的孩子来说，要找到出一个恰当的词表达自己意图、并说出来，实在不是件简单的事。孩子脑子里的想法，远比所掌握的词汇量多得多。所以，整个学前阶段，不少孩子很难平静而流利地说出自己的想法，尤其在情绪激动和悲痛的时候更为突出。如果父母对孩子的词不达意显得不耐烦，就会影响到孩子说话的主动性。也有的孩子害怕小伙伴们取笑，对选择用词会感到紧张和犹豫，也能影响语言的表达，说话显得更加含混不清。

孩子学说话的期间，应当给予足够的重视，耐心地帮助孩子树立起说话的信心，有意识把孩子引导到较为轻松的语言环境中。

孩子说话含糊、表达不清楚的时候，父母的面部表情和说话时的语气等表现，会把心情流露出来，会使孩子感到紧张。父母往往会很心急地让孩子把话说清楚，让孩子意识到自己说的话没让父母满意，说话会更加犹豫，下次再要对爸爸妈妈说什么的时候，总担心又说得不对，会更开不了口。

孩子还没有掌握正常说话能力时，很可能出自好奇而模仿别的口齿不清的孩子。

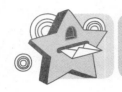

口吃矫正

口吃，起初发生于2～4岁的小儿中，在学习说话的最佳时期内。孩子一般总是希望用较多的词汇，来表达自己的意思，却会因为掌握的词汇量太少，有时候要边想边说，往往会把第一个字重复多次。

这个阶段孩子还会出现用字不当、发音不准、语法结构错误等问题。家长对孩子语言表达能力往往会要求过高，孩子出现表述困难时，会遭到家长的训斥和惩罚，这样一来，容易使孩子产生焦虑不安、紧张烦躁等不良情绪，从而引起口吃。

另外，有的孩子会在无意中模仿口吃者的发音，时间一长反倒会成习惯。

纠正孩子的口吃应当注意：

主动关心孩子，孩子说错了不要紧，要耐心细致地反复纠正，教孩子正确地说话。不可以嘲笑和训斥、责怪，切忌打骂，以消除孩子紧张、焦虑情绪。要劝阻周围人不要嘲笑或模仿有口吃的孩子。

还要注意叮嘱孩子，说话时不要太用力，要放低音量，用轻柔的音调讲话，要有节奏地发音，恢复语言的正常节律。

说话的第一个字时要进行诱导，要缓慢地、轻轻地诱导孩子发音，并逐渐变响，然后过渡到第二个字。

有意识地培养孩子慢慢说话的习惯，还可以让孩子每天朗诵几首儿歌或诗歌。

尽可能让孩子与人多交谈，尤其是谈一些愉快话题，孩子不紧张，就不会出现口吃。

当孩子口吃有所改善时，要给以鼓励，以巩固成绩。

幼儿期（25～36月龄）——模仿能力发展最快的时期

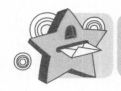

动手是能力

手的灵巧程度，是人的大脑发育状况的标志之一。人的大脑中支配手部动作的神经细胞有20万个，而负责躯干的神经细胞却只有5万个，可见大脑发育对手的灵巧有多重要。而"手巧"，又会反过来促进大脑各个区域的发育。

重视锻炼孩子的巧手，可以指导孩子做手工：2岁多的孩子从简单的折纸学起，到3岁时可学难度更大的折纸，3岁开始学拿剪刀，先学剪纸条，后学剪图形，可以用纸条贴成链条或方纸贴成花篮等。4～5岁可以剪更复杂的剪贴和图案。

动手练习的内容，一定要适合孩子的年龄特征，如经常让孩子做一做手工，包括画图、剪贴、泥工、折纸等，能促进幼儿手部动作发展。

发现孩子有不正确的动手习惯时，应及时矫正。例如，要注意孩子端碗、拿匙子、筷子、握笔、握球拍、用剪刀以及拿其他工具的方法是否正确，发现问题应当及时给以指导和纠正。当然，最好从一开始就教会孩子采取正确的操作方法，尽量杜绝不正确的动手方法。

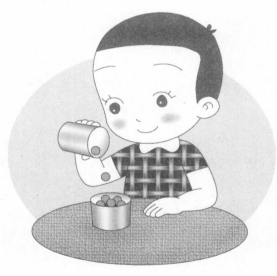

 ## 锻炼自己动手的能力

培养孩子的自理能力，需从日常生活做起，要刻意培养孩子自己倒水

婴幼儿护理百科全书

YING YOU ER HU LI BAI KE QUAN SHU

喝，用筷子吃饭，学习擦桌子、扫地，自己整理玩具，洗手绢等，既培养了用手的技巧，也锻炼了孩子的自理能力。

 ## 在游戏中培养动手能力

顺应孩子喜欢动手的规律，找一些废纸让孩子撕，给一些木头和棍子让孩子敲，买来蜡笔教孩子学画画，找一些不用的小瓶、小盒让孩子配盖子，为孩子准备一些积木和自制拼图、橡皮泥、七巧板等玩具，让孩子既动手又动脑。在孩子动手的过程中，及时提供合适的动手操作的机会。只要是孩子表示愿意自己动手做的事，家长都应当耐心地在一旁指导，而不要自己动手代替孩子去做。如孩子希望自己学吃饭的时候，就不要喂；孩子自己要学穿衣服时，就不要再替孩子穿衣服；孩子可以自己握笔时，就应当给孩子纸和笔画着玩。孩子刚开始学习这些动作时，难免做得不完善，需要反复地练习。

通过反复动手、反复运用，孩子就能掌握比较复杂的手部动作，学会技巧和专注解决问题的能力。

 ## 注意动手操作的安全卫生

同一操作活动不宜持续过久，以免孩子手部过度疲劳而失去控制力，造成事故，影响手部正常发育。孩子使用金属工具如剪刀、刀子、铲子和榔头等之前，应当先做示范，教给孩子正确的操作方法，一定要嘱咐孩子注意安全。孩子使用的工具，也应当有安全措施。如剪刀最好是圆头的，刀子、铲子不要过于锋利。

完成动手操作活动后，要提醒孩子及时洗手，以保持手部的清洁。

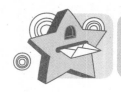

婴幼儿护理百科全书

弹跳运动，对骨骼、肌肉、肺及血液循环系统都是很好的锻炼，使孩子长得更高、更壮、更健康。这种运动对人体免疫淋巴系统也很有益，对增强孩子应对多种疾病，特别是提高对感染性疾病的抵抗力，有重要的价值。

对孩子施行弹跳训练时，要根据孩子的年龄与运动能力的发育情况来定。

2岁以后，孩子的运动能力明显增强，可以做"小兔跳跃"游戏，在宝宝前面双脚并齐，跳跃做动作示范，让孩子模仿着向前跳；或两手拉着孩子的小手，让孩子借力向上跳，称为拉手跳。

3岁以后，孩子完全能够独立地进行各种弹跳活动，花样也会多起来，除了跳绳、舞蹈外，还可以踢毽子、跳橡皮筋、跳水。可以根据孩子的爱好，鼓励宝宝选择一种或几种交叉练习，每次10分钟。

有的父母会担心，怕跳得多会损伤孩子的大脑，这种担心属多余。

人在弹跳时，虽然受到很大的外力冲击，这种冲击力从下肢传向脑部，但巧妙的人体骨骼关节构造，像是在人体内安装了一系列缓冲装置，完全能把冲击力化解在无形之中，确保大脑安然无恙。

弹跳运动能起到健身、健脑的作用，一些安全防卫的准备措施也很必要，家长适宜在旁边关注孩子，避免意外。

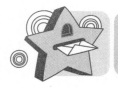
运动健身

运动，能使人的大脑处于放松状态，使人的想象力从多种思维的束缚中解脱出来，变得更加敏捷，更富于创造力。运动还能促进大脑中多种神经递质的活力，使大脑思维反应更为活跃、敏捷，通过提高心脑功能，加快血液循环，使大脑享受到更多的氧气和养分来达到提升智力的作用。

与成年人相比，儿童运动的收益更大，奥妙在于孩子的大脑正处于发育状态，运动发挥的作用能得到更大回报。

从运动医学角度看，有氧运动皆有健身、健脑作用，尤其是弹跳运动为佳。

适合孩子的运动

跳绳

以下肢弹跳及后蹬动作为主，带动手臂、腰部、腹部的肌群运动，促使呼吸加深加快、吸氧增多、二氧化碳排泄加速，加上手握绳子头刺激拇指穴位，双脚心不断被地面按摩，通过足反射区刺激大脑，思维、记忆、联想力大增。

跳舞：可以锻炼和提升大脑对外界信号的敏锐度与记忆力。坚持学习舞蹈的孩子，文化课成绩都比较好。

长跑

长跑有助生长发育。专家研究发现，经过长跑训练以后的孩子，身体发育正常，身高、体重的增长均高于一般儿童。但孩子毕竟身体发育尚未成熟，各器官功能还较薄弱，因此，长跑时必须负荷适当，注意控制强度，量力而行地安排孩子的运动量。

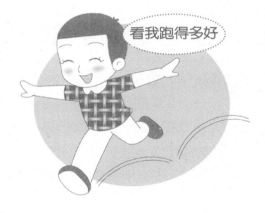

看我跑得多好

立正

让孩子坚持"立正"训练，对矫正"O"型腿和"X"型腿非常奏效。做法是：全身保持正规的立正姿势，上提丹田气。"O"型腿者要两脚并紧，两膝关节尽力相靠，必要时可用弹性适中的橡皮带扎在两膝关节上，增加双腿的内靠

幼儿期（25～36月龄）——模仿能力发展最快的时期

力量。"X"型腿者两膝关节要并紧，两脚跟尽力内靠。每天进行2次或多次，每次20分钟。

乒乓球

视力疲劳，是造成近视的重要原因。在打乒乓球的时候，双眼必须紧紧盯着穿梭往来、忽远忽近、旋转多变的快速来球，使眼球不断运动，血液循环增加，眼神经功能提高，能使眼睛的疲劳消除或减轻，起到预防近视的作用。

弹跳

凡是有氧健身运动，都有健脑作用，但其中尤其以弹跳运动最佳。像跳绳、踢毽子、跳橡皮筋、舞蹈等，都能供给大脑充分的能量，激发大脑的活力。

上列项目中，以跳橡皮筋堪称最佳，能使人体腰部、腿部肌肉、关节及大脑皮质神经得到整体协调锻炼。所需场地较小，只需地面平坦即可。

游泳

人体在水中要承受水的压力，游泳时要克服水的阻力，呼吸要比陆上困难，经常游泳能促进呼吸肌发育、肺活量增加，提高呼吸功能。冷水的刺激能使皮肤血管扩张，提高孩子对外界温度变化的适应能力。

因此，游泳运动对于心肺的锻炼效果更显著。游泳对心脏是很好的锻炼，能促使心肌发达，收缩有力，心输出量增加，锻炼全身大肌肉群，使身体发育得更加健美匀称。

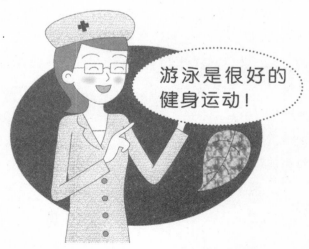

游泳是很好的健身运动！

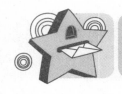

适应环境

让孩子适应新的环境，指新的生活环境，最主要的是幼儿园环境。学会随遇而安，是教会孩子正确对待全新生活环境的一种优良素质。

从家庭的个体生活走向幼儿园的集体生活，对孩子来说是一个巨大的变化。由于生活环境、生活方式，特别是接触的对象不同，孩子开始会感到不习惯、不适应，产生怯生、恐惧心理，出现哭闹、逃跑、不肯吃饭、不肯午睡等现象。类似现象有时候会持续一两个星期甚至更长的时间。

入幼儿园前，先带孩子去幼儿园玩一玩，与老师交谈来消除孩子的怯生心理；通过参观幼儿园的活动室、玩具橱、游戏室等设备，增进孩子的羡慕和愉悦情感；让孩子通过看一看幼儿园小朋友们欢乐的活动场面，从旁边体验一下幼儿园富有情趣的集体生活，促使孩子产生"我不久就上幼儿园了"、"我

是大孩子了"的自豪感。孩子产生了进入新环境的意愿，就能为将来适应新环境奠定良好的思想基础。

给孩子安排与幼儿园相适应的作息时间，早睡早起，每天中午定时睡午觉等，进入新环境后，孩子就容易适应新的生活制度。

注意培养孩子的自理、自立能力，放手让孩子自己吃饭，自己大小便，自己脱衣上床睡觉。家务劳动时，可以让孩子在身边学着择蔬菜，拿一拿工具；外出时可以带上孩子，尽可能让孩子多接触外界的人和事，以增进孩子的独立性，减少依赖性。

孩子进入新环境后，如果出现不适应、不习惯现象，不应当过度溺爱心疼，舍不得、放不下，更不应当在一旁当陪伴，尽量避免自己同孩子多接触。孩子回家后，应该从多方面夸赞新环境，促使孩子心理的转变。

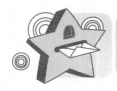

和小朋友相处

这个年龄的孩子，已经明显具备了交际意识。孩子接近3岁时，能够与小朋友之间相互帮助，为共同达到某个目标而协作。

但是，现代城市的居住环境限制，使幼儿一般不太容易有同龄的小伙伴、小朋友玩伴，孩子平时所面对的，普遍只有家长和成年人的面孔，对于孩子的成长很不利，容易导致孩子形成胆小、怯懦、自私、不合群等不良性格。

其实，孩子们的天性喜爱玩，特别喜欢和同龄的小朋友们一起玩。同龄的小伙伴们在一起，体力和知识水平相近，兴趣也基本上一致，孩子可以从伙伴们身上学习到新鲜的话语，玩更多的有趣游戏。不仅能增长见识，锻炼身体，发展智力，还能培养活泼、友爱、勇敢、守纪律的良好品质。因此，让孩子多多接触同龄的小伙伴，是孩子自然的心理要求和兴趣所在，尽可能地为孩子找到同龄的玩伴和小朋友。

3岁的孩子个性凸显，在一起玩的时候，彼此之间有磕磕碰碰总是难免的，对于孩子之间发生的小纠纷，父母们应当正确和恰当的处理，处理得当，能让孩子从中吸取有益的经验，完善良好的人格品质。

孩子们之间发生纠纷，首先要调查清楚孩子发生纠纷的原因，然后再实事求是地处理。如果孩子平时表现出较为顽皮，也不能有偏见，总是认为肇事者是某一个孩子，主观武断地错误判断。如果说孩子受到冤枉，会在内心深处产生疏远情绪。更不宜一味偏袒自己的孩子，否则会助长孩子任性、暴躁的不良性格。

对孩子要多进行正面教育，耐心诱导，讲清道理。要让孩子明白错误在什么地方，怎么样做才是对的。对于孩子来说，讽刺挖苦、说反话起不到教育作用，责骂和殴打

婴幼儿护理百科全书

YING YOU ER HU LI BAI KE QUAN SHU

更不合适，不能使孩子认识到错误而进一步改正错误，而且会引起孩子的反感，造成性格怯懦或者加重逆反心理。

父母的行为，总是孩子的榜样。因此，要以身作则，待人和蔼可亲，事事讲道理，给孩子起好榜样作用。

平时，要多对孩子进行友爱教育，养成与小朋友们分享的良好习性，从小培养孩子友爱、谦让的良好品质。孩子懂得谦让，纠纷自然就会减少，学会了如何与小朋友们和睦相处，能够受益终生。

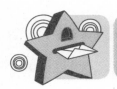

"反抗期"到来

带过孩子的家长都会有同感，孩子在2~3岁以前比较听话，3岁前后，就开始不太听话了，有时家长让干什么，孩子偏不干，甚至会要求家长按照自己的"意见"去干。这种情况一般从2岁以后开始，到4岁时达到高峰。这一个时期因此被称为儿童的"第一反抗期"。

从孩子生理和心理发展的角度看，这种"反抗期"是一种正常的现象。随着幼儿活动能力的增强，知识的不断丰富，孩子心理变化急剧，特别是孩子的需求发生了很大的变化，而成年人往往还是用老眼光去看待孩子，要求孩子，因而会引起孩子的种种反抗行为。

从另一方面看，如果孩子的个性得不到发展，反倒会影响到以后的成长。所以，经历"反抗期"是孩子正常发育的必然阶段。

疏导和培养自我意识——2岁以前的孩子，生活中的一切均需要依附于别人。2岁以后，孩子能够独立行走，并能用语言表达自己的一些要求，能够手眼协调地进行一些较为复杂的动作，这时正是幼儿独立性和自尊心发展的大好时机。孩子开始有自我意识，能够把自己从周围环境中分辨出来，作为一个主体来认识，开始对自己不满意的事说"不"。

人们作过调查，在这一阶段孩子越是具有反抗精神，长大以后大部分成为有个性和意志坚强的人。家长应该正确理解孩子的心理活动，正确处理孩子在第一反抗期的行为，否则将会对幼儿的成长产生不利影响。

对待进入"第一反抗期"的孩子，要注意：

 ## 尊重孩子的个性

"反抗"行为，正是促进孩子个性和能力发展的心理动力。这个时期的孩子往往善于模仿，比如常常要求自己拿东西，吃饭时要用筷子，自己穿衣服。尽管各种动作还不熟练，要花费较长的时间，甚至还会损坏东西，但也应该让孩子自己去做，同时给予适当的帮助和鼓励。不要训斥孩子，要有耐心，否则因为对孩子的干涉过多，保护过分，会使孩子变得胆怯，不能独立自主，甚至伤害孩子的自尊心。

 ## 善于诱导和转移孩子的注意力

对不适于孩子做的事情，应该善于诱导或让孩子去做别的事，转移孩子的注意力，不要强迫命令。要注意因势利导，从旁协助，正确合理的教育。比如，孩子喜欢独立行走，就不要硬去搀扶，可以在旁注意保护；孩子要自己吃饭、穿衣，就可以让孩子自己动手，家长在旁加以指导，以此促进孩子心理健康发展，帮助孩子顺利度过"反抗期"。如果孩子在商店里看到喜欢的玩具要买，不买就赖着不走，最好的办法就是带孩子离开商店，到了别的地方后，会把商店的玩具忘得一干二净。

 ## 态度明确，是非分明

对孩子的一些不合理的要求或不正确的行为，家长应该态度明确，向孩子说明哪些行，哪些不行。即使孩子再三要求也不能满足。这样逐渐地孩子会产生出哪些事情该做，哪些事情不该做的潜意识，对孩子心理健康发展有益。

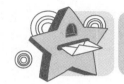

学习口语

培养幼儿阶段孩子的口语表达能力，应尽可能地要求孩子多听、多说，并且养成良好的说话习惯。

具体地说来，会听，是要培养孩子安静、有礼貌地注意听别人说话，不打断别人的讲话，不在别人说话时乱闹。能够听得准确，对于简单的话和简单的意思能够复述。

会说，一是能对话，培养孩子能按要求回答问题，不论回答得对不对，都要切题，不能说东答西。二是要有讲述能力，能把自身要求和事情经过表达清楚。

培养良好的说话习惯也很重要。要培养孩子喜欢说话，能在众人面前开口说话。说话时，表情合适，语句中没有过多的停顿和重复，不说脏话。

家庭训练幼儿的语言能力，看图说话、描述表达和学会传递耳语都是较好的训练方式。

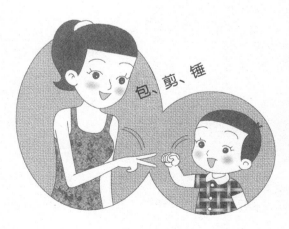

包、剪、锤

看图说话

与幼儿一起看生活用品图片，一边看画片，一边讲述各种物品的特点和用途，让孩子模仿家长的语言，边指着画片边练习说。

 ## 描述表达

和孩子一起看图画，讲出画面上的内容，让孩子回答图画内容，如"这是什么动物"，能用语言描述和表达出动物的特点。

 ## 学会传耳语

妈妈在孩子耳边说一句话，让孩子跑到爸爸身边，告诉爸爸妈妈刚才说的是什么，由爸爸把话再讲出来，看孩子是否把话听懂了并且能正确地传出去。耳语是一种特有的方式，它声音低，不让别人听见，同时，听者只能运用听觉去理解，不能同时看眼神和动作。孩子们一般都很喜欢耳语，因为它有一种神秘感。宝宝正处在语言学习阶段，光靠听觉，没有其他辅助方式，要听懂耳语会有一定难度，开始时，可以先说一种物名，或两三个字的短句子，让孩子第一次传递耳语成功，增强孩子的信心，以后逐渐加长句子并适当增加难度。

孩子到3岁时，可以掌握的词汇量在1000个左右，以名词和动词为主。形容词主要有"小、大、冷、热、红、白、蓝"等常用词，但具体运用还不能十分准确。3岁的孩子主要应当掌握的词汇范围：

名词和动词，掌握生活中常见的物品名，如家具、电器、餐具、食物；环境中的植物、交通工具、建筑等。动词有常见的如吃饭、上街、穿衣、看书等。

形容词，要教孩子容易理解、能直接感知的词，如大小、方圆、颜色、味道；反映感觉的饿、疼、渴、热等；表示味道的酸甜苦辣等。

数词，10以内的数字应当能够正数和倒数，并且会运用。

副词，能够应用说明时间的先、后、早、晚，能使用"最、很、都、全部、一点儿"等。

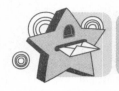

良好的亲子依恋

良好的亲子依恋，是一种积极的、充满深情的感情联系。所依恋的人出现，会使孩子有安全感，有这种安全感，宝宝就能在陌生的环境中克服焦虑或恐惧，从而去探索周围的新鲜事物，会尝试与陌生人接近，能使孩子视野扩大，认知能力得到快速发展。

母爱与感情依恋，是孩子心理发育的"营养剂"，各种教育环境刺激是心智潜能的"开发剂"。

妈妈与宝宝交往的态度和行为，以及幼儿本身的气质特点，是影响宝宝形成不同依恋类型的主要因素。负责任的、充满爱心的妈妈的孩子常常为安全型依恋，反之，就可能是反抗型或回避型依恋。孩子成长的6~18个月，正是形成亲子依恋关系的关键时期。妈妈是否能够敏锐、适当地对宝宝的行为做出反应，积极地跟宝宝接触，正确

认识宝宝的能力及软弱等，都会直接影响着母子依恋的形成。

妈妈不仅能满足孩子生理上的"饥饿"，也是宝宝心理上的"安全岛"和快乐的源泉。不宜长期离开自己的孩子，更不要忽略婴儿抚触、婴儿体操等科学育儿手段，要尽可能多地给予孩子爱抚和鼓励，无论是充满感情的言语表达还是搂抱、亲吻等身体接触，都不要吝啬。要知道，宝宝是一个爱抚的"消费者"。

以母亲为核心的稳定的养育者，对孩子的心理健康发展至关重要。要尽量避免隔代抚养方式，因为老年人大多数"隔代相亲"宠爱孩子，还有不少人的传统观念较深、缺乏科学育儿知识。在发达国家，为精心养育子女，母亲常常会停下工作请长假，直到孩子3岁进幼儿园。

幼儿期（25~36月龄）——模仿能力发展最快的时期

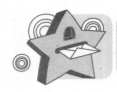

情感交际练习

情感交际这个词，说起来显得很书面化，实际上，就是要教会孩子的举止行为显得彬彬有礼、仪态万方，懂礼貌，守秩序，做事有条理，而这些个人基本素质的养成，3岁前后是最关键的时期。

 做客的礼貌

到了周末，全家人准备一起到爷爷奶奶家去做客，对于孩子应当事先布置，做好引导，让孩子表现出礼貌和教养来。进了家门口，应当先问爷爷奶奶好。爸爸妈妈送给爷爷奶奶的礼物，孩子不可以抢先上前打开。爷爷奶奶疼爱孙辈，递过来好吃的东西时，要先拿最小的，并且要立即向爷

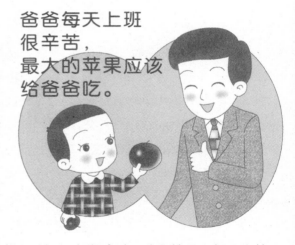

爸爸每天上班很辛苦，最大的苹果应该给爸爸吃。

爷奶奶说："谢谢！"不要在做客的时候，大声喊叫，乱翻抽屉、柜子和擅自拿取东西。需要什么东西，要用礼貌语言"请"爷爷奶奶拿，离开爷爷奶奶家时，要先向老人说"再见！"孩子随着父母外出做客时，表现出色后回家要及时表扬。

 安静能力

让3岁左右的孩子安静片刻，也是一种自我情绪控制锻炼的方法。具体

做法是家长和孩子都做好准备，关上门窗，关闭室内一切发出声响的设备。然后，一起安安静静地坐好，闭上眼睛。渐渐地排除掉一切杂乱、紧张和躁动的心情，仔细听一听，能听到许多以前没有注意到的细微声响，风吹树叶的响声、树枝间鸟儿的啼鸣声，远方传来的车辆驶过的声音等。经过这种训练，孩子会懂得：保持安静，能够更好地集中注意力，才能听到以前听不到的细微声音，学会保持安静的方法。

对幼儿来说，开始每次安静训练2~3分钟就结束，渐渐延续到5分钟结束。进行安静训练时，可以采用耳语悄悄说话或者用手势表示结束。然后，起来离开屋子，进行户外的活动。

安静训练可以每周进行1~2次，受过训练的孩子，会自觉安静，减少活动和声音，学会约束自己；同时，也能够培养专注能力，对于以后学习有益。

具有保持安静的能力，也是教育孩子懂得文明礼貌的行为，以后再带孩子去图书馆、阅览室、医院等场所，孩子就知道了屏气凝神地安静下来。通过安静训练，达到收发自如，该活泼的时候尽情活跃，

该安静的时候能够控制自己。

 ## 做家务劳动

教给孩子做一些简单的、孩子力所能及的家务劳动。可以帮助父母拿报纸、取牛奶、倒垃圾，在厨房帮助择菜，饭前摆放碗筷、饭后收拾桌子等，培养勤快、爱清洁和主动协作的习惯。

 ## 做事有条理

孩子睡觉前，把脱下的衣服、裤子叠好，按穿着的反顺序，摆放在床前的椅子或衣架上，起床后，按照自己做的摆放顺序直接穿着衣物。平时，要教给孩子学会怎样按顺序收拾好自己的东西，养成条理分明的生活习惯，不乱扔乱放，从生活小事上开始培养做事有条理的个性。

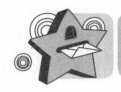

启发思考

在日常生活中，经常向孩子提问，能激发孩子探究问题的兴趣，引导孩子观察事物，提高思维能力。作为家长，要注意做到两个方面：一是善于向孩子发问，知道问什么和怎么问；二是珍视和保护孩子的好奇心和求知欲，对孩子提出的每一个问题都要尽可能给予满意的解答，不能有丝毫的不耐烦。

向孩子发问要注意：正确地选择问题，不是什么问题都能问孩子，家长的提问，要符合自己孩子的年龄和思维发育水平，问题太简单孩子会不爱回答，问题太难了，孩子会回答不上来，挫伤探究事物的积极性。

要善于抓住机会提问，一般应当在孩子兴致勃勃的时候发问，最好在一定的场景中，问场景中的问题，景物就在眼前，有利于孩子思考和判断。

问题要提得广泛，因为提问是为了增加孩子的知识面，所以，应当走到哪儿就问到哪儿，说到哪儿就问到哪儿，不要翻来覆去总是那么几个问题，只有家长多动脑筋，孩子思维能力才会提高得快。

父母自身的知识面要丰富，向孩子提的问题，自己首先要清楚，不要自己问了自己也答不上来，甚至于误导孩子认识水平。

回答孩子的提问要注意：对孩子的提问，能解答多少就解答多少，如果孩子提出的问题，家长根本不懂，要实事求是地告诉孩子自己也不懂，不可以不懂装懂，胡乱解释，把错误的东西教给孩子是有害的。

如果孩子提出的问题，是这个年龄还不宜理解的问题，就直截了当地告诉孩子："等到你长大了，读了书就明白了！"孩子一般不会纠缠不放。

孩子的提问家长如果当时答不上来，尽可能争取事后把它弄清楚，然后给孩子讲解明白。

家长也要随着孩子的年龄增长，读一些《幼儿十万个为什么》、《儿童十万个为什么》之类的百科知识，这类书籍中包括了绝大部分孩子们常问的问题。家长事先读一些书，可以做到有备无患。

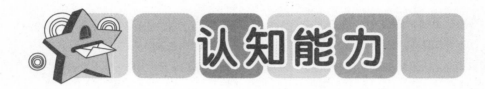

认知能力

2岁多的孩子，眼睛一张开就开始吵吵闹闹。这时已经能够用单脚保持平稳2～3秒，双脚同时起跳，着地能不摔倒。从现在起一直到3岁，孩子一般都采用双脚同时起跳的方式，能够双脚交替一步踏上一阶楼梯，有时也需要手扶栏杆或由人牵引。

孩子胳膊和手上的劲也越来越大，能扔出一些略重的玩具、书本、沙包等，能提、拿一些重物，如妈妈的包、一本厚书等。对物体的操作也日趋精细、准确，大多数的孩子已能在一分钟内正常用线穿上5～6个珠子，在25分钟内把5～7个小球装进瓶子里，说明孩子的动作有了一定的速度。

2岁半的孩子大多数能进行颜色命名，但正确率不高。孩子逐渐表现出较明显的颜色偏好，一般说来，易受孩子喜欢的颜色是红、黄、绿、橙、蓝。多数孩子能用语言说明物体的大小，还能正确选择物体的大小。

对时间的知觉，有较大含糊性和局限性，孩子从成年人那儿学到了一些有关时间的词语，却不能用在正确的地方，对时间概念的认识还不够清晰。

孩子的注意力从1岁起就开始不断地发展，一般来说，1岁半时能集中注意力5～8分钟，2岁10～15分钟，2岁半15～20分钟，到了3岁时间更长一点，孩子开始能长时间地注意一个事物，也能独立地玩较长的时间。

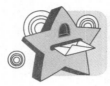

掌握代名词 "我"

2~3岁的时候，孩子开始掌握代名词，如"你"、"我"。掌握代名词是一个困难的过程，因为代名词有明显的相对性。别人说"你"，而对自己则说"我"，反过来也是一样。比如，别人问："你吃不吃？"自己只能回答："吃"或"我不吃"，而不能回答"你吃"或"你不吃"。

孩子开始掌握"我"这个词的时候，在自我意识的形成上发生本质变化，从此，宝宝的独立性开始增长起来，在孩子常常说的"我自己来"这句话中得到表现。

孩子有了自我意识后，行为会发生很大的变化，孩子知道"我"就是自己，这个时期，孩子也产生强烈的要求摆脱成年人的保护、按自己想法痛痛快快玩的心情，不愿意再事事都听从父母的摆布，常常会什么事都要争着自己干，想要干什么就立即要干什么，想得到什么就非得到不可，如果父母不同意，就会发脾气、翻脸、哭闹，常常闹得父母无奈只好退让迁就。因此，绝大多数家长都会感到这个时期的孩子难带。

孩子出现这种现象是正常的，是心理发展的必经之路，只不过是有的孩子表现得强烈一些，有的孩子则表现得不太明显。

这个关键时期，一定要珍视和尊重孩子什么都想干的愿望，恰当地处理好与孩子的关系，尽量给孩子更多的发挥独立性的机会。在孩子发脾气时可以装作不知道，暂时不理会，或把孩子注意力引向其他事情上。这样做反抗心理可以缓和，能促进孩子心理的正常发展。如果父母对孩子管教太严，用过多的"不准"和"镇压"的方法来制止反抗，必定会使矛盾加剧，阻碍孩子心理的正常发展。

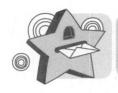

人格形成

　　幼儿期是人格形成的初始期，家庭、社会留给孩子的每一个烙印，都会对成年以后人格的确定起到重要的作用。没有健康的人格，就没有优秀的人才。进行幼儿期的人格培养训练，可以注意以下几个方面的细节。

 ## 尊重孩子的人格

　　家长平时要和孩子平等相处，多用"商量式"，少用"命令式"，多鼓励，少指责，避免当众批评甚至打骂孩子，坚持正面教育，培养孩子从小树立自尊、自爱、自强、自立的品格。

 ## 培养责任心和进取意识

　　要有意识地让孩子做一些力所能及的事情，养成做事认真的习惯。孩子遇到困难，要积极指导，提高孩子克服困难的本领，增进孩子勇往直前的意识。

 ## 强化公德意识

　　教育孩子在公共场所不攀折花木，不乱涂乱画，不随地吐痰；尊敬老人，严守纪律。对孩子违反公德的行为要及时指正，让孩子逐渐认识到，良好的社会行为，是人格优秀的外在表现。

 ## 鼓励积极与人交往

　　鼓励孩子积极参加幼儿园或学校的各项集体活动，让孩子和邻居的孩子友好相处，使孩子学会以诚恳、公平、谦虚、宽厚的态度对待同伴，能做到关心他人，懂得尊重别人的权益，谅解别人的失误。

常和孩子交谈

使孩子逐渐学会正确对待自己、理解对方，合理地认识事物；培养孩子具备有了成绩不骄傲，有了缺点不自卑，有了困难不退缩的心理品质。

父母应和睦相处

以自身良好的形象影响孩子人格形成。父母平时喜欢读书学习，孩子很容易形成勤学向上的品行；如果孩子从小生活在一个充满污言秽语的家庭，长大后就很难做到不出口伤人。

和孩子一起欣赏

尽量多和孩子在一起欣赏故事、电视和文学作品，逐渐形成美育观念，教育孩子分辨真与假、善与恶、美与丑。

创造经风雨见世面的机会

对孩子切忌娇生惯养，百般袒护。为有利于孩子未来的生存和发展，有意识地从多方面对孩子加强锻炼，增强孩子独立生活能力和对困难环境的适应能力。可以经常和孩子一起参加体育锻炼，甚至不妨送孩子到农村、亲戚家生活一段时间，感受不同的生活环境和条件。

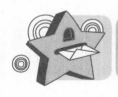

创造力培养

创造力，指创造性思维的能力。创造思维能力在婴幼儿身上虽然有所表现，却很微弱和不稳定。因此，对幼儿创造性思维的培养起着重要作用。为有效地培养孩子的创造力，可以采取以下方法：

鼓励好奇心

幼儿的心理特点是活泼好动，好奇好问。孩子不断地用身体和感官探索周围的一切事物，积累知识经验，发展思维能力。对此，父母不能像对成年人一样看待孩子，对孩子作出种种限制和随意斥责。根据心理学的原理，凡是因好奇心受到奖励的儿童，会愿意继续进行试验和探索；反之则会妨碍智能的发展。

 ## 培养首创性

为了培养幼儿的首创性，特别需要父母在生活中多关心和了解孩子，使孩子能自由地表达自己的思想感情和意愿，对于孩子表现出来的即使很微小的创造性也应给予鼓励，增强孩子的自信心。

 ## 避免焦虑感

有的孩子因好奇心而做了错事。例如，想看一看自动玩具里面究竟有什么东西，结果拆坏了新买的玩具。对此，单纯的惩罚只能阻碍孩子创造性的发展。遇到类似情况，既应当对孩子讲明道理，指出错误，又要肯定和鼓励孩子试验探索的精神，以避免对所犯错误的焦虑感。

 ## 提倡多样性

在日常生活中，不要对孩子照顾过多，担心过多，限制和剥夺孩子独立活动的机会。要允许孩子按自己的意愿去活动，为智能发展提供良好的条件。

 ## 诱发想象力

创造性思维不同于一般思维之处，在于有创造性想象成分的参与。孩子以天真发问或用自己的想象来解释客观事物时，要积极地给予诱导。同时，要积极引导孩子参加各种活动，促使孩子广泛而仔细地观察、比较和体验，在头脑中形成丰富准确和鲜明的印象，更好地发展创造想象力。

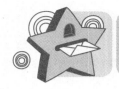

发现天赋

通常人们会用一些智力测验的方法，来测定幼儿的天赋高低。然而这种测试对孩子的评价，往往缺乏全面性和准确性。

要想知道自己的孩子是否有天赋，可以从几个方面观察：

孩子对于外界事物，是否表现出广泛的兴趣。兴趣，是智力的催化剂，在知识不断增长的同时，孩子的兴趣也逐渐广泛，表现出对于周围一些事物的主动关注。如经常要求父母给自己讲故事，经常把玩具拆散等，显出无限好奇。如果孩子开始着迷于某种事物，表现出高度的注意力，则会显示出在某方面有特定的天赋。

口齿伶俐，语言流畅，常能用新鲜词汇的孩子聪明。语言能力和思维能力分不开，只有思维能力反应敏捷的孩子，在语言交流当中，才会显得与众不同，表现出非凡的口才。

经常提问"为什么"，异想天开，提出一些"怪问题"的孩子聪明。例如，为什么一年会有春天和夏天、秋冬的变化？为什么会有天阴下雨或风雪天气？这些问题说明，孩子对于自然现象产生了强烈的兴趣，有着浓厚求知欲和探索究竟的精神。

在视觉、听觉方面有较高知觉的孩子天赋高。例如，在观察米字格图或迷宫图时，能比同龄的孩子观察得更仔细，判断得更快、更准确。

事事留意、记忆力强的孩子天赋高。孩子一起和父母上街时遇到一件事情，后来，父母都记不得了，孩子却津津有味地把过去很久的事情细节讲给人听。

从孩子日常生活中众多独特的表现中，都能够发现孩子的天资程度，充分利用孩子的天赋，加以诱导和培养教育，是培养孩子智能和才艺的最有效途径。

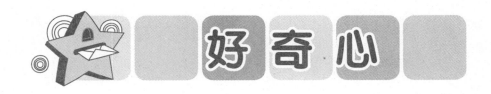

好奇心

2岁以后的孩子，经常会拿着一个感兴趣的玩具一玩就是很长时间，这时孩子完全沉浸在探索的好奇和兴奋当中。这种情况在2岁以后孩子生活中随时可以见到。孩子对于各种新事物、新情况和新的变化会产生强烈的好奇心。而且，这个年龄段的孩子喜欢探索，活动能力又强，常常会弄得家庭里乱七八糟。

孩子在家里乱翻一气，并非刻意"捣乱"，而是出自于好奇心和求知欲。好奇心，是学习与探索世界的动力，是强烈求知欲的引擎。因此，对待这个年龄段的孩子要注意：

 ## 不要过分限制孩子

众多的父母对于孩子的好动倾向十分厌烦，对于孩子在家庭中制造出的混乱和狼藉场景更是头痛而且无奈。于是，往往对于孩子的行动加以限制，不许孩子动这动那。结果，孩子难以充分活动和探索，在一定程度上，扼制了孩子的探索欲和好奇心，对于天性发展不利。因此，给予孩子一定的活动自由，在家庭中少一些限制是很必要的。

 ## 耐心回答孩子的问题

随着生长发育、能力的增强，孩子对于诸多的事物都有极大的兴趣，对见到的一切都想知道个究竟，爱刨根问底，凡事都要问个是什么、为什么。对于孩子永无休止的问题，父母往往会厌烦、不愿意回答，遇到心情不好时，甚至会训斥孩子。从而会抹杀孩子天真好奇、勤学好问的天性，不利于孩子性格的发展。

家庭教育中不但要耐心地回答孩子的问题，还要尽可能地举一反三、启发和诱导孩子多多提问、问个究竟、"打破沙锅问到底"的精神，由此而引导孩子学会观察和学习和探究精神。

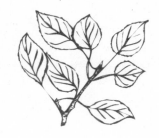

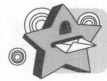 形成自信

对于幼儿来说，来自父母和家庭早期的教育，是孩子形成自信心源头。因此，在早期家庭教育中，只要方法得当，就能够养成孩子自尊、自信的良好性格。

 ## 及时称赞

当孩子做得好的时候，要及时称赞和肯定，父母称赞和肯定取得的成就，能使孩子获得自信。这样做不但可以巩固孩子学习到的新知识、新技能，还可以帮助孩子面对成长过程中的困难。孩子在行为和习惯方面有良好表现时，父母更要充分肯定，如孩子每天晚上上床睡觉前，能记得把鞋子放整齐，把玩过的玩具放回原处，事情虽小，却都是应当称赞的。

 ## 设置能解决的障碍

为孩子设置一些能确保孩子成功解决的情境，根据孩子的年龄特征，设置一些孩子能自己解决的困难，能够使孩子拥有成功的体验，培养起自信。

听孩子说话

每天，至少要用5~15分钟时间，专门听孩子说话。听孩子说话的时候，父母要眼睛注视着孩子，专心地听。听孩子说话可以从询问开始："告诉我，×××是怎么回事？"

 ## 坦承错误

让孩子知道父母也会有错，如果父母做错了时，要让孩子知道父母错了，孩子是正确的。很多父母害怕对孩子坦承错误，以为这样会暴露出自己的弱点，失去父母的威严。其实，让孩子知道自己是对的，父母也有错误的时候，更能使孩子建立起自信。从而加强了"我们都会有错误"的观念，让孩子懂得，犯了错误不足为奇，关键是要改正错误。

 ## 体谅心情

孩子也会有不高兴的时候，父母要体谅孩子的心情。孩子因为疲劳而性情暴躁时，不要以为孩子是针对父母来的，如果也针锋相对地压制孩子的脾气，会使孩子以后失去表达自己情绪的勇气，不敢把自己的忧虑、沮丧和失意等不良情绪在父母面前表达出来。

 ## 适度示爱

对孩子要经常不断地以行动表示父母的爱心，如拥抱、亲吻、轻拍肩膀、抚摸头顶和背部等，还可以让孩子坐在腿上，让孩子体味到父母的安慰和支持、爱抚和心疼，有利于孩子增强自信。

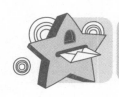 # 学会自我肯定

父母如果总是以完美主义的要求，过高地标准来要求孩子，往往会使孩子变得越来越自卑。孩子如果时时处处被包裹在家长的批评和埋怨中，长此以往发展下去，自信心会丧失殆尽。

父母对孩子的要求过高，孩子往往会每做一件事，在潜意识中对自己做出否定，产生"我不行"、"我的脑筋不好使"、"别人就是不喜欢我"等负面意识和情绪。

所有的孩子都需要从心理上不断地自我肯定，来获取进步所必不可少的原动力。对于已经形成自卑感的孩子来说，要摆脱自卑阴影，树立自尊和自信，自我肯定无疑特别重要。

在家庭早期教育当中，家长要特别注意，帮助孩子学会自我肯定，找到自信，有几种简单易行、行之有效的方法：

 ## 适当降低要求

对待已经有自卑心理趋势的孩子，应当适当降低对孩子的要求。假如孩子画了一匹马，最好不要挑剔这里不好、那里不像，而应当对孩子的每一点成功之处及时发现，做出由衷的赞赏："看，那马尾巴画得真好呀，好像是在风中飘舞一样！"或者"你为马涂的颜色真漂亮！我敢说它是世界上跑得最快的马！"

需要强调的是，应该让孩子觉得：父母的赞赏完全出自诚恳，不是应付、客套，更不是虚伪、做作。为了实现这样的目标，必须在方法上做出调整，讲究语言表达艺术。

让有自卑感的孩子学会自我肯定的首要目标，应当是帮助孩子从自己的行为中，获得满足和动力。让孩子懂得，做该做的事，把它做好就是成功，就是对自己最好的肯定。

 ## 变更表扬的主语

让孩子多作自我肯定，有一个最简单方法，是变更对孩子做出的所有的表扬的主语：只要把"我"改成"你"，把"我们"（父母）对你（孩子）的表扬，转变成你（孩子）对自己的表扬。这种简单的变化，能够更充分、有力地让孩子认识到自己的行为正确，起到一种增加对孩子赞赏的效果。例如，"你今天用积木盖起了这么高的大楼，我真为你自豪！"可以改为："你今天用积木盖起了这么高的大楼，你一定为自己感到自豪！"

鼓励孩子确立主见

父母应当对自卑的孩子多表扬，但别人，包括小伙伴们却不一定能做到这一点。孩子们或许会"实话实说"，或许会故意挑剔，甚至讽刺挖苦。此外，孩子不可能永远依赖别人的评语来寻求动力，或迟或早都要依靠自己内心的动力来进步。假如孩子完全依赖成年人的赞许，不知道怎样认可自己，如果长大了去做个球员，就可能在比赛时每打出一个球就回头去看看教练

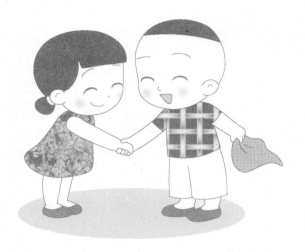

的脸色，当然就很难成为一个成熟的好球员。因此，对孩子来说，指出做得好的地方以后，要提醒孩子不必过分看重别人的评论。

如果孩子由于做了一件错事而遭到批评，会一下子感到丧失信心。此时应该告诉孩子，对待批评的最好办法，是承认错误并改正错误。孩子主动承认了错误后可以告诉他："你这样做很不容易，因为这需要很大的勇气，你可以对自己说，你做了一件了不起的事。"

努力强化自我肯定

对自卑情绪严重的孩子来说，心目中的自我肯定往往很脆弱和飘摇不定，极需要得到外界经常不断的强化，强化孩子的自我肯定的方法很多。例如，可为孩子做一本"功劳簿"，让孩子每周花几分钟时间，写出或画出自己的"功劳"。告诉孩子，所谓"功劳"，不一定非得了不起的成就，任何小小进步，以及为这种进步做出的任何小小努力，都有资格记录下来。还

可以为孩子准备一些小小的奖品，如画片、玩具、图书等，每当孩子做出一点成绩、一件自己感到自豪的事，就有可能获奖。还可以教孩子学会以"自言自语"的方法，不断对自己作出赞扬和鼓励，当孩子遇到困难、正踌躇畏缩时，不妨鼓励孩子自己给自己鼓劲："来吧，你是一个不怕失败的好孩子，再作一次努力吧！"

自我肯定不宜过度

鼓励特别自卑的孩子，多作一些自我肯定，并不意味着应该让孩子"滥用"自我肯定。不要鼓励孩子在任何时候、任何情况下都采用自我肯定。自我肯定也应当有度，要分时间、分场合，更要有一定的原则、标准和尺度。再好的良药也不能用过量，孩子的自我肯定如果用过了头，有可能变成一个自负高傲、唯我独尊的偏执者。

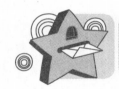

同情心培养

2岁多的孩子看到别人的痛苦时，会很诚恳地去轻抚或拍触痛苦者，以表示同情心。孩子会根据自己的想法和理解去安慰别人，如果孩子认为玩具可以解除痛苦，就会把自己心爱的玩具送给痛苦者，孩子听到故事里讲到小白兔被大灰狼吃掉后，会为小白兔而眼泪汪汪。

同情心，是孩子成长到一定阶段出现的认知体验，抓住孩子初步具备同情心的时机，对孩子进行爱心教育，是进行幼儿情绪教育、提高孩子情商素质的好方法。

培养同情心的过程中，语言非常重要。当孩子能够理解语言的意义，并且能够用语言进行表达时，父母就可以给孩子讲故事，告诉孩子痛苦者的感受，经常培养孩子的爱心。

鼓励孩子帮助比自己小的小朋友。如果比孩子更小的小朋友跌倒了，鼓励孩子去扶起小朋友，教会孩子安慰小朋友。

环境如果许可，可以给孩子养殖小动物，如小鸡、小猫、小狗等。让孩子在照顾小动物的过程中，培养温柔善良的性情。如果小动物不幸死去，孩子为此感到伤心时，父母应当表示理解，不宜嘲笑和责怪孩子。

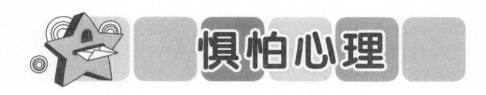

惧怕心理

惧怕心理，即害怕，是幼儿正常发育过程中的一种心理体验，也是儿童的一种健康的反应。害怕的内容，一般会随着孩子年龄的增长而发生变化，会害怕动物，害怕黑暗，害怕孤独；学龄前儿童害怕鬼怪，害怕死亡，害怕某个陌生人等。随着能力提高，信心增强，惧怕心理会越来越少。

惧怕心理，是孩子对所处环境的一种行为反应，父母的行为和教育方式，在幼儿的惧怕产生过程中起着重要作用。如果父母对于孩子过度的呵护、为了让孩子听话而吓唬过孩子，都是孩子产生惧怕心理的源头。幼儿的惧怕心理，是在日常生活中通过条件反射作用，不断学习到的，家长的斥责、外界环境的刺激，都会使孩子对某种东西产

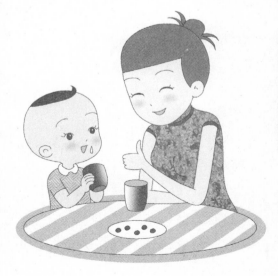

生惧怕。

　　既然孩子的惧怕，是通过条件反射，不断学习而来的，那么，通过条件反射原理，设计一些方法，则可以矫正孩子的惧怕行为。可以有意识地鼓励孩子，勇敢地克服惧怕心理，试着做一做孩子所惧怕的事。比如说孩子惧怕小狗，可以逐步让孩子接触小狗，逐渐消除惧怕反应。孩子如果怕水，可以让孩子在洗澡时玩一玩水，往身上浇一点水，提一提水桶，学习游泳，逐渐消除对于水的惧怕。

　　严重的惧怕心理，是一种心理异常的表现，不利于孩子身心健康，有可能造成难以治愈的精神障碍。因此，在家庭教育当中，要给予足够的重视，及早发现、及时矫正孩子的惧怕心理。

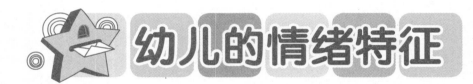

幼儿的情绪特征

　　情绪不稳定，是2~3岁孩子的一种年龄阶段性特征，也是这个年龄段的必然表现。

　　孩子的神经系统还没有发育成熟，对周围的事物没有持续稳定的态度，容易受到外界环境的影响，刚刚发生的事情很容易忘记。常常会出现脸上的泪水还没有干，却又高兴地笑出声来的情况。这种情绪变化多端、起伏波折较大的现象属于正常。

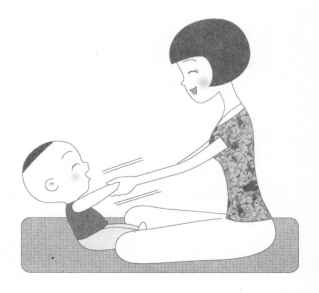

幼儿情绪出现长期、反复不稳定现象的重要原因，往往由于父母对孩子关系处理不当造成。有的孩子在托儿所里，保育员或保姆带着玩得很好，吃饭睡觉都很正常，一旦见到爸爸妈妈，情绪显得非常不安，一会儿哭，一会儿闹，事事不满意，或出现过度兴奋的"人来疯"，或故意顽皮和父母对着干，这种情绪不稳定现象，往往应从父母的处理方法上寻找根本原因。

　　3岁以前的孩子与亲人间的关系，主要表现为依恋关系。幼儿对于亲人的依恋感和依恋行为，都属于正常现象。孩子对于双亲的依恋表现一般有：无顾虑依恋和回避性依恋。

　　无顾虑依恋表现为，妈妈离开时，孩子稍有抗议，但妈妈回来后，则会很高兴地去亲近，情绪比较平静。

　　回避性依恋表现为，妈妈离开时非常伤心。妈妈回来后，一会儿上前依偎，一会儿又推开妈妈。实际上，回避性依恋行为，是一种过度依恋的行为。

　　造成过度依恋行为的原因，是父母没有处理好亲子之间的感情关系，对孩子过分保护，过分亲密，过分注意，事事包容，百依百顺，使孩子不能容忍父母的离开，表现出情绪不安、不稳定和反抗的行为。

　　应当及时调整与孩子"过近"的感情关系，培养孩子的独立意识，鼓励孩子多与人交往，使孩子形成无顾虑依恋行为。

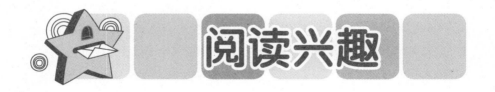

阅读兴趣

　　利用图画和书籍，经常对刚学会走路的孩子讲话，帮助宝宝建立词汇的概念。在给孩子穿衣服、做饭、带孩子上商店时，要让孩子忘掉婴儿用语，用常人和标准的词汇表达认识和感情，这样，孩子能很快从所处的环境中，了解词的真正涵义。

有规律地大声朗读，是父母帮助孩子培养阅读爱好的最重要方法。有规律地大声朗读，也能使亲子之情更加亲近和浓郁。

让孩子积极参与阅读。教孩子吟诵喜爱的诗歌或摇篮曲，孩子听到自己的朗诵声，会受到鼓舞，从而使语言表达能力进一步提高。

让孩子模仿家长阅读。如果孩子看到父母经常阅读书籍，也会模仿。

经常带孩子去图书馆和阅览室。即使还不会读书，也要经常带上孩子去，使幼小的心灵早早地留下概念：读书是生活的重要组成部分。

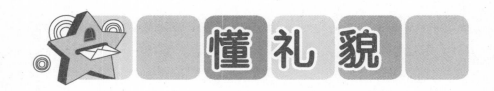

懂 礼 貌

一个没有礼貌、举止粗俗、不尊重别人的人，在工作中会很难获得尊重以及与同事的友好协作，生活中也不易获得友谊和自信，因此往往会缺乏幸福感。要想使孩子成长为有所作为的人，应当教育孩子从小懂礼貌，讲友谊。

让孩子懂礼貌，最早便是让孩子学会与人"打招呼"。看上去一句问候语虽然很简单，但要让孩子养成习惯、并主动问候别人，却很不容易。如果孩子主动称呼别人或使用文明用语，父母要及时给予表扬，让孩子知道，懂礼貌的宝宝会人人喜爱。

在日常生活中，要教育孩子懂得尊重长辈、尤其是老年人。父母要以身作则，如果父母自己对长辈不尊重，不孝敬，孩子就不能学会尊敬老人。

带孩子到别人家做客时，要教育孩子不能大声喧哗，要和小朋友友好相处。在做客时，不要去拉人家的抽屉或翻柜子，不要到主人家的卧室特别是床上打闹。

在公共场合，要守秩序，说话文明；乘公共汽车时，如果有人起来让座，一定要让孩子向让座者说谢谢。如果下车时，让座者仍然站着，要打招呼请人家回来坐。如果父母抱着孩子上车后，见到有人让座，不谢一声就坐下，给孩子留下的印象会是上车后，应该有人站起来让座，如果没有人让，孩子就会又哭又闹。

在公共场所要教育孩子不要大声喧哗，养成平静回答和表述自己意见的习惯。

礼貌的举止，表现在遵守各种社会公德，父母是孩子的第一任老师。父母对别人的态度和所作所为，会影响到孩子以后对别人的态度和行为举止。父母对孩子的态度，也会影响孩子日后的行为，如果父母举止粗鲁，孩子就不会文静，父母不尊重孩子，孩子也不会尊重别人。

为了孩子今后的幸福，教育孩子成为有教养、有礼貌的人十分重要。而礼貌教养和文明举止，要在3岁之前就注意开始养成。

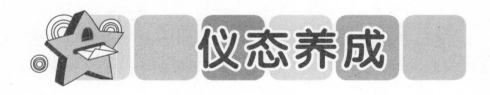

仪态养成

从小培养孩子包括站、坐、走在内的各种良好的姿势，不仅是为了外形美观和养成优良的仪态，更是有利于孩子全身健康，特别是内脏器官的健康发育。

孩子开始走路往往站不稳、走不正，需要父母扶。扶孩子的时候要扶腰背，还要采取对称的动作帮扶，不能只扶一侧，否则难以让孩子形成正确的走路姿势。

学会走路以后，要让孩子走得全身自然，两臂稍向前摆，腰背挺直，两肩展开放平，不要歪肩躬背，头颈保持端正，双眼前视，把全身重心放在脚掌上，保持步态稳重均匀，着地力量均衡。

要注意培养孩子长期采取正确的走路姿势并养成习惯，对保持健美体形很有好处。走路时双脚不要向外撇，避免形成"八字脚"，双脚也不能向里钩，否则容易形成异常走路姿势。

养成良好的坐姿，对仪态也很重要。注意教孩子坐得端正，上身坐直，两肩放平，手放在两腿上，挺胸稍向前倾，抬头目前视。正确的坐姿，对保持上身、胸廓、腰背的健壮极重要。

站立，是仪态的基本内容，俗语说站如松，是说站立的时候要直立端正，犹如挺拔的松树。收腹、挺胸、抬头、前视、站直。不弯腰、不侧弯，两肩平面对称，两手自然下垂，两足靠拢，自然站立。这种正确的站立姿势，可以使胸腔容量扩大、腹腔压力减少，有利于顺畅呼吸和血液循环，有利全身健康。

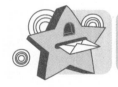

懂得男女有别

3岁以前，无论是男孩还是女孩都是"无性别者"，玩一样的玩具，爱好和兴趣也一样，没有明显的性别区别。

3岁以后，特别是4～5岁时，孩子开始意识到男女的性别差异。开始对外生殖器表示关心，对异性身体的差异表示关注。孩子会出于对自己的出生和性别角色的好奇，向父母提出很多有关性方面的问题，会问："妈妈，我是从哪里生出来的?…'男孩为什么站着小便?'"女孩会问："我为什么没有'小鸡鸡'?"等。

相当多的父母往往不考虑孩子提出这些疑问的意义，因为这些问题和性有关，对孩子在性方面的好奇，总有压抑感和罪恶感。

其实，孩子关于性别的发现，是一个生活的转折点，在这个时期，树立明确的性别概念，进行正确的性教育和性别认同指导，是孩子建立健全的自我意识、健康的精神面貌的基础工程。

孩子提出性方面的疑问时，父母应当尽可能坦率、清楚地回答，不要曲解孩子对性别的好奇，因为孩子与成年人对"性"问题的考虑不同，对性别所提出的问题，就像"天上为什么会下雨？"、"太阳晚上到哪里去了？"一样。

如果孩子提到有关性问题，父母总是表情异常，厉声呵责或闪烁其词，孩子会认为这些问题不应该提、肮脏的，但又对此充满神秘感和好奇心。

要注意和孩子说到性器官名称时，像说身体其他部位器官名称一样，不要显得拘谨。另外，孩子常常会害怕提出性方面的问题，不要只是在孩子提出问题时才回答，应该主动进行适合年龄阶段的性别教育。

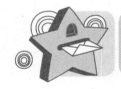

体罚的后果

打骂和体罚，是家长惯用的一种教育子女方法，体罚会对孩子产生不利影响。

体罚伤害孩子的身体健康。对孩子实行体罚，往往是家长非常气愤、震怒、丧失理智、不顾后果的情绪状态下发生的，很容易出手打得孩子太狠，甚至不择手段，以至致伤、致残。

体罚会严重影响孩子的心理健康，会严重伤害孩子的人格和自尊心，造成心理创伤，失去上进心。体罚还可能使孩子自暴自弃，感觉到生活没什么意思，形成孤僻型性格。

家长体罚孩子，孩子为避免皮肉之苦，就要想办法进行自我保护。撒谎无疑是最直接办法。而撒谎则是众多不良品德的根源。这意味着，体罚有可能间接导致孩子形成一些不良品德，出现不良行为。

常受体罚的孩子，会感到家庭成员间关系冷淡，体会不到家庭的温暖而到社会上寻求补偿，一旦受到坏人引诱，后果不堪设想。模仿，是孩子的天性，常受体罚的孩子会变得性格粗暴、野蛮。孩子不可能对家长报复，就会把对象指向比自己稍弱的小朋友，会养成欺凌弱小、动辄施暴、以求发泄而走向极端。

由此可见，体罚孩子会产生许多可怕的后果。如果因为孩子的事情引起愤怒、发脾气时再次举起巴掌，或惩罚孩子时，要多想一想这些可怕的后果，就会冷静下来，理智对待孩子。

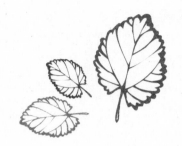

婴幼儿护理百科全书

YING YOU ER HU LI BAI KE QUAN SHU

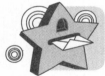 # 懂得珍惜

有的孩子把吃不完的馒头、点心随手一扔，或故意把娃娃的胳膊拧坏；有的孩子摇晃小树、践踏草地；有孩子在雪白的墙上乱涂乱画、在椅子上任意踩踏……孩子自己却满不在乎。造成这些现象的原因，是家庭教育中没有使孩子养成珍惜的习惯。

良好的习惯，需要在日常生活中耳濡目染形成：

让孩子从爱惜自己的玩具、图书做起。在为孩子购买玩具后，教会孩子玩具的玩法和保管的要求，督促孩子在玩过后，把玩具整理好，放在固定的地方。对一本喜欢的图书，孩子会爱不释手，及时教育孩子，在看书时要小心地翻，不要弄破，看完后放回原处，整理好。

　　通过参观成年人劳动的过程，培养孩子爱惜劳动成果。如参观服装厂，看到漂亮的服装要经过多道复杂的工序才能制成；参观装修工人怎样粉刷墙壁，孩子了解到每一件劳动成果都来之不易，就不会在墙上乱画。

　　家长自己对一切物品都要很爱惜，不浪费粮食和水、电，不乱扔书籍；在公共场所不踩踏坐椅和栏杆，会给孩子留下深刻的印象。

　　参与力所能及的劳动。让孩子通过劳动，克服困难，付出辛劳，才能体会到劳动成果来之不易，进而尊重别人的劳动。

　　不轻易满足要求。不宜孩子要什么就给什么，否则会使孩子对物品不爱惜或持无所谓的态度，觉得损失了没关系。孩子不爱惜食物、玩具、图书，可以通过故事等来讲明珍惜物品的道理，延缓添置被损坏物品的时间，让孩子充分体会到损坏东西带来的不便，学会珍惜。

一家人在一起多么快乐、和谐！

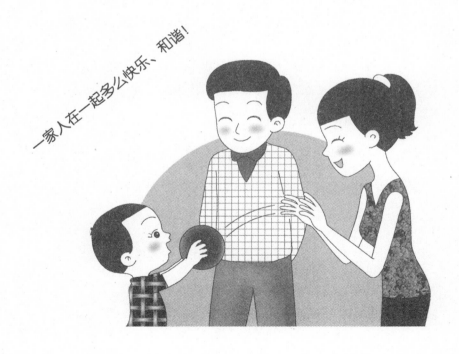

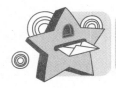

视觉空间智能

　　视觉空间智能，是指准确地感觉视觉空间，并且把所感觉到的东西表现出来的能力。

　　空间智能包括对色彩、线条、形状、形式、空间和它们之间关系的敏感性，也包括把视觉和空间的想法具体地在脑中重现出来，包括在一个空间的矩阵中很快找出方向的能力。具有出色的视觉空间智能的人，视觉会非常敏锐，哪怕是在色彩、形状上的一些细微的变化，这类人的眼里都能迅速洞察入微，无处可遁。

　　反之，一个人如果没有色彩感，自己精心做出的"绝配"，会被别人认为搭配得难看和刺眼；如果没有方向感，走在陌生的地方，常常会迷路……

　　作为多元智能中的一部分，发展空间智能的重要性包括：

- 发展观察能力，促进孩子视觉的敏感性和准确性；

- 发展思维的形象性，培养孩子富于想象，善于想象的能力；

- 促进对空间关系的把握，发展方向感，发展二维及三维空间的转换能力；

- 培养艺术素质，发展和发现美的能力。

　　生活中的空间智能，是必不可少的能力，对于进一步提高孩子的综合素质和修养，空间智能的发展也大有裨益。

　　幼儿空间智能发展，有一个从静态空间感知、到获得动态概念空间的发展过程，培养孩子的空间智能，要根据每个阶段孩子发展的特点，因势利导。

　　2～6岁，是幼儿空间智能发展最快的时期，尤其在3岁以后。经过一段时间的发展，孩子能够对物体的大小、形状、上下、前后、左右、远近产生准确的空间概念，并且能通过自身的运动来确定物体的空间位置关系。

　　这个时期，孩子空间智能的发展主要分为两个方面，即理解空间和表述空间。可以让孩子画画，通过画画能帮助孩子建立大小、形状的概念；也可以让孩子搭积木、捏橡皮泥等，促进孩子形成对前后、上下、远近等有关空间智能的概念；还可以在日常生活中有意识地指点孩子，比如"这两棵树哪棵高哪棵矮"、"你喜欢走在妈妈的左边还是右边"等。这些概念的教育，适宜在孩子3岁以前开始。

幼儿期（25～36月龄）——模仿能力发展最快的时期

图书在版编目（CIP）数据

婴幼儿护理百科全书 / 东方知语早教育儿中心编著.
－－ 北京：中国人口出版社，2015.1
ISBN 978-7-5101-3186-8

Ⅰ.①婴… Ⅱ.①东… Ⅲ.①婴幼儿－护理－基本知
识 Ⅳ.①R174

中国版本图书馆CIP数据核字（2015）第012219号

婴幼儿护理百科全书

东方知语早教育儿中心　编著

出版发行：中国人口出版社
印　　刷：北京潮河印刷有限公司
开　　本：710 毫米 ×1000 毫米　1 / 16
印　　张：27
字　　数：280 千字
版　　次：2015 年 1 月第 1 版
印　　次：2015 年 1 月第 1 次印刷
书　　号：ISBN 978-7-5101-3186-8
定　　价：35.00 元

社　　长：张晓林
网　　址：www.rkcbs.net
电 子 信 箱：rkcbs@126.com
总编室电话：(010)83519392
发行部电话：(010)83514662
传　　真：(010)83515922
地　　址：北京市西城区广安门南街 80 号中加大厦
邮　　编：100054